危重症护理丛书

危重症护理典型病例分析

主编

冯　苹　陆小英　张伟英

U0188547

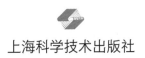

上海科学技术出版社

图书在版编目（CIP）数据

危重症护理典型病例分析 / 冯苹，陆小英，张伟英
主编. -- 上海 ：上海科学技术出版社，2024. 7.
（危重症护理丛书）. -- ISBN 978-7-5478-6693-1

Ⅰ. R459.7

中国国家版本馆CIP数据核字第2024KW6285号

危重症护理典型病例分析

主编　冯　苹　陆小英　张伟英

上海世纪出版(集团)有限公司
上 海 科 学 技 术 出 版 社　出版、发行
（上海市闵行区号景路 159 弄 A 座 9F - 10F）
邮政编码 201101　　www.sstp.cn
上海雅昌艺术印刷有限公司印刷
开本 787×1092　1/16　印张 17.75
字数：350 千字
2024 年 7 月第 1 版　2024 年 7 月第 1 次印刷
ISBN 978 - 7 - 5478 - 6693 - 1/R・3044
定价：88.00 元

内 容 提 要

　　本书由全国危重症救治水平较高的三级甲等医院护理团队编写。全书涵盖了循环系统、呼吸系统、消化系统、神经系统、免疫系统、血液系统等危重症护理的病例，包括疑难复杂、多病共存、难愈慢病、外伤所致、外科手术、介入治疗等方面，如肺栓塞、肺移植、主动脉夹层、心脏瓣膜置换、重症胰腺炎、食管癌、颅脑外伤、白血病、妊娠合并症等。每个护理病例均从病史资料、入院诊断、救治过程、护理体会、知识链接等板块进行叙述，契合临床护理需求。

　　本书可供临床危重症护理人员参考使用，也可作为各类危重症护理培训的教材。

编者名单

● 主　编

冯　苹　海军军医大学第一附属医院
陆小英　海军军医大学第一附属医院
张伟英　同济大学附属东方医院

● 副 主 编

邵小平　上海交通大学医学院附属第六人民医院
潘文彦　复旦大学附属中山医院
陈　兰　上海市第一人民医院
王　园　海军军医大学第一附属医院
吕剑虹　同济大学附属东方医院
彭　琳　海军军医大学第一附属医院
郝建玲　海军军医大学第一附属医院
陈文瑶　海军军医大学第一附属医院

● 编写秘书

翁艳秋　海军军医大学第一附属医院
熊婷婷　海军军医大学第一附属医院

● 编者（按姓氏笔画排序）

于龙娟　海军军医大学第一附属医院
山　崎　复旦大学附属中山医院
马　亮　上海市第一人民医院
王　汇　海军军医大学第一附属医院

王　聪　上海市第一人民医院
方　静　上海市第一人民医院
甘丽芬　海军军医大学第一附属医院
龙　悦　海军军医大学第一附属医院
叶　静　同济大学附属东方医院
叶佳婧　复旦大学附属中山医院
吕汇颖　上海市第一人民医院
朱晓燕　上海交通大学医学院附属第六人民医院
仲　骏　复旦大学附属中山医院
庄　颖　海军军医大学第一附属医院
刘　霄　复旦大学附属中山医院
江佳佳　海军军医大学第一附属医院
孙　洁　海军军医大学第一附属医院
孙　凌　海军军医大学第一附属医院
杨　光　海军军医大学第一附属医院
杨伟英　浙江台州恩泽医疗中心(集团)浙江省台州医院
李冬梅　海军军医大学第一附属医院
李菁菁　复旦大学附属中山医院
李雅鑫　海军军医大学第一附属医院
李楠楠　海军军医大学第一附属医院
李潇洁　海军军医大学第一附属医院
肖家敏　海军军医大学第一附属医院
吴佳庆　复旦大学附属中山医院
沈国芹　海军军医大学第一附属医院
张　琦　上海市第一人民医院
张冬梅　上海交通大学医学院附属同仁医院
张亚丽　同济大学附属东方医院
张晓云　复旦大学附属中山医院
张晓丹　上海市第一人民医院
陈　丽　海军军医大学第一附属医院
陈　静　海军军医大学第一附属医院
陈　翠　海军军医大学第一附属医院
陈佳云　海军军医大学第一附属医院
陈怡潞　海军军医大学第一附属医院
罗艳蓉　海军军医大学第一附属医院
金婷妍　海军军医大学第一附属医院
周　田　上海市第一人民医院
周智燕　上海市第一人民医院
郑叶平　浙江嘉兴市第二医院

郑清如　上海交通大学医学院附属第六人民医院

孟宪丽　海军军医大学第一附属医院

赵婷婷　海军军医大学第一附属医院

钟美珺　复旦大学附属中山医院

施怡韵　上海市第一人民医院

姚　晨　上海市第一人民医院

贺亚楠　同济大学附属东方医院

顾海莉　海军军医大学第一附属医院

倪秋霞　海军军医大学第一附属医院

徐　励　同济大学附属东方医院

徐　璟　复旦大学附属中山医院

高彩萍　同济大学附属东方医院

唐雯琦　上海交通大学医学院附属第六人民医院

唐颖嘉　复旦大学附属中山医院

黄小雪　上海市第一人民医院

梅静骅　复旦大学附属中山医院

梁　慧　海军军医大学第一附属医院

巢　黔　同济大学附属东方医院

彭艳妮　海军军医大学第一附属医院

蒋伟康　上海交通大学医学院附属第六人民医院

程　岚　海军军医大学第一附属医院

程　锋　上海市第一人民医院

鲁桂华　海军军医大学第一附属医院

蔡诗凝　复旦大学附属中山医院

薛　燕　复旦大学附属中山医院

前　言

　　2023 年 5 月,国家卫生健康委员会发布《关于开展全面提升医疗质量行动(2023—2025 年)的通知》,6 月印发《进一步改善护理行动计划的通知》,7 月召开"全国临床专科能力建设工作电视电话会议"。"强基础、提质量、促发展"是当前医疗护理工作的主旋律,临床专科护理能力的建设是护理学科发展的根本任务,是医疗机构服务患者的重要基础,对保障人民健康具有重要意义,这也是本书编撰团队的初心与使命。

　　2024 年 1 月,国家学位办首次明确护理学下设八个二级学科,"急危重症护理学"位列其中,其以急危重症患者为研究对象,主要研究内容涵盖"急症急救护理"与"危重症护理"两个部分。其中危重症护理聚焦各类危重症患者监护的方法与技术、营养支持和并发症预测预防等。本书内容与"危重症护理"学科体系高度契合,以呼吸系统、循环系统、消化系统、泌尿系统、神经系统、免疫系统、血液系统、皮肤软组织与肌肉骨骼系统为纵线,从病史资料、入院诊断、救治过程、护理体会、知识链接等维度进行陈述,形成一张结构完整、条理清晰、便于记忆的"危重症护理典型病例的专业知识网络"。以"疾病系统"分类,体现本书的实用性;设置"护理体会、知识链接"模块,增加图书的多样性和趣味性。面对危重症患者,护士需要具备敏锐的观察能力、冷静的思考能力、良好的沟通能力、细致的照护能力,以及评判性思维的能力,这些都是危重症专业护士的核心能力,希望本书成为危重症护理领域的星星之火。

　　值得一提的是,本书主要编写人员为全国知名三级甲等综合性医院危重症护理专家,他们不仅具有丰富的临床实战经验,还具备过硬的临床教学能力,书中的病例均来源于临床实践,数据资料真实、详尽、生动,可以作为广大临床护士、护理学院教师、护理专业学生的培训教材和参考书。

本书在编写过程中得到上海市护理学会重症监护专业委员会同仁的大力支持,在此表示感谢。由于本书所涉专业知识面广,知识更新速度较快,加之编者水平有限,如有疏漏和缺陷之处,敬请读者批评指正。

主　编

目　　录

第 *8* 章　皮肤软组织肌肉骨骼系统危重症⋯⋯⋯⋯⋯⋯⋯⋯⋯⋯⋯216

第 *9* 章　其他危重症⋯⋯⋯⋯⋯⋯⋯⋯⋯⋯⋯⋯⋯⋯⋯⋯⋯⋯⋯⋯⋯⋯244

第 *1* 章 呼吸系统危重症

.... 病例 1 ....

严重车祸伤后合并隐匿性气管破裂

◎ 病史资料

患者,男性,61 岁,因车祸致伤,头部、右下肢疼痛伴活动受限、额面部可见出血、右下肢可见骨折断端外露伴活动性出血,急诊以"多发伤"收入院。浅昏迷,烦躁,双侧瞳孔等大等圆、对光反射灵敏,生命体征尚稳定,留置导尿,有自主呼吸,呼吸力减弱,无自主排痰。既往有高血压Ⅱ级高危及 2 型糖尿病。

◎ 入院诊断

①多发伤(额面骨骨折、皮肤挫伤、右侧胫腓骨开放性粉碎性骨折、右侧股骨颈骨折);②高血压;③糖尿病。

◎ 救治过程

患者入院后急诊行全身麻醉右胫腓骨开放性粉碎性骨折切开复位外固定术＋右下肢清创术,术后予以镇静镇痛、机械通气、抗感染,营养支持治疗。伤后第 2 天,拔除气管插管,予鼻导管吸氧(5 L/min),SpO_2 维持在 93%～99%。伤后第 3 天,患者出现低效型甚至无效型的咳嗽、咳痰,肺部深处痰液不易排出,听诊双肺布满痰鸣音,予口咽通气道吸痰,仅吸出少量浓稠痰液;胸部 X 线片示:双肺纹理欠清,右下肺见少许斑状影。伤后第 5 天,患者呼吸困难加重,呼吸费力,给予面罩吸氧(7～8 L/min),SpO_2 维持在 85%～90%,双肺痰鸣音明显;给予机械通气,SpO_2 维持在 94%～97%,家属拒绝气管切开,经口气管插管维持了 19 天。伤后第 20 天,医护人员发现,患者颈部略有肿胀,皮肤温度未升高、无发红;再次与家属沟通,征得其同意并签署知情同意书后,行床旁气管切开术,术中发现第 2～5 气管环前壁大面积糜烂坏死,有大量脓液涌出,吸除脓液,颈部皮下组织出现严重感染,此时如更换气管切开插管,存在气管塌陷、呼吸道闭塞、感染扩散等的风险。气管环破裂口距隆突 5～6 cm,插管存在从破裂口处滑脱的风险,故原定的气管切开术方案改为保留原经口气管插管,并将插管深度由原 25 cm 调至 27 cm,使其末端距气管隆突 2 cm,到位后缝合皮肤切口,保留 1 cm×4 cm 皮肤敞开,塞入纱条引流脓液及分泌物。护理重点是控制颈部皮下组织感染,伤后第 37 天,感染基本控制,成功实施床旁气管切开置管术。复查 X 线片示:肺部情况明显好转,体温控制良好,生命体征稳定。病程中,患者多处骨折已达到功能性康复标准。伤后第 90 天,一次性气管切开套管更换为金属套管,患者呼吸通畅,未吸氧时 SpO$_2$ 达 99%~100%,带管转至康复医院择期行气管重建术。

护理体会

1. **观察与识别隐匿伤情** 分析该患者发生气管破裂未能早期发现的原因,可能是患者颈部外观无外伤,无明显异常,也无特殊体征,掩盖了气管破裂伤情,加之家属在病程初期不同意实施气管切开术,给气管破裂这一隐匿性伤情的发现增加了难度。患者为车祸致伤,可能是因挥鞭伤导致的气管破裂。伤后第 20 天,医护人员发现该患者的颈部略有肿胀,即使没有发红、皮温高的典型感染表现,也在发现肿胀后的第一时间,对其进行了气管切开直视下探查,该措施也是该患者隐匿伤情得以发现和救治成功的关键。隐匿伤情之所以难以发现和识别,主要是无特异性症状和体征,因此,临床护士需要充分考虑患者的致伤因素,加强观察。

2. **控制颈部皮下组织感染** 气管切开口是人工气道的起始部分,做好护理是控制肺部感染的重要措施。采用聚维酮碘消毒颈部气管切开处的皮肤、颈部皮下黏膜至气管破口周围的皮肤,由内层向外层消毒;夹除坏死脱落的气管环碎片和黏膜,再用醋酸磺胺米隆溶液浸湿的网眼纱填塞于气管与颈部皮下空隙处,留出纱条尾端至颈外引流分泌物;实时评估分泌物的色、质、量及气味,清除由气管破口喷溅出的痰液;烤灯持续照射保持切口干燥,在气管切开口的外层覆盖 3~5 层无菌纱布防止灼伤及污染;监测颈部皮温的变化,予 0.02% 醋酸氯己定溶液加温后擦洗颈部完整皮肤处,2 次/天。

3. **选用加长型气管切开插管** 气管切开插管根据材质可以分为金属气管套管、塑料或硅胶套管,因患者第 2~5 气管环糜烂,需要将气管切开插管置入更深,将末端置于气管隆突上 2 cm,故该患者选用了塑料加长型气管切开套管。

4. **双固定气管切开置管** 该患者第 2~5 气管环破裂,气管切开置管若采用常规外固定方式,即衬带绕颈部一圈后打结固定,易造成置管向上、向外提拉,摩擦气管壁,引起患者呛咳反射,可能会造成气管下陷、脱管、骑跨等并发症的发生。因此,护士确定患者气管切开置管的最佳位置后,绕颈部用衬带固定的同时,将置管两侧蝶翼采用 7-0 缝线缝合贴在皮肤上;每 4 小时使用聚维酮碘消毒切口与周围皮肤,并使用无菌纱布覆盖置管外侧;改变患者体位时,必须由 4 人执行,1 人专门负责固定气管切开置管及观察患者呼吸和 SpO$_2$,1 人负责右下肢牵引,2 人负责翻身摆体位,保持头部与身体的同一水平,防止因头部扭动,带动了气管位置发生移位,且在操作中要使置管始终保持自然中立位;由于该患者使用机械通气,故先吸入纯氧 2 分钟,再断开呼吸机管道,实施翻身操作,摆好体位后,再接上呼吸机及管道,以免牵扯置管。

5. **有效清除呼吸道分泌物** 为避免患者使用呼吸机发生呼吸道分泌物滞留,对其采取个性化的护理措施:①肺部物理治疗,借助振动使痰液松脱,从而有利于痰液排出体外,因该患者耐受情况较差,故振动排痰机选择参数低频(10~15 Hz)排痰,10~15 分钟/次,3 次/

天。②选择 0.45％氯化钠溶液作为湿化液,对呼吸道刺激小,不易引起呛咳。③持续雾化稀释痰液,其湿化作用均匀、柔和、持久、刺激性小、舒适度高,予布地奈德雾化混悬液 2mg 与硫酸特布他林雾化液 5mg,呼吸机雾化 3 次/天,以促进排痰。④掌握吸痰时机和技巧,时机不当的吸痰反而会刺激患者呼吸道,引起不适,因此按需吸痰尤为重要。在呼吸机呼吸道压力突然增高时、改变体位后、雾化后、有呛咳反射时,给予吸痰;呛咳时,采用保持负压伸入呼吸道吸痰的方式,以防止将吸痰管上黏附的上呼吸道的痰液带入下呼吸道引起医源性感染,同时观察呼吸动度及脉搏氧饱和度等有效指标的监控;吸痰动作轻柔,避免吸痰管对隆突部位的反复刺激,引起炎症反应加重感染;吸痰时,2 人配合操作,1 人固定气切套管,防止患者因过度呛咳导致套管移位,1 人吸痰,伸入吸痰管不畅时,应考虑插管骑跨或脱出至破裂气管环外,应立即做好抢救准备。

知识链接

1. **气管插管的适应证**

(1) 需紧急解除喉阻塞者,如新生儿呼吸困难、婴幼儿呼吸窘迫综合征、急性感染性喉阻塞、急性喉水肿、颈部肿块或感染肿胀压迫喉气管引起呼吸困难。

(2) 下呼吸道分泌物潴留,需及时抽吸。

(3) 由肺部疾病等各种病因引起呼吸功能衰竭,需进行人工呼吸。

(4) 小儿支气管造影和小儿气管切开术,需先行气管插管。

2. **气管插管的并发症**　并发症有喉、气管擦伤,溃疡,水肿,肉芽形成,杓状软骨脱位,环杓关节炎,膜性气管炎。严重者可引起气道狭窄,引起并发症的原因是:①操作者技术不熟练或操作不慎;②套管质量不好;③选管不当,管径过粗;④继发感染;⑤插管留置时间过长。

3. **气管切开的适应证**

(1) 喉阻塞:任何原因引起的Ⅲ～Ⅳ度喉阻塞,尤其是病因不能很快解除时。

(2) 下呼吸道分泌物潴留:昏迷,颅脑病变,神经麻痹,严重的脑、胸、腹部外伤及呼吸道烧伤等引起的下呼吸道分泌物潴留。为了吸出痰液,亦可行气管切开。

(3) 预防性气管切开:在某些口腔、颌面、咽、喉部手术时,为了保持术后呼吸道通畅,可以先期施行气管切开术。

(4) 长时间辅助呼吸时:气管切开术亦为装置辅助呼吸器提供了方便。

4. **气管切开的并发症**

(1) 皮下气肿:是术后最常见的并发症,皮下气肿的原因主要为:①暴露气管时,周围软组织剥离过多;②气管切口过长或气管前筋膜切口小于气管切口,空气易由切口两端漏出;③切开气管或插入套管后,发生剧咳,促使气肿形成;④缝合皮肤切口过于紧密,多发生于颈部,有时扩展至头和胸腹部,大多数于数日后可自行吸收,不需做特殊处理。

(2) 气胸:暴露气管时,过于向下分离,损伤胸膜后,可引起气胸。亦有因喉阻塞严重,胸内负压过高,剧烈咳嗽时使肺泡破裂,形成自发性气胸。轻度的气胸一般可自行吸收。气胸明显,引起呼吸困难者,则应行胸腔穿刺或行闭式引流排出积气。

(3) 伤口出血:术后伤口少量出血,可于气管套管周围填入碘仿纱条,压迫止血,或酌情加用止血药物。若出血较多,应在充分准备下,检查伤口,结扎出血点。

（4）拔管困难：原因主要为：①若切开气管部位过高，损伤环状软骨，造成喉狭窄；②气管切口处肉芽增生或气管软骨环切除过多，造成气管狭窄；③原发疾病未治愈，拔管易造成呼吸困难；④气管套管型号偏大，堵管试验时呼吸不畅。应根据不同的原因，酌情处理。

主编述评

　　隐匿性气管破裂的发生率不高，但一旦发生，若未能及时发现和进行有效处置，将危及患者生命。本案例非常罕见，控制颈部皮下组织感染与呼吸道护理是该患者救治成功的关键措施。人工气道在位、通畅，是呼吸道疾病治疗的基本要素，决定了治疗的效果，对气管插管移位、骑跨、脱出等不良情况，护士必须要学会评估风险，做出预判，采取相应预防措施，一旦发生能够准确处置，是提高救治成功率的重要保障。

（冯　芊　李雅鑫）

参考文献

[1] 娄雅静.洗必泰油纱敷料用于头颈部肿瘤患者气管切开创口的效果观察[J].解放军护理杂志,2018,35(13):63-65.

[2] 郭珏,田俊,何鹏飞,等.气管套管的类型选择及辅助装置的应用现状[J].护士进修杂志,2017,32(20):1847-1848.

[3] 邹小梅,周琴,罗旭芳,等.一例高压电致全身多处毁损伤患者的护理[J].中华烧伤杂志,2016,32(5):314-315.

[4] 王睿,杨淑环,王芳.持续雾化氧疗湿化在重型脑部疾病患者气管切开护理中的应用[J].齐鲁护理杂志,2019,25(8):45.

[5] 严玉娇,丁娟,刘晁含,等.成人危重症患者气道管理的最佳证据总结[J].护理学报,2021,28(3):39-45.

[6] 王春灵,潘文彦,郑吉莉,等.新型冠状病毒肺炎重型/危重型患者护理专家共识[J].中国临床医学,2020,27(2):161-166.

[7] 农明,赵凯丽,陶嘉怡,等.机械通气人工气道吸痰护理进展的总结与归纳[J].护理实践与研究,2022,19(10):1471-1473.

[8] 邵艳玲,刘慧娟,陈素红,等.1例新型冠状病毒肺炎危重症者人工气道的管理[J].解放军护理杂志,2020,37(3):18-20.

病例 2

脊髓损伤气管切开并发气道梗阻

◎ 病史资料

患者，男性，48 岁，因高空坠落伤导致颈椎 3～4 骨折，胸 3 平面以下感觉无，四肢肌力 0 级，外院气管切开状态，严重肺部感染，呼吸抑制，心肺复苏后转至上级医院 ICU。患者入室时意识处于浅昏迷状态，烦躁不安，双侧瞳孔等大等圆、对光反射弱，窦性心律，43～50 次/分，血压 105/45 mmHg，体温 39.5℃，SpO_2 92% 左右，自主呼吸，呼吸 30 次/分，吸气时出现明显的呼吸窘迫，同时伴胸骨上窝、锁骨上窝、肋间隙凹陷，无自主排痰。既往有高血压 2 级病史，高危组。

◎ 入院诊断

①高位截瘫；②心肺复苏后；③气管切开术后；④肺部感染；⑤高血压。

◎ 救治过程

患者入院生命体征平稳，完善术前准备在全麻下行颈椎前路骨折切开复位＋椎板减压植骨融合内固定术，治疗期间予机械通气、循环支持、抗炎、抗感染、脱水、利尿、雾化吸入（雾化药物为：α-糜蛋白酶 8 000 U＋地塞米松 5 mg＋生理盐水 2 mL）、神经营养支持等治疗效果不佳，患者发生心跳呼吸骤停，紧急复苏后恢复窦性心律，为进一步治疗转至上级医院 ICU，入 ICU 时患者意识处于浅昏迷状态，烦躁不安，气管切开处接金属套管，氧气 3 L/min 吸入，SpO_2 维持在 90%～93%，听诊双肺痰鸣音明显，为进一步呼吸支持，改善氧合，金属套管改接一次性气管切开套管接呼吸机辅助呼吸，模式 SIMV，VT 500 mL，f 12 次/分，FiO_2 60%，PEEP 6 mmHg，连接呼吸机后出现高压力报警，患者血氧饱和度进一步下降至 88%，吸痰时仅吸出少量干燥的黏性痰液，抽血查血气，血气结果示：pH 7.5、PO_2 60 mmHg、PCO_2 50 mmHg，根据血气结果调整呼吸机参数，吸入氧浓度调整为 80%，患者气管切开造口周围皮肤发红，且有脓性分泌物溢出，责任护士清洗金属套管时发现内套管内径的 2/3 被干燥的痰痂堵塞，考虑湿化不足，予加大呼吸机湿化力度、乙酰半胱胺酸雾化吸入、盐酸氨溴索微泵化痰，联系放射科床旁胸片，X 线片回报：患者双肺肺纹理增粗，双肺伴有大片斑片状阴影。

第二天晨时责任护士吸痰时，患者出现心率直线下降至 20 次/分，责任护士立即予床旁胸外心脏按压，同时呼叫值班医生进行抢救，1 分钟后患者心率恢复为 60 次/分，随后联系支气管镜室，纤维支气管镜可视下吸痰，镜检下发现患者左主支气管开口处有附壁黄色分泌物怀疑是痰栓，予 20 mL 生理盐水冲洗，分泌物脱落后吸出一个大小 0.5 mm×1.0 mm 的黄色分泌物，触感质硬，确认为痰栓，并予生理盐水行肺泡反复灌洗后吸出大量黄色脓痰。患者下午血气结果示：pH 7.40、PO_2 110 mmHg、PCO_2 40 mmHg，氧合情况明显好转，第三天复查胸部 X 线片示：肺部情况明显好转。另外，针对患者气管切开造口周围皮肤，每天予洗必泰醇溶液消毒待干后，将泡沫银敷料修剪后贴敷在气管切开造口上，根据伤口渗出情况进行更换，保持伤口清洁（需注意的是，使用泡沫银敷料时切不可使用聚维酮碘消毒，会结合成碘化银结晶，影响伤口愈合），患者入 ICU 1 周后，一次性气管切开套管更换为金属套管接氧气 3 L/min 吸入，患者 SpO_2 维持在 99%～100%，2 周后患者气管切口处感染已经控制并愈合，带管转至康复医院进一步高压氧治疗。

护理体会

1. **正确评估呼吸状态** 及时正确评估患者呼吸状态可尽早发现患者病情变化并早期处置。呼吸功能的判断包括呼吸的频率、节律、深度、方式等，正常的呼吸运动两侧胸廓对称，胸腹同步，正常呼吸频率为 12～18 次/分，在静息状态下成年人呼吸超过 20 次/分即提示有潜在的呼吸功能不全，超过 30 次/分表现为明显的呼吸窘迫。在关注呼吸频率的同时还应观察呼吸的幅度、双侧胸廓运动是否对称、胸腹起伏是否协调等，该患者表现出明显的呼吸窘迫伴吸气时出现"三凹征"体征，应该考虑患者出现上呼吸道梗阻现象，应及时发现并找出梗阻原因，以免耽误患者病情。

2. **维持有效湿化** 正常的上呼吸道黏膜有加温、加湿、滤过和清除呼吸道内异物的功能，呼吸道只有保持湿润、维持分泌物的适当黏度，才能保持呼吸道黏液-纤毛系统的正常生理功能和防御功能，从病史可以看到该患者外院治疗时采用雾化方法湿化维持气道湿度，但雾化吸入药物为 α-糜蛋白酶 8 000 U＋地塞米松 5 mg＋生理盐水 2 mL，α-糜蛋白酶目前尚无雾化剂型，且分子量大，易在口咽部沉积，该药对肺组织损伤大，易加重炎症并诱发哮喘，再加上稀释药液为 0.9% 氯化钠溶液，药液一旦进入气道内，因气管内温度的增加，氯化钠溶液浓度将进一步升高，造成局部高渗，不但不利于气道湿化还会加重痰液的黏稠度，增加肺部感染的概率。地塞米松作为激素类用药，目前也没有雾化剂型，2019 年版中华医学会临床药学分会《雾化吸入疗法合理用药专家共识》提出，不推荐使用非雾化吸入制剂用于雾化吸入治疗，并明确指出不推荐传统呼三联方案（地塞米松、庆大霉素、α-糜蛋白酶），结合该患者情况，听诊明显痰鸣音，且呼吸机高压报警，吸痰仅吸出少量干燥黏痰，属于比较典型的气道湿化不足。

3. **安全有效的吸痰** 吸痰应根据气管导管的内径大小选择合适的吸痰管，吸痰管外径不应超过气管导管内径的 2/3；吸痰时动作应轻、稳、准、快，一次吸痰时间不宜超过 15 秒，以免发生低氧血症，在吸痰前、后都给予 100% 氧气吸入 1～2 分钟；吸痰时应注意患者的心率、血压和氧饱和度等参数的变化，观察痰液的性状、颜色和量，判断痰液的黏度，调节合适的负压，成年人为 −120～−80 mmHg；注意吸痰顺序，应先吸净口咽部分泌物，换吸痰管再吸气管内分泌物，然后松气囊再吸引气道深部的痰液，以免口咽部分分泌物在放松气囊时下行进入气管而发生感染，对于痰液黏稠不易吸出的患者，在吸痰前可给予 0.45% 氯化钠溶液或 2% 碳酸氢钠 2～5 mL 冲洗气道后吸痰。结合患者的实际情况：①患者为颈 3、颈 4 骨折脱位造成脊髓损伤，一方面呼吸中枢向下传导束失去功能，呼吸自主节律和深度不能控制，另一方面由脊髓受伤和手术导致脊髓出血、水肿和髓内压力增高波及膈神经，使发生部位的神经细胞传导功能丧失，引起呼吸障碍。②由脊髓损伤致患者的自主神经系统功能紊乱，副交感神经功能活跃，故气管、支气管内分泌物增多，肺内血管扩张、出血，支气管平滑肌收缩，使呼吸道功能减弱,加重呼吸功能障碍。③患者的胸、腹肌肉麻痹,有效咳嗽能力下降,痰液难以排出。④由于持续吸氧使患者的气道干燥,加上甘露醇脱水治疗,造成痰液黏稠,难以咳出,引起气道阻塞导致呼吸困难。高位脊髓内有大量的交感神经及交感神经节走行,C3/C4 颈髓损伤,交感神经节及交感神经也会受到损伤,交感神经对心电活动和心脏节律的调节作用明显减退,不能拮抗迷走神经作用,故会导致心动过缓甚至心搏骤停。所以针对患者实际情况,吸痰时除了观察患者痰液的色、质、量、氧饱和度情况,心率的观察也非常重要,需要强调的是像这样的病情危重和分泌物较多的患者,一般可分次吸痰,将吸痰与吸氧交替进行,防止缺氧时间过长引发心跳呼吸骤停,在保证安全的基础上有效的吸痰,是最佳方案之一。

4. 落实人工气道维护　对于金属套管的处理应该根据 2020 年中华护理学会发布的《气管切开非机械通气患者气道护理标准》进行维护:①操作者戴一次性清洁手套,双手操作取出内套管,一手固定气管套管的外套管底板,另一手取出内套管;同时将已消毒灭菌的备用内套管立即放入外套管内。②放入专用耐高温容器内,煮沸 3～5 分钟,使痰液凝结便于刷洗。③用专用刷子在流动水下清洗内套管内外壁,并对光检查内套管清洁无痰液附着。④刷洗干净的内套管应再次放入清洁水中,煮沸时间≥15 分钟(煮沸时间应从水沸后开始计时;高海拔地区应适当延长煮沸时间)。⑤可匹配多个金属内套管,予以高压蒸汽灭菌。⑥消毒结束的内套管干燥、冷却后立即放回外套管内,针对气道管理,进行合理的湿化、有效安全的吸痰。

》知识链接

1. 什么是高位截瘫?　高位截瘫是指横贯性病变发生在脊髓较高水平位上,一般将第二胸椎以上的脊髓横贯性病变引起的截瘫称为高位截瘫,第三胸椎以下的脊髓损伤所引起的截瘫称为下半身截瘫。高位截瘫一般都会出现四肢瘫痪,预后多不良,脊柱椎骨或附件骨折,移位的椎体或突入椎管的骨片,可能压迫脊髓或马尾,受伤脊髓横断平面以下,肢体的感觉运动反射完全消失,膀胱、肛门括约肌功能完全丧失的,称完全性截瘫。

2. 患者吸痰时为何会发生心搏骤停?　通常情况下,支配心脏的交感神经节前纤维起始于第 1～4 胸椎(或第 5 胸椎)脊髓节段的灰质侧角细胞,节前纤维止于颈上、中、下神经节后,发出节后纤维,组成心上、中、下神经,其功能在于兴奋心血管,而心电活动和心脏节律则是由交感和副交感神经协同调节支配的,由中枢神经的控制与外周神经的反射来调节的早期研究表明,刺激心脏迷走神经传出支的兴奋性,使心率加快。同样,刺激心脏迷走神经的传入支,使迷走神经传出支的兴奋性增强,同时抑制交感神经传出支兴奋性,使心率变慢,急性脊髓损伤后由于损伤平面周围组织出血、水肿、变性、坏死等病理改变,损伤平面以下会发生脊髓神经功能障碍。因交感神经节前神经元会出现短暂的萎缩,交感神经节前神经元的下行刺激驱动丧失,脊髓交感神经下行通路中断,去甲肾上腺素水平明显降低,使心率和血压调节中起主导地位的交感神经张力明显减弱,其拮抗迷走神经的作用几乎消失,故患者会出现明显的窦性心动过缓,冠状动脉痉挛,造成心肌缺血,严重者引发心搏骤停。心搏骤停的常见诱因包括气管内吸引、呼吸道梗阻、体位改变等,其发生机制与气道内吸引、呼吸道梗阻时导致的缺氧有关,脊髓损伤患者心脏副交感神经传出通路保持完整,而活动减弱,无法对抗迷走神经活动过度,最终导致心动过缓甚至心搏骤停。

3. 如何判断心搏骤停?　心搏骤停是指心脏机械活动停止,收缩功能衰竭导致心脏突然丧失有效的射血功能,致血循环停止的病理生理状态,心搏骤停因细胞缺血缺氧导致细胞死亡,因此,心搏骤停意味着死亡的来临或"临床死亡"的开始。对心搏骤停的判断特别强调快和准,可以根据以下征象在极短的时间内判断:①清醒的患者意识丧失,呼之不应;②大动脉(颈动脉和股动脉)搏动消失;③血压测不出,心音消失;④自主呼吸在挣扎一两次后随即停止;⑤瞳孔散大,对光反射消失,其中患者意识突然丧失和摸不到大动脉搏动最为重要,根据以上即可判断心搏骤停的发生。

4. **胸外心脏按压的意义** 胸外心脏按压可产生"胸泵机制"和"心泵机制"。前者是在胸外心脏按压时胸膜腔内压力增高,血液向胸外动脉流去,在胸腔入口的大静脉被压瘪(静脉壁比动脉壁薄),颈静脉瓣阻止血液反流,动脉对抗血管萎缩的压力大于静脉,且动脉管腔相对较小,等量血液在动脉中可产生较大抗力,因而动脉管腔在胸外按压时保持开放,放松时胸腔内压可降至零,因而静脉壁不受压,管腔开放,血液可从静脉返回心脏,当动脉血返回心脏时,由于主动脉瓣阻挡,血液不能返回心腔,部分可从冠状动脉开口流入心脏营养血管。而心泵机制,是胸外心脏按压施加的压力将心脏向后压于坚硬的脊柱上,使心内血液被排出流向动脉,按压放松时,心脏恢复原状,静脉血被动吸回心脏,在胸外心脏按压时,二尖瓣和右房室瓣闭合,主动脉瓣开放,放松时则二尖瓣和右房瓣开放,主动脉瓣闭合。

主编述评

气管切开套管处接呼吸机辅助呼吸时,患者仍发生呼吸道梗阻的情况并不多见,从本病例可以看出是典型的气道湿化不足缘故,人工气道管理不到位导致痰液干燥形成痰痂堵塞气道,呼吸抑制甚至引发心搏骤停。患者转入后,加强气道湿化后,干燥收缩的痰痂吸收水分导致膨胀再次引发氧合进一步下降,痰痂取出,气道湿化工作落实后患者病情明显改善,说明在日常工作中加强护士专业能力及突发事件等应急能力的重要性,以及日常工作中严格按照操作标准执行的必要性,可以从根本上避免此类事件的发生。

(顾海莉 彭琳)

参考文献

[1] 杜光,赵杰,卜书红,等.雾化吸入疗法合理用药专家共识(2019年版)[J].医药导报,2019,38(02):135-146.
[2] 中华护理学会. T/CNAS 03-2019气管切开非机械通气患者气道护理[S].北京,2020.
[3] 黄素芳,邹灯秀,张凤玲.医护人员胸外心脏按压技术指标的达标分析[J].解放军护理杂志,2013,30(24):63-64,68.

病例 3

严重车祸伤后血气胸

病史资料

患者,男性,75 岁,因车祸致伤,出现双侧胸部疼痛,查胸部 CT 示:①右侧第 3～8、12 肋骨折,左侧第 4～7、9 肋骨皮质骨折,胸骨柄左侧骨折;②右侧液气胸,左侧少量胸腔积液,双肺膨胀不全,双肺渗出挫伤,胸骨后、心包前缘积血。急诊拟"多发伤"收入胸外科。患者意识清楚,生命体征尚稳定,双侧胸部压痛,胸廓挤压征(＋),双肺呼吸音稍粗,双侧胸呼吸音减低,心脏听诊无异常。既往有高血压、2 型糖尿病。

入院诊断

①多发伤:双侧肋骨骨折、多发性骨盆骨折、脊柱骨折、左侧肱骨骨折、右侧肩胛骨骨折、左侧臂丛神经损失、左侧肩关节前脱位(复位后);②右侧液气胸、双肺膨胀不全。

救治过程

患者入院后,在急诊行右侧胸腔闭式引流并转入胸外科病房,血氧饱和度(SpO$_2$)波动在 92％～95％,予心电监护、高流量吸氧、注射用头孢呋辛钠 1.5 g 每天 2 次静脉滴注抗炎治疗、乙酰半胱氨酸 0.3 g 每天 2 次雾化吸入祛痰等对症治疗。

入院第 2 天,患者突发胸闷气急,少量胸腔引流液,SpO$_2$ 下降,最低至 89％,检查胸管引流通畅。胸部 X 线片示:①双肺纹理增多,左下肺少量渗出可能;②右侧胸腔积液伴右下肺膨胀不全。遵医嘱继续给予高流量鼻导管吸氧,指导患者进行缩唇呼吸治疗,改善患者呼吸功能。告知家属患者病情危重,沟通后积极配合治疗。

入院第 5 天,完善相关检查,在全麻下行右侧肋骨骨折切开复位内固定术。入院后,予面罩吸氧,SpO$_2$ 在 95％以上,气管插管后突发 SpO$_2$ 迅速下降,最低至 17％,考虑痰液堵塞支气管腔,右侧胸腔积液导致肺不张,常规吸痰困难,未见明显 SpO$_2$ 上升。迅速予以双侧胸腔闭式引流,右侧胸腔引流大量血性积液约 1 500 mL,气管镜见左侧各支气管开口大量黏痰阻塞气道,行支气管肺泡灌洗,解除气道梗阻后 SpO$_2$ 维持在 95％以上,继续行手术治疗。术后安返 ICU,经口插管呼吸机辅助呼吸,术后镇静、镇痛、序贯通气支持、输液、输血治疗等对症治疗。

入院第 6 天,拔除气管插管,第 9 天改高流量鼻导管吸氧,第 12 天患者转至康复医院治疗。

护理体会

1. **胸腔闭式引流管的护理** 胸腔闭式引流术是治疗血气胸的常用方法,能有效排出胸膜腔内的气体、积血、积液,帮助患者恢复良好的呼吸状态,还可以评估患者胸腔内器官的损伤、出血情况,对血气胸的治疗和并发症的防范有重要意义。留置胸腔闭式引流管后应保持引流系统的密闭和无菌状态;保持引流管通畅,引流瓶低于伤口平面,避免翻身、活动时受压、打折、脱出,密切观察引流管水柱的波动幅度为 4~6 cm,若水柱波动不明显或无波动,应嘱患者深呼吸或轻按患侧胸部,并嘱患者咳嗽,若水柱不波动,患者有胸闷、气急感,则可能是引流管阻塞;观察并记录引流液颜色、性质和量。护理中应从近端到远端定时挤压胸腔引流管,防止其阻塞、扭曲和受压、逆行,以保持有效引流。如有血凝块堵塞应及时通知医生处理。

2. **做好胸部体疗,指导呼吸功能锻炼** 先选择适合患者体型的胸带,把胸带铺平放在背部,上端在第 1 肋骨处,下端达第 12 肋骨下方,松紧要适度,以插入 1 手指为宜。胸带固定后可限制胸部呼吸时的活动范围,可减轻肋骨骨折的疼痛。指导患者进行缩唇呼吸,取半卧位,让患者闭口经鼻缓慢深吸气,使肺充分扩张,增加吸入气体量,其次通过缩唇(吹口哨样)缓慢呼气,同时收缩腹部,吸气与呼气时间比为 1 : 2 或 1 : 3。也可采用吹气球方式,以最大力气吸气后缓慢将气体吹入气球,肺内尽量不留余气。

3. **配合实施序贯通气治疗** 序贯通气是指在尚未达到拔管撤机标准但已达到切换时间窗时即撤离有创通气,继而贯以无创正压通气,直至逐步撤机,兼具有创通气防止肺泡再度塌陷,增加功能残气量,扩张肺泡氧弥散面积,改善肺顺应性,减少呼吸道阻力;与无创通气患者声门可自由开闭,可自主咳嗽,改善通气功能,缓解呼吸肌疲劳的优点,达到纠正缺氧状态的目标。本例患者手术准备时曾出现严重低氧血症,对症处理后顺利完成手术。术后入 ICU 血气 pH 7.3,$PaCO_2$ 68 mmHg(↑),PaO_2 75 mmHg(↓),全血碱剩余 6.2 mmol/L(↑),予 PC-SIMV、PS 11 cmH₂O、PEEP 7 cmH₂O、FiO_2 50% 机械通气支持。术后第 1 天改 PS 10 cmH₂O,PEEP 5 cmH₂O,FiO_2 40%。术后第 2 天改无创通气,第 3 天改 60 L/min 流量进行氧疗并逐渐下调。在此过程中,护士应加强对患者呼吸状况与指标的观察,按时采集动脉血气。

≫ 知识链接

1. 气胸临床表现

(1) 闭合性气胸

1) 症状:主要与胸膜腔积气量和肺萎陷程度有关,轻者可无症状,或出现胸闷、气促,重者可出现明显呼吸困难。肺萎陷在 30% 以下者为小量气胸,患者无明显呼吸和循环功能紊乱的症状;肺萎陷在 30%~50% 者为中量气胸;肺萎陷在 50% 以上者为大量气胸。后两者均可表现为明显的低氧血症。

2) 体征:患侧胸廓饱满,叩诊呈鼓音,呼吸活动度降低,气管向健侧移位,听诊患侧呼吸音减弱甚至消失。

(2) 开放性气胸

1) 症状:明显呼吸困难、鼻翼扇动、口唇发绀,重者伴有休克症状。

2) 体征:患侧可见胸壁伤道,颈静脉怒张,心脏、气管向健侧移位;呼吸时可闻及气体进出伤口发出吸吮样"嘶嘶"声,称为胸部吸吮伤口;颈部和胸部皮下可触及捻发音;患侧胸部叩诊呈鼓音,听诊呼吸音减弱或消失。

(3) 张力性气胸

1) 症状:严重呼吸困难、烦躁、意识障碍、发绀、大汗淋漓、昏迷、休克,甚至窒息。

2）体征：气管明显移向健侧，颈静脉怒张，多有皮下气肿；患侧胸部饱满，叩诊呈鼓音，听诊呼吸音减弱或消失。

2. 血胸临床表现

（1）症状：血胸的症状与出血量相关。小量血胸（成人出血量<0.5 L）：可无明显症状。中量血胸（成人出血量 0.5～1 L）和大量血胸（成人出血量>1 L）：患者可出现低血容量性休克，表现为面色苍白、脉搏细速、血压下降、四肢湿冷、末梢血管充盈不良等；同时伴有呼吸急促等胸腔积液的表现。血胸患者多并发感染，表现为高热、寒战、出汗和疲乏等全身表现。

（2）体征：患侧胸部叩诊呈浊音、肋间隙饱满、气管向健侧移位、呼吸音减弱或消失等。

3. 血气胸胸腔内活动性出血的持续性观察

（1）引流量：引流量大于 100 mL/h，持续 3 小时胸液颜色由淡转深或有血凝块者。

（2）症状：①脉搏逐渐增快，血压持续下降；②术后血容量补足后，需用较快速度输液、输血才能维持血压或经上述治疗，患者血压不回升或升高后又迅速下降，休克症状无改善，并可排除心源性因素者；③当尿量<30 mL/h、经输血后，血压、心率、尿量不见好转或者不稳定亦提示胸内活动性出血；④胸管通畅，引流量不多，而腹部渐膨隆，压痛、反跳痛，尤其弥漫全腹者。

（3）辅助检查：①实验室检查：红细胞计数、血红蛋白和红细胞压积等重复测定，呈继续降低；引流液血红蛋白大于 50 g/L 或有血块自胸管流出者；②X 线胸片示：胸腔内阴影继续增大或术后 48 小时，血压、心率不稳定，X 线片有血凝块，纵隔移位者；③胸管引流量不多或 X 线胸片虽未见大量胸腔积液，经 5～10 小时观察，患者全身情况无改善，腹部穿刺抽出不凝血者。

主编述评

　　胸部创伤已成为常见的创伤性疾病之一。胸部创伤患者会伴有不同程度的不良反应，其中创伤性血气胸是较严重的并发症，创伤性血气胸是由心脏、胸、肺组织等破损而引起的胸腔积血与积气，可导致患者出现呼吸、循环衰竭症状，甚至死亡。患者表现为呼吸困难、憋气、起病急促、胸闷等症状，严重威胁其生命安全。临床在治疗肋骨骨折合并血气胸患者应配合实施科学的护理干预方法，保持有效的胸腔闭式引流，促进患者快速康复。

（蒋翎翎　唐雯琦）

参考文献

［1］曹慧慧,肖熙,孟辉.普胸外科胸腔内出血评估及其处理进展［J］.中国胸心血管外科临床杂志,2017,24(8):5.

［2］周豫静.胸外科术后延迟胸腔出血患者的临床特点分析与护理对策［C］//第四届上海国际护理大会.

［3］陈静秀.胸创伤后肺不张的原因分析及护理［J］.实用临床护理学电子杂志,2019,4(21):2.

［4］阮汝娟.综合护理用于胸外伤患者预防肺不张的效果分析［J］.实用临床护理学电子杂志,2018(34):98－99.

［5］郭军华,宋文明,陈检明,等.严重胸部创伤并发急性呼吸窘迫综合征的相关危险因素分析［J］.中华创伤杂志,2022,38(12):1089－1094.

［6］邵明琰,韩素丽,刘艳艳.前瞻性护理在多发肋骨骨折合并血气胸行胸腔闭式引流患者中的应用［J］.齐鲁护理杂志,

2021,27(24):83-85.

［7］黄晓云,罗恒秀,江炳贞,等.胸腔闭式引流规范化护理方案的制订与应用[J].中华护理教育,2019,16(6):446-449.

［8］李强,张书培.序贯通气在创伤性血气胸并发急性呼吸窘迫综合征救治中应用[J].临床军医杂志,2018,46(9):1083-1084,1086.

病例 4

骨折术后并发肺栓塞

病史资料

患者，男性，70 岁，因车祸致右髋部外伤性疼痛，活动受限 1 小时收入院。入院时意识清，双侧瞳孔等大等圆、对光反射灵敏，生命体征尚稳定。留置导尿，有自主呼吸，可自主排痰。胸 11 椎体处压痛，左腕部肿胀、畸形、压痛、可闻及骨擦音。右髋部肿胀、压痛、活动受限，入院后即给制动，骨折复位外固定；左腕部夹板固定，左小腿行超踝支具固定。

入院诊断

①右髋臼粉碎性骨折；②右髂骨骨折；③右胫骨上端骨折；④胸 11 椎体压缩性骨折，左克雷氏骨折。

救治过程

急诊在全麻下行右髋臼、右髋骨骨折切开复位内固定术及臂丛麻醉下行骨折切开复位固定术。术后用抗生素治疗，持续胫骨结节牵引术，行股四头肌功能锻炼。术后第 2 天突然出现四肢抽搐，口唇及面部发绀，查体温 36.9 ℃，脉搏 120 次/分，呼吸 35 次/分，血压 78/60 mmHg。有一过性意识丧失，呼吸困难，气促、胸痛明显，颈静脉充盈怒张，右下肢水肿明显，股内侧收肌管压痛明显，肺部听诊呼吸音弱，立即给予心电监护，初步诊断"肺栓塞"，立即行气管插管，呼吸机辅助呼吸，建立静脉通道，并给予抗凝、溶栓治疗。经过 72 小时抢救，患者生命体征逐渐平稳，各项检查指标趋于正常，于肺栓塞后第 5 日 19 时 15 分拔除气管插管，清理呼吸道后给予面罩吸氧，测 SpO_2 98％，19 时 45 分患者意识完全清醒，最后经过 6 周骨牵引治疗治愈出院。

护理体会

1. **重视急性肺栓塞早期临床表现**　由于急性肺栓塞临床症状和体征特异性不强，很可能漏诊，及时发现并重视急性肺栓塞早期临床表现是救治成功的基础。约 50％肺栓塞患者有呼吸困难症状，30％以上有胸痛症状，6％有晕厥。当患者突然出现无法解释的呼吸困难、胸痛、咳嗽、晕厥、低血压休克等症状时，排除低血糖、直立性低血压、液气胸、急性失血等原因后，护士在报告医生的同时，立即让患者卧床休息，监测血压、心率及血氧饱和度指标，给予面罩吸氧，流量为 5～10 L/min，立即进一步客观检查。

2. **进行有效评估**　所有骨折入院患者应进行肺栓塞临床评估：Autar 评分表。对于肺栓塞可能性小的患者可抽血行 D-二聚体检查，阴性可排除肺栓塞。但骨折后患者 D-二聚体检查结果影响因素较多，临床应用价值受限。对于肺栓塞高风险的住院患者，不建议行D-二聚体检查。如无休克或低血压状态，应遵循肺栓塞诊断的标准方法进行确诊，如肺动脉增强 CT 检查、核素肺灌注显像、下肢静脉超声检查等。如有休克或低血压状态，即高危肺栓塞，该类患者主要依赖临床诊断，可辅助行床边超声心动图检查，对于极度不稳定患者，超声心动图一旦发现右心室功能不全，应立即执行再灌注治疗，而无须进一步检查，也多无时机进行其他常规检查。

3. **尽早建立静脉通路**　积极配合抢救，经初步处理后患者症状无好转或进一步加重，伴有生命体征指标不稳定时，应迅速建立静脉通道；持续心电监护，密切观察生命体征变化；保持呼吸道通畅；准备抢救药物和抢救车、除颤仪。呼吸心搏骤停者，立即配合医生进行心肺复苏术，准备气管插管和电除颤。

4. **抗凝和溶栓药物治疗的护理**　对于非高危肺动脉栓塞患者，主要采用抗凝治疗，目的是预防早期死亡和复发或致命性静脉血栓栓塞症，对于无活动性出血的患者，尽早应用抗凝治疗安全有效，标准的抗凝疗程至少为 3 个月，急性期治疗为在前 5～10 天应用肠外抗凝（普通肝素、低分子量肝素），随后可以选择华法林维持治疗。使用抗凝药物时应注意药物剂量、用药途径、时间正确；注意观察患者外伤相关部位和脏器出血是否加重，警惕颅内出血和消化道出血，做到及时发现、及时汇报、及时处理。对于有休克和低血压的高危肺动脉栓塞患者，必须采用溶栓治疗，否则死亡率极高。溶栓治疗导致严重出血的风险明显高于抗凝治疗，治疗期间患者必须绝对卧床休息，溶栓前遵医嘱做好患者血常规、凝血功能、血气分析等检查；溶栓期间密切观察出血倾向，尤其是原外伤部位和器官，心肺复苏后的心包及胸腔。大出血本身可导致死亡，溶栓必须权衡利弊；严密观察心率、心律、呼吸、血压、血氧饱和度；及时复查血常规、血气分析，观察低氧血症有无缓解；记录每小时出入量、24 小时出入量，为医生制订和调整治疗方案提供依据。

5. **饮食护理**　急性期抢救成功后，应指导患者进食易消化、富含营养的饮食，并注意蛋白质、脂肪和糖类的合理搭配，保证营养供给，保持大便通畅，必要时可以服用通便药物或缓泻剂，防止便秘而诱发肺栓塞，甚至造成患者晕厥猝死。

6. **制动与活动**　血管超声证实存在下肢深静脉血栓后应绝对卧床休息，尽量减少搬动患者，避免按摩挤压下肢，防止下肢深静脉血栓脱落加重栓塞，卧床期间所有的外出检查均要平车接送。必要时放置下腔静脉滤器，避免再发致死性肺栓塞。急性期后协助患者定期做下肢主动和被动运动，尽量减少卧床时间，减轻血液淤滞，避免剧烈运动。

7. **心理护理**　急性肺栓塞患者一般发病突然，病情变化快，甚至危及生命。患者容易出现烦躁、惊恐或淡漠等表现，家属容易激动和不理解。首先，护士应认识到这是疾病危重导致的精神状态变化，而不是患者的不配合或者癔症，应理解患者。其次，护士应认识到救治的关键是改善血循环和供氧，才能使患者的不适症状得到真正缓解，及时诊断和抢救最为重要。同时，及时加强心理护理，运用语言技巧进行安慰和鼓励，以高度重视的态度、冷静有序的工作表现和熟练的技术取得患者及家属的信任，避免纠纷。

⊗ 知识链接

1. 骨牵引适应证

（1）成年人下肢不稳定型骨折，如斜形骨折或螺旋形骨折。

（2）骨盆环完全断裂或移位患者。

（3）学龄儿童股骨不稳定型骨折。

（4）小儿肘部骨折不能立即复位，需要在牵引下观察、消肿、维持对位者。

（5）短小管状骨骨折患者，如掌骨、指骨骨折。

（6）髋臼中心性脱位，错位严重患者。

（7）其他需要牵引治疗而不适于皮肤牵引的患者。

2. 骨牵引并发症

（1）皮肤水疱、溃疡和压力性损伤：可因胶布过敏、粘贴时有皱褶、胶布或海绵滑脱及长期卧床压迫等引起。

（2）血管和神经损伤：可因穿刺部位、深浅及方向不当引起，也可由牵引过度引起。

（3）牵引针或牵引弓脱落：骨牵引位置太浅，可使骨皮质撕脱，致钢针脱落；牵引弓螺母未拧紧，可使牵引弓滑脱。

（4）牵引针眼感染：因无菌操作不严格、反复穿刺、针眼护理不当或牵引针左右滑动引起。

（5）关节僵硬：因患肢长期固定、缺乏功能锻炼引起。

（6）足下垂：因腓总神经受压、踝关节未置于功能位及缺乏功能锻炼等引起。

（7）颅内血肿：由颅骨钻孔太深、突破内板、损伤血管引起。

（8）呼吸、泌尿系统并发症：多见于老年患者，因机体抵抗力下降及长期卧床引起。

3. 机械通气适应证

（1）中枢性呼吸功能衰竭：机械通气适用于颅脑感染、外伤、中毒及各种心脑血管意外导致的中枢性呼吸功能衰竭。

（2）周围性呼吸功能衰竭：机械通气适用于支气管哮喘、慢性阻塞性肺疾病、严重肺部感染导致的周围性呼吸功能衰竭。

（3）呼吸肌无力或麻痹：机械通气适用于因神经肌肉性疾病或胸廓畸形导致的呼吸肌无力或麻痹情况。

（4）重大创伤或手术：严重外伤、开胸手术等为预防通气功能障碍的发生，而先给予机械通气处理。

4. 机械通气相关并发症　机械通气通常不适用于患有活动性肺结核、未经胸腔引流的纵隔气肿或气胸、肺脓肿大咯血，以及存在出血性休克、急性心肌梗死合并心源性休克等症状的患者。

主编述评

　　肺栓塞是骨折术后的严重并发症之一，快速诊断和有效治疗是抢救成功和改善患者愈后的关键。骨折后的血液高凝状态，血管壁的损伤，脂肪颗粒及血管血栓栓子的脱落，都会进入血液循环，阻塞肺部动脉。因此，骨折及手术后密切观察、早期诊断、及时处理、有效治疗、抢救配合及预防复发是至关重要的。

（张莉　侯芳）

参考文献

［1］中华医学会心血管病学分会，中国医师协会心血管内科医师分会肺血管疾病学组，中国肺栓塞救治团队（PERT）联

盟.急性肺栓塞多学科团队救治中国专家共识[J].中华心血管病杂志,2022,50(01):25-35.

[2] 张璐.下肢骨折并发肺栓塞的早期预防及护理措施[J].护理实践与研究,2019,10(10):75-76.

[3] 王春艳,宋荣,张琴.下肢骨折并发肺动脉栓塞的早期预防及护理措施[J].基层医学论坛,2018,16(27):3664-3665.

[4] 宋平兰,王晓慧,陈虹.急性致死性肺栓塞所致心脏骤停溶栓诊治进展[J].中华结核和呼吸杂志,2019,42(2):129-133.

[5] 赵海歌,王淑仙,卢志南,等.瑞替普酶治疗中危急性肺栓塞的疗效及安全性[J].中华心血管病杂志,2017,45(4):314-317.

[6] 刘涛,林清暑,姜莉,等.创伤骨折后易误诊为急性冠状动脉综合征的致命性肺栓塞1例[J].中国骨与关节损伤杂志,2020,35(4):117.

[7] 营志飞,孙维,杨华清,等.不同抗凝策略对急性多发性创伤伴下肢骨折患者DVT和肺栓塞发生率的影响[J].现代生物医学进展,2019,19(21):175-179.

[8] 张锦萍."一病一品"模式的建立对肺栓塞患者康复的影响[J].检验医学与临床,2018,15(3):367-369.

病例 5

强酸吸入性肺损伤

◎ 病史资料

患者,男性,26 岁,因误吸入 60％醋酸、30％对苯二甲酸约 3 秒,出现呼吸困难,外院行气管切开、抗感染治疗后反复出现二氧化碳潴留,肺通气功能障碍,脱机困难,为求进一步治疗收入我科,神志清楚,生命体征尚稳定,有自主呼吸,无自主排痰,留置气管切开套管、尿管、PICC 置管、鼻空肠营养管。既往体健,无高血压、糖尿病等病史。

◎ 入院诊断

①强酸吸入性肺损伤;②高碳酸血症;③肺部感染。

◎ 救治过程

患者转入我科后气管切开立即接呼吸机予同步间歇指令通气(synchronous intermittent mandatory ventilation,SIMV)模式辅助通气,呼吸频率 12 次/分,FiO_2 40％,气囊测压 30 cmH_2O,按需吸痰,生命体征平稳,神志清楚,予以抗感染,营养支持治疗。入科第 2 日,查血气示 $PaCO_2$ 105.5 mmHg、PaO_2 120.7 mmHg,遵医嘱呼吸机氧浓度调至 35％。入科第 4 日,患者出现大汗淋漓,呼吸急促,双肺散在哮鸣音,SpO_2 维持在 80％～90％,急查血气示 pH 7.112、$PaCO_2$ 94 mmHg,予丙泊酚、右美托咪定镇静、瑞芬太尼镇痛、维库溴铵肌松治疗,调整呼吸机呼吸频率至 16 次/分,复查血气示 pH 6.961、$PaCO_2$ 188.8 mmHg,出现进行性上升,符合体外膜肺氧合(veno-venous extracorporeal membrane oxygenation,VV-ECMO)指征,与患者家属沟通后在床边行体外膜肺氧合治疗,行左侧股静脉(引血端)和右侧颈内静脉(回血端)穿刺,穿刺成功后立即接体外膜肺氧合,流速 4.1 L/min,转速 4 100 r/min,测活化凝血时间(activated clotting time,ACT)187 秒,使用普通肝素抗凝治疗,监测 ACT 1/2 小时,维持在 180～220 秒,留置左侧股动脉置管,持续监测有创动脉血压,再次复测血气提示 pH 7.46、$PaCO_2$ 72.1 mmHg。入科第 6 日,痰中出现少量褐色结痂,为预防出血予红细胞悬液 200 mL、血浆 200 mL 静脉输注,肺泡灌洗液提示耐碳青霉烯类鲍曼不动杆菌(CR-AB),血二代基因测序提示 CR-AB,根据药敏结果加用多黏菌素抗感染,请心胸外科医生会诊有肺移植指征,申请肺源,择期行双肺移植手术,等待肺源过程,注意出入量及有无出血、血栓等并发症,每日监测血气分析、凝血指标、感染指标等,密切观察病情变化。入科第 14 日,患者查活化部分凝血活酶时间(activated partial thromboplastin time,APTT)波动与 47.2～62.7 秒,予红细胞悬液 200 mL,血浆 200 mL,冷沉淀 10 U 静脉输注补充血容量改善凝血功能。入科第 16 日,患者全身穿刺处渗血,呛咳明显,气管切开内吸痰出现鲜红色血液,量约 10 mL,左侧股动脉及股静脉渗血较多,查血示凝血指标延长,纤维蛋白原下降明显,立即更换无菌敷料,并予动脉压迫器压迫止血,红细胞悬液 200 mL、血浆 400 mL、冷沉淀 10 U、人纤维蛋白原 1 g 静脉滴注，氨甲环酸 1 g 稀释后微泵。入科第 18 日，患者测体温 38.2℃，心率波动于 140～160 次/分，SpO_2 下降至 50% 左右，立即将呼吸机 FiO_2 调至 100%，ECMO 转速调至 4 400 r/min，予氨基比林肌内注射，甲泼尼龙静推，床边胸片示双肺透亮度降低，考虑出现肺内出血，床边行气管镜检查，镜下见气道黏膜渗血，管腔堵塞，吸出血凝块后予凝血酶粉稀释后腔内保留灌注，使用 5853 球囊压迫止血，渗血较前好转，并予悬浮红细胞 400 mL 静脉滴注，血压降至 90/60 mmHg，予去甲肾上腺素 8 mg、多巴胺 180 mg 稀释后微量泵静脉泵入微泵。经过以上治疗及护理，患者 SpO_2 上升至 70%，心率维持在 110～120 次/分，血压转至正常，急请胸外科、感染科会诊，考虑目前氧合状态差，病情危重，随时有循环衰竭致死可能，目前已有供肺，但肺移植死亡率高，与家属进行谈话，充分告知手术与不手术的风险，家属同意后全麻下行同种异体肺移植术，术后转入胸外科。

◎ 护理体会

1. 观察与识别并发症　患者使用 ECMO，血流经体外的管路及膜肺时不可避免地与人工材料在接触的界面发生相互作用，最终会导致血栓形成，为避免凝血系统的激活并预防血栓形成需要抗凝治疗。此患者使用抗凝药物为普通肝素，2 天后开始痰中出现少量褐色结痂，12 天后出现全身穿刺处缓慢渗血，14 天后出现肺内出血，分析该患者发生出血的原因，可能是与抗凝药物的使用致凝血功能异常、抗凝过度有关。在发现可能出血的第一时间，立即汇报医生，对其进行了输血，每 2 小时监测 ACT 改为监测 APTT，根据 APTT 结果调整肝素用量，穿刺部位的出血使用压迫器进行止血，调整抗凝程度和局部加压止血是该患者出血救治成功的关键，因此临床护士需要充分考虑患者可能出现的并发症，密切观察。

2. 控制院内感染的发生　患者肺泡灌洗液培养出多重耐药的鲍曼不动杆菌，在实施诊疗护理操作中，床尾悬挂接触隔离警示牌，严格执行手卫生，有可能接触患者伤口、体液、血液、分泌物时应戴手套，诊疗器械如血压计、体温计、听诊器应专人专用，患者使用的设施设备表面每班使用消毒湿巾擦拭，切实落实抗菌药物的分级管理，正确合理实施个体化抗菌药物给药方案，根据临床微生物监测结果，正确使用抗菌药物，连续两次标本（每次间隔＞24 小时）培养均阴性，方可解除隔离。

3. 加强气道管理　气道管理是保障各类呼吸支持技术疗效的前提和基础，为避免呼吸机相关性肺炎（ventilator associated pneumonia，VAP）、痰液堵塞等并发症的发生，护理上应注意：①严格执行手卫生，不能使用戴手套替代洗手。②抬高床头制作床头抬高角度指示牌，保证床头抬高角度精准。病情允许的情况下，抬高床头 30°～45°，减少胃液反流、咽部细菌定植和误吸的发生，降低 VAP 发生的风险。③适当镇静，选择合适镇静药物，每日唤醒。④有效清除呼吸道分泌物，按需吸痰，保持气道通畅，必要时行支气管灌洗，可快速改善肺部氧合状态，减轻机体炎症反应。机械通气的患者应通过各种指标及时评估气道内是否有分泌物，包括听诊呼吸音，患者是否能有效咳嗽，气道内可否见到分泌物，在容量控制机械通气时气道峰压增加，压力控制机械通气时潮气量减少，需要考虑气道分泌物增加引起，应及时通过气道吸引，确保分泌物的充分清除。条件允许时进行声门下吸痰，降低 VAP 发生率。采用密闭式吸痰法，吸痰顺序为双侧鼻腔、口腔、人工气道内吸痰，每个部位吸痰更换吸痰管，吸痰时动作轻柔，防止损伤黏膜，吸痰时间在 15 秒以内，观察痰液色、质、量，判断湿化效果。⑤气囊管理，气囊压力每 4 小时监测一次，患者变换体位后需重新测量气囊压力，采用专用气囊测压仪维持压力在 25~30 cmH$_2$O,既可有效封闭气道,又不高于气管黏膜毛细血管灌注压,可预防气道黏膜缺血性损伤及气管食管瘘,拔管后气管狭窄等并发症。不需要常规进行气囊放气。⑥建立人工气道的吸入性损伤患者,因丧失了对气体的加温加湿功能,呼吸道纤毛运动功能受损,气道清理能力下降,同时气道黏膜坏死、脱落,细菌侵入,容易出现气道梗阻。因此,气道湿化在吸入性损伤患者的护理中非常重要,机械通气时应在管路中常规应用气道湿化装置,如湿热交换器或者加热型湿化器,但不推荐在吸痰前常规进行气道内生理盐水湿化。人工鼻应每天更换,加热型湿化器加水须使用无菌水,每日更换。严密观察吸入性损伤患者的呼吸和痰液性质,通过评估痰液黏稠度来调整气道湿化的方式和方法。⑦呼吸机螺纹管每周更换 1 次,有明显分泌物污染是应及时更换,螺纹管冷凝水应及时清除,倾倒在带盖容器内,不可直接倾倒在室内地面,不可使冷凝水流向患者气道。

4. ECMO 运行期间管理　体外膜肺氧合用于部分或完全替代患者心肺功能,使其得以充分休息,从而为原发病的诊治争取时间,在 ECMO 运行期间,对其应采取以下个性化护理措施。

(1) 循环管理:患者留置动脉导管,持续动态监测有创血压变化,便于采集血标本,同时减少因抽血反复穿刺对患者带来损伤,减少感染的机会。密切观察患者的生命体征,持续监测有创动脉血压心率、呼吸、血氧饱和度等,并每小时记录。该患者在 ECMO 使用期间有创血压维持在(96~149)/(61~89)mmHg,心率维持在 60~100 次/分。为防止 ECMO 期间液体超负荷,准确记录患者每小时尿量、出入量,密切监测肾功能、电解质,评估和管理患者有效循环血容量,以维持循环的稳定。患者成功实施清醒状态下 VV-ECMO 治疗,上机 3 天内均陆续减少至停用血管活性药物,治疗期间呼吸、循环稳定,氧合指数上升。

(2) 抗凝及控制出血管理:ECMO 运行时需要进行全身肝素化以免血液凝固。患者因全身肝素化,出血和血栓形成是最常见的并发症,护士既要避免血栓形成,又要警惕出血倾向。实施清醒状态下 VV-ECMO 治疗前,责任护士提前掌握患者凝血功能,ECMO 治疗过程中动态监测凝血活酶时间和活化凝血时间,实时调节肝素用量,维持活化凝血时间(ACT)在 160~200 秒,活化部分凝血活酶时间(APTT)50~70 秒。第 1 个 24 小时内,每小时测 ACT,之后每 2 小时测量 1 次,每 2~4 小时测量 APTT;防止可以避免的出血,注意减少血管穿刺,穿刺后延长按压时间,动作轻柔,如吸痰、翻身等,严密观察瞳孔、全身皮肤及黏膜有无出血、皮下瘀斑及颜色改变,观察穿刺处渗血情况,必要时予沙袋压迫止血。定时监测凝血功能,使用无菌纱布及透明膜覆盖切口,本病例未发生出血、血栓形成及感染。治疗期间也未出现全身肝素化治疗相关的并发症。

(3) 温度管理:ECMO 时注意保持体温在 35~36 ℃。本病例通过连接膀胱体温监测导线为患者实施持续精准体温监测,确保其体温保持在 35~36 ℃,护士及时为患者盖被保暖,调节室温 22~24 ℃,通过变温水箱对患者体温进行调节,避免温度过低诱发凝血功能障碍,使血流动力学发生变化,同时需避免体温过高导致耗氧量增加。

(4) ECMO 管路管理:ECMO 管道须妥善固定,医生置管后在穿刺处缝皮,标记置管刻度,充分消毒后使用无菌敷料覆盖穿刺伤口,管道与皮肤之间使用无菌棉垫或无菌纱布隔开,头部管道用 3M 宽胶布从前额绕头一周高举平抬法固定,腿部管道使用 3M 宽胶布高举平抬法妥善固定,保持血管通路与身体长轴平行。ECMO 管道须在床栏行 2 次固定,固定点要与机器和患者穿刺点保持充分距离,以不影响翻身为宜,防止因牵拉导致管道滑脱妥善固定,ECMO 转流开始前对各接口使用 3M 胶带缠绕进行加固,备至少两把血管钳,以便随时处理意外情况。保持通畅,护士每小时按照 ECMO 运行记录单检测 ECMO 管路以保证体外循环管路通畅,无扭曲、打折、脱垂等情况。清醒患者活动、情绪波动时,导管可能被牵拉,导致管道意外脱落;ECMO 管道直径较粗,血流速度快,导管内压力高,一旦脱出会造成大出血,严重时会危及患者生命。护士告知患者不能自行移除任何侵入式装置,加强监控和宣教。由于患者血管管径、置管位置不同等原因,远端肢体容易发生缺血,定时观察足背动脉搏动、皮肤温度和颜色改变,观察有无渗血、渗液和血肿形成。防止感染,ECMO 置管较粗,对局部皮肤损伤较大,且患者病情危重,治疗及监测管路多,有创操作多,感染风险大。为了减少 ECMO 治疗中发生感染的机会,要加强病房管理,将患者置于单间病房,保持空气清洁;加强消毒隔离措施,限制人员进出,避免交叉感染;加强病房空气、地面、用物等消毒,定时做细菌培养;ECMO 管路预冲、穿刺置管及其他各种有创操作时,严格无菌操作,切口、各穿刺处按时换药,如有出血或渗出及时消毒更换无菌敷料,保持局部干燥,如穿刺点渗血渗液严重,可使用藻酸盐敷料管理渗液,并注意观察穿刺点周围有无脓性分泌物,必要时可以使用银离子敷料控制感染;使用呼吸机期间要严格无菌吸痰,做好呼吸道湿化,及时清理呼吸道分泌物;如患者痰液黏稠、咳嗽能力差、痰液不易吸引时进行电子支气管镜下吸痰,以防止痰液淤积和肺不张,预防肺部感染;监测感染指标及体温变化,观察伤口、穿刺处有无红肿及脓性分泌物等感染表现;加强基础护理,定期翻身,保持皮肤清洁。

》知识链接

1. 气管切开的适应证

(1) 喉阻塞:任何原因引起的Ⅲ~Ⅳ度喉阻塞,尤其是病因不能很快解除时。

(2) 下呼吸道分泌物潴留:昏迷,颅脑病变,神经麻痹,严重的脑、胸、腹部外伤及呼吸道烧伤等引起的下呼吸道分泌物潴留。为了吸出痰液,亦可行气管切开。

(3) 预防性气管切开:在某些口腔、颌面、咽、喉部手术时,为了进行全麻,防止术中及术后血液流入下呼吸道,保持术后呼吸道通畅,防止术后术区出血或局部组织肿胀阻碍呼吸,可施行气管切开。

(4) 取气管异物:无施行气管镜检查设备和技术者,可经气管切开途径取出异物。

2. 气管切开的并发症

(1) 皮下气肿:是术后最常见的并发症,皮下气肿的原因主要为:①暴露气管时,周围软组织剥离过多;②气管切口过长或气管前筋膜切口小于气管切口,空气易由切口两端漏出;③切开气管或插入套管后,发生剧咳,促使气肿形成;④缝合皮肤切口过于紧密,多发生于颈部,有时扩展至头和胸腹部,皮下气肿大多数于数日后自行吸收,不需做特殊处理。

(2) 气胸:暴露气管时,过于向下分离,损伤胸膜后,可引起气胸。亦有因喉阻塞严重,胸内负压过高,剧烈咳嗽时使肺泡破裂,形成自发性气胸。轻度的气胸一般可自行吸收,气胸明显引起呼吸困难者,应行胸腔穿刺或行闭式引流排出积气。

(3) 伤口出血:术后伤口少量出血,可于气管套管周围填入碘仿纱条,压迫止血,或酌情加用止血药物。若出血较多,应在充分准备下,检查伤口,结扎出血点。

(4) 拔管困难:原因主要为:①若切开气管部位过高,损伤环状软骨,造成喉狭窄;②气管切口处肉芽增生或气管软骨环切除过多,造成气管狭窄;③原发疾病未治愈,拔管易造成呼吸困难者;④气管套管型号偏大,堵管试验时呼吸不畅。应根据不同的原因,酌情处理。

3. 体外膜肺氧合的适应证

（1）V-V ECMO 适应证

1）急性呼吸窘迫综合征（acute respiratory distress syndrome，ARDS）:如果无禁忌证,且满足以下之一即可考虑应用 ECMO:$PaO_2/FiO_2 < 50$ mmHg 超过 3 小时;$PaO_2/FiO_2 < 80$ mmHg 超过 6 小时;或动脉血 pH<7.25 并伴有 $PaCO_2 > 60$ mmHg 超过 6 小时;对于具有气压伤高风险或有明显 CO_2 潴留的患者,可采用体外二氧化碳清除技术（extracorporeal carbon dioxide removal，$ECCO_2R$）有效降低平台压和潮气量或 CO_2 水平,并改善右心功能。

2）肺移植:在术前,ECMO 不但可以维持受体在等待肺源过程中的通气与氧合,还可应用清理 ECMO 以避免气管插管所带来的肺部感染等相关并发症,保证术前康复锻炼,提高移植的成功率,术中,行单肺通气不易维持通气和氧合,或阻断一侧肺动脉时肺动脉压力急剧升高致严重血流动力学障碍时,可采用 ECMO 保证手术顺利进行,从而避免体外循环在术后因严重再灌注肺水肿、急性排斥、感染或手术并发症致严重呼吸衰竭,也可采用 ECMO 进行支持,对于有严重肺动脉高压患者术后应用静脉-动脉 ECMO（veno-arterial ECMO，VA-ECMO）,有利于左心功能的逐渐恢复。

3）慢性阻塞性肺疾病:病例对照研究结果表明,$ECCO_2R$ 可使大部分无创通气失败,需要有创通气的重症慢阻肺避免插管,并有可能降低住院病死率,指征尚不明确时,需要更深入研究。

4）支气管哮喘:哮喘患者的 ECMO 成功率高达 79.3%,对于平台压>35 cmH_2O 同时伴有严重呼吸性酸中毒（pH<7.1）,或血流动力学难以维持者,若无 ECMO 禁忌,可积极行 ECMO。

（2）VA-ECMO 适应证

1）肺动脉栓塞:对于伴有严重血流动力学障碍而又不宜常规溶栓者,或者需要手术迅速解除梗阻者,行 VA-ECMO 可以迅速降低右心负荷,稳定血流动力学,并改善氧合。

2）各种原因引起的心搏骤停或心源性休克,如急性心肌梗死、暴发性心肌炎、心脏外科术后、心脏介入治疗突发事件、等待心脏移植、药物中毒等。

3）急性右心功能衰竭:急性大面积肺栓塞、心脏移植术后合并右心功能不全、严重呼吸衰竭引发的急性肺源性心脏病。

4）顽固性室性心律失常。

4. 体外膜肺氧合的禁忌证

（1）导致呼吸衰竭的原发病不可逆。

（2）严重脑功能障碍。

（3）有应用肝素的禁忌,如严重凝血功能障碍、近期颅内出血、对肝素过敏、肝素诱导的血小板减少症。

（4）血管病变限制通路的建立。

（5）高龄（>80 岁）;体重指数（body mass index，BMI）>45 kg/m^2。

5. 体外膜肺氧合的并发症

（1）出血:出血的原因包括凝血功能异常、抗凝过度、纤溶亢进、手术及穿刺操作部位出血,应根据不同的原因进行相应处理。出血处理基本原则是积极查找出血原因,根据出血部位及出血量采取局部压迫、填塞等措施,最常见的出血部位是直接穿刺部位,最常表现为慢性渗血、降低抗凝强度及局部加压是控制出血的主要手段,纠正凝血状态,可通过输注新鲜冰冻血浆、凝血因子等将凝血指标尽快恢复至正常。

(2)血栓形成:与流量偏低、抗凝不足有关。管路内任何位置均可出现血栓,尤其是血流淤滞或涡流处、膜肺前的管路更常见,支持治疗时间越长,出现血栓栓塞性并发症概率越高,注意检测 ACT 或 APTT 数值,监测抗凝管理是否有效,输入红细胞、血小板等血液成分时加大抗凝剂量,广泛的血栓形成,尤其是伴有严重溶血时需更换整套管路。

(3)感染:为预防 ECMO 患者感染的发生,需严格执行无菌操作,保持穿刺部位敷料清洁干燥;保持呼吸道通畅,按需吸痰;尽早行肠内营养,降低肠源性感染;改善患者营养状态,监测血白蛋白、血糖的变化,防止电解质紊乱;根据药敏结果行抗感染治疗,正确使用抗感染药物,观察药物使用后效果及有无不良反应的发生;尽量缩短 ECMO 治疗时间。

(4)肢体缺血、坏死:表现为下肢皮肤出血花斑、皮温低,足背动脉搏动减弱或消失,肢体肿胀,为预防此类并发症的发生,应密切观察肢体末梢循环情况,适当抗凝,增加远端灌注,必要时进行切开减压治疗。

主编述评

ECMO 是治疗重度吸入性肺损伤的有效手段,可让患肺得到充分的休息,也为等待肺源行移植手术争取了机会。本案例非常少见,做好呼吸机的管理和 ECMO 监护成为该患者等到肺源行移植手术的关键。按需吸痰、口腔护理、手卫生是预防 VAP 的关键。ECMO 期间抗凝管理,呼吸、循环管理,管路管理,营养支持是其顺利进行的重要条件。

(程岚 陈丽)

参考文献

[1] 张蓝予,秦春妮,张黔,等. 体外膜氧合在肺损伤治疗中的应用[J]. 中国体外循环杂志,2020,18(06):328-332.

[2] 中国医师协会呼吸医师分会危重症医学专业委员会,中华医学会呼吸病学分会危重症医学学组. 体外膜式氧合治疗成人重症呼吸衰竭推荐意见[J]. 中华结核和呼吸杂志,2019,42(9):660-684.

[3] 中华医学会器官移植学分会,国家肺移植质量管理与控制中心. 肺移植围手术期体外膜肺氧合应用指南(2019版)[J]. 器官移植,2019,10(4):402-409.

[4] 曾妮,梁江淑渊,金小娟,等. 6例特重度烧伤患者使用体外膜肺氧合联合连续性肾脏替代治疗的护理[J]. 中华护理杂志,2021,56(3):364-367.

[5] 陆凤霞,姚昊,任云,等. 静脉-静脉体外膜肺氧合(VV-ECMO)治疗成人重症呼吸衰竭的研究进展[J]. 中国胸心血管外科临床杂志,2020,27(12):1485-1490.

[6] Koons, Brittany, Siebert, et al. Extracorporeal membrane oxygenation as a bridge to lung transplant: considerations for critical care nursing practice [J]. Critical Care Nurse, 2020,40(3):49-58.

[7] 黄芳芳,程炎芳,戴启凤,等. 给氧湿化二通接头用于中重度吸入性损伤的效果探讨[J]. 医疗卫生装备,2017,38(1):78-80.

[8] 中华医学会烧伤外科学分会康复与护理学组,上海护理学会重症监护专委会. 吸入性损伤人工气道护理的专家共识[J]. 海军医学杂志,2023,44(01):1-6.

病例 6

复发性多软骨炎行气道介入术

病史资料

患者,男性,61 岁,主诉不规则发热 1 月余,伴咳嗽、咳痰,门诊拟"气管狭窄"收入院。患者于 5 年前在外院行纤维支气管镜检查,发现气管、支气管大量痰液,排痰障碍;PET - CT 局部代谢增高,相关血清抗体阴性,诊断为"多软骨炎、肋骨炎"。外院给予抗感染、祛痰、抗炎、免疫抑制剂及对症治疗,症状仍无好转。既往有室性期前收缩及 2 型糖尿病病史,手术史有支气管支架置入手术、3D 腹腔镜下右半结肠根治术、声带息肉摘除术。

入院诊断

①气管狭窄;②气管软化症;③复发性多软骨炎;④肺部感染;⑤室性期前收缩;⑥2 型糖尿病。

救治过程

患者入院后,体温 36.1 ℃,脉搏 72 次/分,呼吸 20 次/分,血压 145/80 mmHg。伴有气促加重,SpO_2 98％,咳嗽、咳黄色脓液样痰,痰液难以咳出,予纤维支气管镜检查示气管中段及左右主支气管见 Y 形金属支架,支架上缘至环状软骨约 1 cm 管壁塌陷狭窄,上缘少许肉芽增生,支架内部较通畅,可见少许分泌物,膜部支架见数处断裂,左主支气管及右主支气管支架远端较多肉芽增生,管腔狭窄。行抗感染、祛痰、激素抗炎维持治疗 3 天,尚不能改善患者通气状态,拟行支气管镜介入治疗。根据患者情况及术前评估,有多次手术史,未提示存在插管困难,此次入院气促极为明显,故术前通过三维 CT 对气道扫描及重建显示:患者气道呈气管支架置入后改变,支架远端支气管管壁增厚伴管腔稍窄,两肺慢性炎症,右肺中叶节段性不张;术前肺功能显示:肺活量(EVC)轻度降低,残气容积(RV)增高,肺总量(TLC),基本正常,RV/TLC 增高,第一秒用力呼吸容积(FEV1)重度降低,最大呼气流量(PEF)重度降低,用力呼出 25％肺活量时吸气流量(MEF_{25})重度降低,用力呼出 50％肺活量时吸气流量(MEF_{50})重度降低,用力呼出 75％肺活量时吸气流量(MEF_{75})重度降低,均符合重度阻塞性通气功能障碍,描图符合大气道改变。基于此项检查可提示手术风险极大,术前、术后应预防肺部感染,加强呼吸道管理。血常规示红细胞 $4.54×10^{12}$/L,白细胞计数 $11.89×10^9$/L,血小板 $251×10^9$/L,血红蛋白 136 g/L,Hs - CRP 14.4 mg/L,肝功能、肾功能、凝血功能均未见明显异常,经医生商议,在全身麻醉下行内镜下支气管病损切除术+气管支气管肺病损氩氦刀冷冻术+电子支气管镜检查术,患者常规麻醉诱导,使用丙泊酚、瑞芬太尼靶控输注,置入喉罩接高频喷射通气,气管镜进入后可见金属 Y 形支架,上缘少许肉芽组织增生,气管段金属支架见数根断裂。左侧支气管:左主支气管支架远端肉芽增生,阻塞管腔,以电圈套器切除部分肉芽组织,并以球囊扩张狭窄处,可见远端小支气管塌陷软化明显。右侧支气管:右主支气管支架及右侧中间支架下缘远端较多肉芽增生,支架内部较多黏稠痰液予以吸除,以圈套器切除部分肉芽组织并清理,可见远端小支气管塌陷软化明显。手术顺利,术后送 PACU 观察,确认患者符合拔管指征及出室评分后,转回普通病房继续治疗。

◆ 护理体会

1. **观察与处置气道高反应性** 气道高反应性是指气道因各种刺激而产生过早过强的应答反应,致使气道收缩反应引起气道管腔狭窄,使气道阻力增加。呼吸道介入手术的操作过程是对气管的一种直接刺激,治疗所需要的各类操作,如球囊的扩张、支架的置入、组织的活检等都会对气管产生刺激,患者同时伴有排痰困难、分泌物增多等自身因素使呼吸道处于高度激惹的状态。因此,对于这类患者术后气道状态的评估,是患者在苏醒期间需要重点观察的一项内容。常见的气道高反应的表现是气道阻力增加,在呼吸机辅助通气阶段可表现为气道阻力的上升,潮气量减少,继发血氧饱和度下降。处理原则主要是改善通气,减低气道反应性,可适当提高氧浓度,增加呼气末正压(PEEP)参数,清理呼吸道分泌物。药物方面可根据医嘱给予解痉药物改善气道的高反应性状态,如异丙托溴铵、糖皮质激素、肾上腺素等。

2. **准确评估患者的苏醒状态** 患者麻醉苏醒阶段的监测,主要是通过对患者的意识、呼吸及肌力恢复的情况做综合判断。全身麻醉的药物受患者代谢的影响,可能存在个体差异,极少数情况可能会出现因药物代谢问题出现苏醒延迟,当患者转入苏醒阶段时,受体内残余麻醉药物的影响,患者可能会出现相关并发症,如过度镇静、呼吸停止、血流动力学不稳定、意识障碍、谵妄等。通常需要完善相关的监测,如心电图、血氧饱和度、呼吸功能、麻醉深度、血流动力学等,视作麻醉中监测的一种延续,这样才能更好地保障患者苏醒期的安全,减少麻醉苏醒期相关并发症如二氧化碳潴留、意识障碍等因素促使患者出现如非计划拔管、伤口出血等不良事件。同时在术后使用微旁流技术的呼气末二氧化氮浓度监测,有助于及时发现二氧化碳潴留,护士应增加术后患者呼吸频率及呼吸道的评估,减少由低通气所致的二氧化碳潴留。对于意识障碍的患者,临床工作中常常会使用保护性约束来预防此类不良事件的发生。在约束的过程中,为避免肢体缺血因患者意识障碍而不能及时发现,应对约束的患者增加巡查频次,做好相关肢体的评估,及时评估意识情况,调整约束措施做好相应的心理护理及解释说明工作。

3. **气道内手术操作的要点与麻醉护理配合** (支)气管支架置入的适应证主要包括:①中央气道(包括气管和段以上的支气管)器质性狭窄的管腔重建;②气管、支气管软化症软骨薄弱处的支撑;③气管、支气管瘘口或裂口的封堵。目前常用的控制气道应激反应的措施有静脉使用利多卡因、静脉输注右美托咪定、靶控输注瑞芬太尼、利多卡因局部麻醉、罗哌卡因局部麻醉、复方利多卡因乳膏,以及深麻醉下拔管方法。当手术过程中需应用电灼器处理(支)气管肉芽时,应严密监测 FiO_2 和呼出氧浓度,在保证患者不缺氧的情况下应全程将氧浓度控制 40% 以下或暂停通气;如果患者术中血氧饱和度下降需要提高 FiO_2,应与内镜操作医生保持沟通和配合。手术结束前应充分止血,并尽可能避免麻醉恢复期患者剧烈咳嗽或呛咳。

4. **采用雾化面罩对气道进行保护性湿化** 正常情况下,鼻咽部的黏膜具有丰富的血流并有黏液腺分泌黏液,对吸入的气体具有加温、湿化的作用,吸入的气体在到达气管时已被蒸汽所饱和变为温暖而湿润的空气进入肺泡。而作为气道手术的患者,人工气道的建立使肺与外界的气体交换单纯依靠呼吸机进行,尽管麻醉机作为紧闭式的呼吸回路,通过湿热交换器(俗称"人工鼻")可模拟鼻咽部的作用,但在患者苏醒期间,依旧需要使用传统的呼吸机对患者进行辅助通气。虽然加温、加湿的作用可由湿化罐辅助完成,但在呼吸介入的手术的过程当中,气道纤毛的损伤是难以避免的。因此,采取雾化面罩对患者的气道进行保护性湿化,也是呼吸介入手术苏醒期的常规措施。同时在苏醒期间可根据患者的情况,在雾化过程中使用乙酰半胱氨酸、解痉药物、激素等药物治疗,帮助患者化痰、降低气道高反应性,进一步通过雾化治疗减少气道损伤给患者带来的不适感。

5. 术后疼痛的评估与干预　复发性多发软骨炎为一种累及全身多处软骨的发作性和进行性炎症,临床可表现为耳、鼻、喉、气管、支气管及关节软骨的软骨炎,并可累及眼、内耳等多处,患者可出现全身酸软、疼痛难忍的症状,同时由于疼痛的刺激,患者可能存在一定程度的焦虑、抑郁等不健康的心理问题,在术前完善评估做好心理护理也是疼痛管理的重要一环。患者术后苏醒期可表现为疼痛加重、强迫体位,此类患者应当做好术前的疼痛评估,对于疼痛的评估方法可采用 VAS、NRS、FLACC 等多种评估手段,选择适合患者的评估方法对患者疼痛的基线情况做好记录,同时对于疼痛的性质、部位、持续时间在基线评估中应做好准确的记录。对于术后新发的急性疼痛给予及时处置,辨明疼痛原因,通过对比基线评估时的状态做好术后疼痛的管理。

◎ 知识链接

1. 人工气道拔管的主要指征　拔管主要指征有:①判断患者的意识状态,意识清可完成指令性动作;②呼吸形态正常,呼吸频率、血氧饱和度均在正常范围内;③肌力已完全恢复,可自主抬头,四肢肌力均正常。

2. 镇静的评估及相关并发症　临床上的镇静程度可通过 Ramsay 评分、Riker 镇静躁动评分(SAS)、肌肉活动评分法(MAAS)等主观性镇静评分,也可采用脑电双频指数(BIS)等客观性镇静评估方法来描述患者的镇静程度。无论采用哪种评分方式,均能涵盖评价镇静效果的三项结局指标,分别是嗜睡、清醒、躁动。嗜睡相关的并发症主要有呼吸抑制、二氧化碳潴留,以低通气和呼吸道梗阻为代表的并发症,而躁动相关的并发症主要有谵妄、非计划拔管、跌倒坠床等以意外伤害为代表的并发症。临床上需要通过掌握不同的镇静评估方式,来应对可能出现的意外情况,根据评估按照计划给予相应的护理措施,保障患者安全。

3. 气道痉挛的急救措施
(1) 防止气道狭窄,及时清理呼吸道分泌物,减少气道高反应性的因素。
(2) 增加吸入氧浓度,加大氧流量至 8 L/min,必要时可进行手动通气维持氧合。
(3) 准备相关药物,如茶碱、支气管扩张剂和糖皮质激素。
(4) 准备气管切开包及相关套件,一旦气道痉挛导致窒息,可迅速采取气管切开的方式建立人工气道。

4. 喷射通气的相关护理及常见并发症　喷射通气是以开发的系统、高频及低潮气量为特征的通气方式,根据位置可划分为声门上、声门下和气管内进行,根据频率又可以划分为低频和高频两种模式。通气的模式与参数是喷射通气的关键,同时需要更具体的体征及血气分析,及时调整相关参数,减少并发症的发生。其主要的并发症有气胸、低氧血症、二氧化碳潴留,选择适当的驱动压、频率和吸呼比,避免用于严重气道阻塞的患者,手术过程中维持足够麻醉深度和肌松程度,强调胸部视诊和听诊,均可以减少喷射通气的并发症。

主编述评

　　复发性多软骨炎的发病率并不高,属于较为罕见的自身免疫性疾病。本案例中的患者有多次外科手术史,且大气道存在严重的堵塞性通气功能障碍,在救治过程中应注意气道的评估及术后呼吸功能的监测、确保围手术期呼吸道的通畅,改善患者的通气功能是大气道疾病治疗的基本思路,护士必须要学会评估相关风险、备足预案、早期施行预防措施,避免可致发生肺部相关并发症(PPC)的相关因素,提高围手术期麻醉护理的综合处置能力,以促进患者的快速康复,使患者得到更好的转归。

（山崎）

📚 参考文献

［1］郭志华,赵大庆,邢园,等.复发性多软骨炎并发喉气管狭窄的诊断和治疗［J］.临床耳鼻咽喉头颈外科杂志,2020,34(06):524－527.

［2］中华医学会麻醉学分会.中国麻醉学指南与专家共识(2020版)［M］.北京:人民卫生出版社,2020.

［3］中华医学会风湿病学分会.复发性多软骨炎诊断和治疗指南［J］.中华风湿病学杂志,2011,15(7):481－483.

［4］于布为,吴新民,左明章,等.困难气道管理指南［J］.临床麻醉学杂志,2013,29(1):93－98.

［5］杨思莹,杨旻斐.复发性多软骨炎并发呼吸道塌陷致窒息继发心搏骤停的急救护理［J］.护理与康复,2022,21(1):79－82.

［6］刘宇琦,陈莲华.手控喷射通气在气道手术中的应用［J］.复旦学报(医学版),2011,38(4):351－355.

［7］徐惠锋,孙勤.重症医学新镇静镇痛评分在ICU的应用［J］.浙江创伤外科,2015,20(1):143－145.

［8］韦安琪,宋宗斌,朱茂恩,等.基于倾向性评分匹配的日间手术PACU观察研究［J］.国际麻醉学与复苏杂志,2021,42(12):1245－1248.

［9］方攀攀,汤黎黎,刘学胜.预防气管内导管拔管反应研究进展［J］.国际麻醉学与复苏杂志,2021,42(8):849－853.

［10］钱柳,刘进.围手术期疼痛监测的现状及研究进展［J］.国际麻醉学与复苏杂志,2021,42(8):869－874.

······ ▶ 病例 7 ◀ ······

妊娠合并急性肺动脉栓塞致多器官功能衰竭

◎ 病史资料

患者,女性,35 岁,G2P1,妊娠 29^{+6} 周,因反复活动后出现胸闷、气促,徒手常速上 3 层楼即可诱发,间断伴一过性黑矇,休息后可缓解,故未予以重视。后因排便后出现胸闷、气促加重,伴胸痛、胸闷,动辄气促,烦躁不安,无法入睡,后入我院就诊。既往平素体健,否认其他药物服用史,否认既往血栓疾病史,否认高血压、糖尿病、冠心病等慢性病疾病史。

◎ 入院诊断

①急性肺动脉栓塞;②多器官功能衰竭(MODS);③G2P1,妊娠 29^{+6} 周。

◎ 救治过程

患者入院后予双鼻腔高流量湿化吸氧,取制动半坐卧位。完善相关检查,行肺动脉 CTA:左右肺动脉主干及主要分支多发栓塞;心脏超声见右心增大,室间隔膨向左心室侧,左心室呈 D 形。予低分子肝素抗凝治疗,维持容量及内环境稳定,多学科会诊协同诊治。当日,血管外科急诊行肺动脉取栓术+下腔静脉滤器置入术+肺动脉造影术+下肢静脉造影术;即时双侧主干栓塞改善,肺动脉血运再通;术后予镇静镇痛、机械通气、抗凝治疗。术后当日,患者出现四肢末梢发绀,体温低至 35 ℃,血压低至 77/45 mmHg,予复温毯升温,体温维持在 36～36.6 ℃;予去甲肾上腺素 0.2 μg/(kg·min)持续泵入,血压维持在 106/86 mmHg;血气分析 pH 维持在 6.98～7.21,予床旁 CRRT 纠正内环境及电解质紊乱及肾脏替代疗法;床边 B 超未及胎心搏动。术后第 5 天,患者夜间一度出现气道阻力显著增高,湿化吸痰后不得缓解,SpO₂ 维持在 90%～95%。经与家属沟通,征得其同意后行纤维支气管镜检查可见气道糜烂充血,主气道内见较大暗褐色血痂,取出血痂并充分吸引后气道阻力下降,SpO₂ 上升维持在 95%～100%;经综合治疗,内环境稳定,血流动力学稳定。术后第 6 天经全院大会诊,完善肺部 CT 检查提示双侧胸腔积液及双肺部分不张,右肺下叶为著。与家属沟通后,签署手术知情同意书,行子宫下段剖宫取胎术。术后第 7 天患者病情稳定,顺利通过自主呼吸试验 SBT 后脱机拔管后序贯高流量吸氧,SpO₂ 维持在 97%～100%;经高通量连续性肾脏替代疗法(continuous renal replacement therapy, CRRT)治疗 8 天后,肾功能逐渐恢复,每小时尿量维持在 50～100 mL/h,暂停 CRRT 治疗;为减轻肝素钠对肝功能的影响,改为低分子肝素抗凝;予被动康复治疗,床上活动,防止下肢深静脉血栓形成。术后第 11 天,患者因流产情绪低落,请心理科疏导,并予奥氮平片、阿普唑仑片、氢溴酸西酞普兰片对症处理。术后第 18 天,患者病情趋于好转稳定,意识清,精神好,未吸氧时 SpO₂ 在 98%～100%,予以口服华法林及低分子肝素抗凝,定期检测凝血指标,患者转入产科病房。

护理体会

1. **急性肺动脉栓塞病情观察与评估护理** 早期迅速准确地对患者病情进行观察与评估，是制订治疗方案的基本依据。根据患者是否出现休克、循环不稳定进行危险度分层，采取相应治疗方法。明确急性肺动脉栓塞后，严密监测患者各项生命体征，根据患者的病情变化采取相应药物、外科或介入治疗。

2. **介入治疗术后管理** 栓子的大小、形状、性状、数量决定了肺血管的大小范围，而肺栓塞的范围影响临床症状及体征。临时下腔静脉滤器植入的目的是预防再次肺栓塞。术毕回监护室后，患者面色苍白、皮温湿冷、四肢末梢发绀，毛细血管再充盈时间＞3秒、双下肢足背动脉搏动弱、血压低，为避免造成肢体缺血、坏死，立即给予去甲肾上腺素升压、复温毯升温治疗、棉被保暖后，患者循环稳定、口唇及末梢发绀情况较前好转。

3. **抗凝治疗的观察护理** 由于滤器植入后必须尽快使用抗凝药物，故对出血的观察非常重要。抗凝治疗期间通过观察患者穿刺处、皮肤黏膜、消化系统、泌尿系统及神经系统是否出现出血症状。患者术后当日出现淡血性尿液，通知医生后及时调整肝素钠剂量，采取无肝素CRRT治疗后，于隔日尿色转为澄清。患者行剖宫产后，因使用抗凝药物，对产后伤口及阴道流血也会产生影响，故术后使用马来酸麦角新碱注射液、催产素，促进子宫收缩、减少阴道出血，每班加强观察恶露的颜色、量，均在正常范围内。

4. **个性化气道管理** 错误的吸痰方式可损伤气道黏膜加重原发病引起气道出血，是临床护理中应高度重视和极力避免的首要问题。介入术后第5天，予患者经口气管插管接呼吸机辅助通气，SpO_2下降至91%，呼吸机持续气道高压报警，潮气量不足，腹部肌肉紧张，经充分气道湿化吸痰后症状不得缓解，为明确气道内情况，医生即刻行床边纤维支气管镜检查，可见气道糜烂充血，主气道内见较大褐色血痂，异物钳分次夹取后患者气道阻力明显改善，整个处理过程中SpO_2维持在96%～100%。因此，为防止气道梗阻、出血、感染的发生，护理人员会采取以下措施：①根据客观指标必要时吸痰，如闻及气道内有痰鸣音、变换体位时、低效性呼吸型态、频繁出现呛咳等，按照美国呼吸治疗学会（American Association for Respiratory，AARC）推荐的吸痰方法，确保机械通气的有效；②吸痰时，根据患者选择合适的负压值，以达到最佳的吸痰效果，成人≤－150 mmHg；③选择带声门下吸引的气管插管，减少VAP的发生；④定时检测气囊压力，从而降低VAP的发生率和气道损伤，气囊压力应控制在25～30 cmH_2O；⑤合理的气道温湿化。

5. **高通量连续性肾脏替代疗法护理** 患者自入院后及介入术后血气分析pH均偏酸，内环境紊乱、血流动力学不稳，难以纠正。通过高通量CRRT可精确控制容量、纠正电解质、酸碱平衡紊乱，维持体内血流动力学及内环境。同时，留置外周动脉导管，动态监测血压及中心静脉压变化；准确记录24小时各项生命体征及出入液量，根据患者心功能、出入量等具体情况调整药物剂量及设定脱水量。

6. **妊娠期及产褥期静脉血栓栓塞症预防措施** 静脉血栓栓塞症时深静脉血栓（DVT）和肺栓塞（PE）的统称。孕妇发生DVT、PE的风险高于正常人群。因患者卧床制动时间较久，护理人员采取以下几种物理方法预防VTE的发生：①被动足背屈；②穿防血栓梯度加压弹力袜；③间歇充气加压装置或足底静脉泵。

7. **心理干预警惕产后抑郁** 妊娠分娩是正常的生理现象，同时会影响女性生理和心理变化,特别是高龄产妇易出现强烈应激反应,需承受生理、心理等多重压力,直接影响身心健康。因该患者属于高龄产妇,妊娠期及住院期间出现妊娠并发症、家属不在旁陪伴,在得知流产后情绪低落,夜间不能入睡、产生幻觉。医护人员调整沟通方式,避免提及患者敏感话题,交流过程中引导患者正面接受现实,同时在心理科医生疏导下,加服抗焦虑药物。

知识链接

1. 妊娠相关性静脉血栓(pregnancy associated-VTE,PA‐VTE)抗凝治疗

(1) 妊娠期使用抗凝药物治疗需要考虑母亲和胎儿双方面因素。抗凝药物包括维生素K拮抗剂、低分子量肝素、普通肝素及新型口服抗凝药。维生素K抗凝剂(如华法林)已通过胎盘,妊娠早期接触华法林,一方面可导致胎儿出血、死胎及流产;另一方面,易导致华法林胚胎病,如面部和四肢发育不全、骨骺闭合不全等,所以维生素K拮抗剂一般不用于妊娠早期。

(2) 普通肝素及低分子肝素不会通过胎盘,不会发生胎儿畸形及胎儿出血的情况。低分子肝素较普通肝素具有更多可预见的药动学和药效学特性,且半衰期较长,发生不良反应,如出血、肝素诱导的血小板减少症,骨质疏松等风险较低。因此在一般情况下,PA‐VTE患者首选低分子肝素进行抗凝治疗。但是在一定条件下,普通肝素仍作为首选药物:37周后出现的急性VTE;怀疑大面积的肺栓塞;出血高风险;肾功能不全。

(3) 产后抗凝至少应持续到产后6周,总的治疗持续时间不少于3个月。

2. 下腔静脉滤器(inferior vena cava filters,IVCF)置入术适应证

(1) 分娩前的新发DVT患者。

(2) 存在DVT合并肺栓塞高风险因素的患者,或是37周后初步诊断DVT或肺栓塞患者。

3. 下腔静脉滤器(inferior vena cava filters,IVCF)置入术并发症

(1) 下腔静脉阻塞。

(2) 滤器相关性血栓。

(3) DVT复发。

(4) 滤器的迁移或变形。

主编述评

　　孕产妇发生DVT、PE的风险,以及因VTE导致的死亡率明显高于正常人群。此案例较突出地体现了及时抗凝治疗、下腔滤器置入术后护理是该患者救治成功的重要措施。在经过抗凝、取栓治疗后,通过观察患者是否出现出血倾向、肺栓塞复发、内循环不稳、心理变化等不良情况,护理人员必须提高对病情观察评估、对突发情况采取应急措施能力,掌握相关专科知识要点,从而提升医护之间协作力,提高对患者成功的救治率。

(施怡韵)

参考文献

［1］中华医学会心血管病学分会肺血管病学组.急性肺栓塞诊断与治疗中国专家共识(2015)[J].中华心血管病杂志,2016,44(3):197-211.

［2］中国静脉介入联盟,中国医师协会介入医师分会外周血管介入专业委员会,国际血管联盟中国分部护理专业委员会.下腔静脉滤器置入术及取出术护理规范专家共识[J].中华现代护理杂志,2021,27(35):9.

［3］姜曼,敖薪.人工气道管理标准的研究与应用现状[J].中华护理杂志,2016,51(12):1479-1482.

［4］吴秀丽,陈青,谌芬,等.血透前后酸碱平衡变化与患者全因死亡的关系探讨[J].中国中西医结合肾病杂志,2022,23(11):1006-1008.

［5］黄彩云,梁倩,梁艳珍,等.连续肾脏替代疗法在急性肾功能衰竭患者中的应用[J].护理实践与研究,2018,15(19):34-36.

［6］中华医学会妇产科学分会产科学组.妊娠期及产褥期静脉血栓栓塞症预防和诊治专家共识[J].中华妇产科杂志,2021,56(4):236-243.

［7］项益萍,项佳华,徐萌艳.高龄产妇分娩后不良情绪调查及影响因素分析[J].中国妇幼保健,2021,(22):5272-5275.

［8］樊风娇,朱桥华,董嘉尧,等.妊娠相关性静脉血栓栓塞症的抗凝及滤器置入治疗的研究进展[J].医学综述,2017,23(19):6.

第 2 章 循环系统危重症

········ 病例 8 ········

妊娠合并暴发性心肌炎

◎ 病史资料

患者,女性,33 岁,G3P1,妊娠 30^{+6} 周,因 2 天前受凉后出现发热、心悸,最高体温 39.5℃,经休息后症状无明显好转,至我院急诊就诊。检验报告示快速 C 反应蛋白 48.39 mg/L(↑),白细胞 $5.6×10^9$/L,血红蛋白 129 g/L,血小板 $157×10^9$/L,血沉 27 mm/h(↑),D-二聚体 2.90 mg/L FEU(↑),肌钙蛋白-I 1.356(↑),CKMB 10.4 μg/L(↑),肌红蛋白 19.5 μg/L。心电图报告窦性心动过速 ST 段抬高(Ⅱ、Ⅲ、aVF、V3～V6 J 点上移型)。进一步治疗,拟"暴发性急性心肌心包炎"收入我院。患者入院后完善相关辅助检查,予告病危,心电血压监护,营养心肌、抑酸、降温等对症支持治疗,监测患者心肌损伤标志物及心电图变化。次日凌晨患者突发Ⅲ度房室传导阻滞,予植入临时起搏器。经全院大会诊,考虑患者为妊娠妇女,患者急性心肌炎病情危重,病情迅速恶化,已出现心力衰竭症状、多器官功能不全,予奥司他韦抗感染、激素抗炎、丙种球蛋白增强免疫力,以及抑酸、营养心肌等对症支持治疗,维持水电解质平衡,并转入 ICU 进一步治疗。

◎ 入院诊断

①暴发性急性心肌炎;②妊娠;③急性心力衰竭。

◎ 救治过程

入 ICU 时,患者意识清醒,精神萎,无创呼吸机支持,CPAP 模式;心率 80～110 次/分,心律绝对不齐,血压 93/61 mmHg,SpO₂ 98%。入室血气分析 pH 7.32(↓),二氧化碳分压 16.0 mmHg(↓),血糖 11.80 mmol/L(↑),乳酸 1.60 mmol/L(↑),全血碱剩余 -15.6 mmol/L(↓)。入室第 2 天开始 CRRT 改善内环境。

第 3 天患者意识较前烦躁,体温 36.5℃,血压 90/55 mmHg,胎心监测示胎心减速,查患者心电图示窦性心律,室性期前收缩,短阵室性心动过速,V1～V5 异常 Q 波,ST 段抬高(呈广泛前壁心肌梗死图形），Ⅰ度房室传导阻滞起搏器呈 WVI 工作模式，部分心室失夺获（临时起搏）。心脏超声示：①左心房扩大；②二尖瓣反流（轻度）；③三尖瓣反流（轻微-轻度）；④起搏器安装术后；⑤左心室收缩功能测值临界低值。血气分析二氧化碳分压 27.0 mmHg（↓），氧分压 60.0 mmHg（↓），血糖 13.60 mmol/L（↑），乳酸 62.70 mmol/L（↑），全血碱剩余 −5.9 mmol/L（↑），肌钙蛋白-Ⅰ 22.630 μg/L（↑），CKMB 199.2 μg/L（↑），肌红蛋白 170.5 μg/L（↑），B 型钠尿肽 17 186.00 ng/L（↑），凝血酶原时间 27.4 秒（↑），国际标准化比率 2.40（↑），部分凝血活酶时间 111.2 秒（↑），凝血酶时间 77.2 秒（↑），D-二聚体 4.42 mg/L FEU（↑），纤维蛋白（原）降解产物 11.8 mg/L（↑），抗凝血酶Ⅱ活性 44.3%（↓）。因患者内环境及心功能无改善，经皮穿刺行右股静脉、右股动脉置管，予 VA-ECMO 治疗，转速 2800 r/min，流量 2.37 L/min，FiO$_2$ 60%。予普通肝素抗凝，并根据 QH 的 ACT 监测结果调整用量。

第 5 天，患者改鼻导管吸氧。出现不规则腹胀，查宫缩 15″/8′~10′，质弱，阴道诊查示宫口未开，颈管质软，消 20%，先露-3，胎膜未破。考虑有临产先兆，因患者反复心室颤动，心功能Ⅲ级，病情尚未得到控制，临产后宫缩刺激加重心脏负荷；同时，肝素应用下行 ECMO 支持中，存在出血风险，暂不行引产或剖宫取胎终止妊娠，予硫酸镁抑制宫缩，左西孟旦增强心肌收缩力、减轻心力衰竭症状，同时予纠正凝血功能。

第 8 天经心内科会诊，拔除临时起搏器。入室第 9 天患者 B 型钠尿肽前体 4 512.00 ng/L（↑），乳酸 1.10 mmol/L，全血碱剩余 5.7 mmol/L（↑），降钙素原 0.587 ng/mL（↑）。肌钙蛋白-Ⅰ 0.621（↑）。病房心脏超声示：①左心房扩大；②二尖瓣反流（轻度）；③三尖瓣反流（轻度-中度）；④左心室收缩功能轻度；⑤右心室室壁运动稍减弱；⑥估测右心房压增高。减慢 ECMO 流量后顺利撤机。继续予改善舒张功能、加强心肌收缩力治疗。

第 11 天心电监护示反复短阵室速、心室颤动发生，给予药物复律（图 8-1）。多学科会诊后，考虑心脏功能尚不稳定，不能耐受产程中宫缩的，第 12 天全麻下"行剖宫取胎术＋粘连分解术"，剖宫产一死婴。继续经改善心功能、降压、抗凝、利尿对症治疗，第 24 天转入心内科，稳定 5 天后出院。

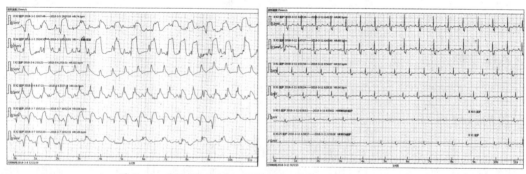

图 8-1　ECMO 前（左）、ECMO 运转 4 天后（右）的心电图

◎ 护理体会

1. **临时起搏器的术后护理**　临时起搏器的工作方法是基于一个外部的脉冲通过电极

提供心率支持。植入临时起搏器后,应做好相关护理措施。

(1) 给予患者持续心电监护,观察生命体征的变化并记录。观察患者原发病症状是否好转,即急性心肌梗死、急性心肌炎、病窦综合征等心脏器质性病变导致的缓慢型心律失常(心动过缓、Ⅱ度Ⅱ型、Ⅲ度房室传导阻滞、束支传导阻滞等)有无改善。

(2) 注意观察起搏器运转情况:观察起搏阈值、起搏频率、心律与心率的变化,观察注意心律与起搏频率是否一致。

(3) 为患者取平卧位,右侧髋关节制动,避免髋关节屈伸,以免电极脱出起搏失灵。右下肢每 2 小时给予被动按摩一次,预防下肢静脉血栓,并观察右下肢体皮温,皮色变化;足背动脉搏动情况。

(4) 经常检查电极连接情况及临时起搏器的位置是否妥当,起搏和感知功能是否正常。

(5) 观察穿刺部位有无渗血及血肿,定时更换敷料,保持局部皮肤清洁干燥,防止感染。

(6) 妥善旋转临时起搏器,可挂于输液架上或固定在床上,以防滑脱而牵拉导致脱位,每天检查接头连接处,确保安全起搏。

(7) 安置临时起搏器的患者,一般安置时间不超过 14 天,超过时间应考虑安装永久起搏器。

2. **ECMO 的抗凝管理**　出血和血栓栓塞并发症是 ECMO 治疗的主要威胁,也是最常见的致死原因。ECMO 中有导致出血和血栓栓塞事件的风险因素见表 8-1。因此,护士在 ECMO 运转过程中应掌握抗凝要求,配合医生做好抗凝管理,控制凝血酶的生成并将血栓栓塞和出血并发症的风险降至最低。普通肝素是最常用的抗凝剂。活化凝血时间(ACT)是目前 ECMO 辅助中肝素抗凝的标准监测指标。在 ECMO 过程中,ACT 通常保持在 180～220 秒。其他凝血指标理想值见表 8-2。

表 8-1　ECMO 中出血和血栓并发症的危险因素

出血因素	血栓因素
肝素抗凝过量	肝素抗凝不足
凝血因子消耗	获得性抗凝血酶缺乏
纤维蛋白原水平低	蛋白 C - S 复合物消耗
血小板减少	组织因子途径抑制物消耗
血小板功能障碍	内皮细胞功能障碍
纤溶亢进	肝素诱导血小板减少症
获得性血管性血友病	心脏腔室血液瘀滞
外科手术部位出血	内毒素

表 8-2　ECMO 患者理想凝血指标组合

参数	建议数值
活化凝血时间(秒)	180～220
国际标准化比率	1.3～1.5

(续表)

参数	建议数值
血栓弹力图的 R 时间(秒)	16~25
纤维蛋白原(g/L)	>1
FibTEM 中的最大凝块(mm)	>10
抗凝血酶活性(%)	70~80
血小板计数(个/m³)	>80 000(出血或高危患者) >45 000(无出血/低危)
D-二聚体(μg/L)	<300

◎ 知识链接

1. **重症暴发性心肌炎(fulminant myocarditis,FM)** 重症暴发性心肌炎是心肌炎的一种特殊类型,起病急,进展快,预后差,病死率高。在 FM 的临床诊断中,病因诊断较少应用,常根据病史、临床表现、心肌损伤标志物(血清心肌酶增高,特点为持续时间长,心肌酶达峰时间与心肌梗死程度不符)、心电图(类似心肌梗死样改变,虽有病理性 Q 波、T 波倒置,但无心肌梗死特征性表现及动态演变过程,通常 3 个月恢复正常)、超声心动图(室壁弥漫性运动减弱)等,排除冠状动脉疾病后,怀疑为心肌炎。妊娠合并 FM 的母胎死亡率极高,临床表现特征类似心肌梗死,常伴发急性或亚急性心力衰竭、恶性心律失常及终末期器官灌注不足。目前,FM 的发病率极低,尚无在一般人群中的流行病学数据,亦无妊娠合并 FM 的发病率统计。因此,妊娠合并 FM 尚无明确的治疗方案,治疗需充分权衡药物的胎儿毒性,采取全面对症支持、积极的药物和机械循环支持的治疗方案。在急性期,特别是对难治性心力衰竭患者,建议进行机械辅助支持。ECMO 为一线治疗方案,损伤较小,且床旁急诊时宜设置及置管,可有效防止血流动力学不稳定及全身灌注不足,可较长时间全部或部分代替心肺功能,为心、肺病变的治愈及功能的恢复争取时间,具有人工心和人工肺的功能。另外,要综合考虑孕妇血流动力学稳定、胎儿情况等因素,多学科协作,评估终止妊娠的时机及选择最佳分娩方式,尽量避免不良结局。

2. **电风暴** 室性心律失常风暴(ventricular arrhythmia storms)系指 24 小时内发生≥2~3 次的室性心动过速和(或)心室颤动,引起严重血流动力学障碍而需要立即电复律或电除颤等治疗的急性危重性综合征,简称电风暴(electrical storm)。其死亡率高,处理棘手,预后恶劣。电风暴发作期表现常有不同程度的急剧发作性晕厥、晕厥先兆、意识障碍、胸痛、呼吸困难、血压下降(早期可升高)、发绀、抽搐等,甚至心脏停搏和死亡。室性心律失常风暴(电风暴)在救治时应尽快实施电除颤和电复律,以恢复血流动力学的稳定,其中对于心室颤动、无脉搏型室性心动过速、极速型多形性室性心动过速等患者更为重要。在转复心律后,必须进行合理的心肺脑复苏治疗,以对重要脏器提供基础的血液供应。另外,可及时静脉应用有效的抗心律失常药物协助电除颤和电复律,如胺碘酮。

主编述评

目前尚无妊娠合并 FM 的发病率统计,遇到相关病例时,治疗方案需充分权衡药物的胎儿毒性,采取全面对症支持、积极的药物和机械循环支持的治疗方案。护士应配合治疗,掌握好起搏器、ECMO 等辅助措施,维持心肺功能、血流动力学的稳定及全身灌注。

（唐雯琦　邵小平）

⊟ 参考文献

［1］赵兴,崔勇丽,刘刚.ECMO 中的抗凝管理[J].中国急救医学,2021,41(7):607-609.

［2］[意]法比奥·桑加利,尼古拉·帕特罗尼蒂,安东尼奥·佩森蒂.ECMO:成人的体外生命支持[M].樊嘉,诸杜明,钟鸣,译.长沙:中南大学出版社,2020.

［3］刘中娜,蒋荣珍,黄亚绢,等.妊娠合并重症暴发性心肌炎 1 例报道并文献复习[J].上海交通大学学报(医学版),2020,40(12):1693-1696.

［4］Ammirati E,Cipriani M,Camici P G, et al. Response by Ammirati et al to letter regarding article, "survival and left ventricular function changes in fulminant versus nonfulminant acute myocarditis"[J]. Circulation, 2018,137(13):1427-1428.

［5］Ammirati E, Moslehi J J. Diagnosis and treatment of acute myocarditis:a review [J]. JAMA, 2023,329(13):1098-1113.

［6］Ammirati E, Veronese G, Bottiroli M, et al. Update on acute myocarditis [J]. Trends Cardiovasc Med, 2021,31(6):370-379.

········ ▶ 病例 9 ◀ ········

主动脉夹层 B 型合并骨筋膜室综合征

◎ 病史资料

患者,男性,56 岁,因无明显诱因下突发胸背部撕裂样疼痛 12 小时,持续性剧痛伴头晕,随后患者出现腰痛及双侧腿痛,遂于当地医院就诊。主动脉 CTA 示主动脉夹层,右肾缺血。现为求进一步诊治,来我院就诊,拟"主动脉夹层 B 型、右肾缺血(AKI)、右下肢动脉栓塞、右小腿骨筋膜室综合征、高血压"收治入院。既往高血压病史,规律服药控制。

◎ 入院诊断

①主动脉夹层 B 型;②下肢缺血;③肾缺血(右);④肾功能不全;⑤高血压。

◎ 救治过程

入院情况:患者意识清楚,体温 37.0 ℃,脉搏 76 次/分,呼吸 18 次/分,血压 141/79 mmHg,排除手术禁忌后,充分术前准备,在全麻下行"胸主动脉覆膜支架腔内隔绝术+胸主动脉夹层动脉瘤开窗术+锁骨下动脉球囊血管成形术+锁骨下动脉覆膜支架植入术+右肾动脉支架植入术+右肾动脉球囊血管成形术+右侧髂动脉支架植入术+右侧股动脉支架植入术+下肢动脉切开取栓术+右侧下肢动脉内膜剥脱成形术+右小腿骨筋膜室切开减压术+下肢动脉球囊血管成形术+主动脉弓造影术+腹主动脉造影术+锁骨下动脉造影术+下肢动脉造影术",术中失血 500 mL,补液 2700 mL,尿量 400 mL。术毕安返 ICU,镇静镇痛中,气管插管接呼吸机辅助通气,双肺呼吸音清,心律齐,未闻及杂音,右下肢包扎中,渗血明显,右侧腹股沟接负压袋引流中,左侧腹股沟沙袋压迫中,双下肢足背动脉可触及,皮温可。手术当日,患者血压下降至 90/48 mmHg,遵医嘱予以去甲肾上腺素泵入(2 mL/h)维持血压,保持平均动脉压>75 mmHg 且收缩压≤120 mmHg。辅助检查:急诊生化+急诊电解质:肌酐 251.7 μmol/L,尿酸 700 μmol/L,钾 6.62 mmol/L。联系肾内科会诊后,考虑急性肾损伤可能,予以行急诊血透。患者右下肢伤口渗血严重,及时换药并加强观察。术后第 1 天,患者发热,38.5 ℃,体温及感染指标较前升高(C 反应蛋白 18.27×10⁹/L,降钙素原 1.500 ng/mL),血流动力学不稳定,仍需要血管活性药物支持,考虑患者手术范围大,右下肢为骨筋膜室切开减压术后形成的开放性伤口,抗生素升级为头孢哌酮钠舒巴坦钠,注意关注各类培养结果,及时调整抗生素。患者目前 APTT 异常延长(APTT:127 秒),出血合并栓塞,且为支架置入术后,目前小剂量肝素抗凝,继续监测凝血指标。患者肌酐仍高[肌酐(干化学)521.4 μmol/L],肌红蛋白(肌红蛋白>3 769.0 ng/mL)及肌酸激酶(肌酸激酶>1 600.00 U/L)仍较高,继续予血液透析肾脏替代治疗。术后第 2 天,患者感染指标较高(C 反应蛋白 18.22×10⁹/L;降钙素原 1.400 ng/mL),考虑覆盖表皮葡萄球菌,抗生素调整为注射用氨苄西林钠舒巴坦钠抗感染。患者血色素较前下降(血红蛋白 68.00 g/L),予申请悬浮红细胞,动态监测血小板、血色素及凝血指标。患者肌酐仍较前升高[肌酐(干化学)534.6 μmol/L],昨日无尿,继续予血液透析肾脏代替治疗。加强关注生命体征及出入量,及时纠正水电解质紊乱,维持内环境稳定。术后第3天,患者行 CT 检查评估全身情况,肺功能、肠功能恢复较好,予以开放鼻饲。右下肢渗血较前有所好转,血色素仍较低,继续输血治疗,改善贫血状态。术后第4天,患者予以停镇静镇痛,评估后意识清,对答稍差,查血气可(PaO$_2$:98 mmHg),予以停用呼吸机拔除经口气管插管,双鼻腔高流量湿化吸氧,呼吸维持在 16～20 次/分,SpO$_2$ 维持在 98%～100%。患者下肢渗血明显好转,予以硫酸氢氯吡格雷抗凝治疗,进行适当被动治疗。术后第六日,患者意识清晰,对答流畅,应患者及家属要求予以出院进行后续康复治疗。

护理体会

1. **观察并及时识别病情变化**　该患者在术后病情变化发展较快,因此及时有效识别有意义的临床表现和体征是其术后护理的重中之重。该患者最主要的护理难点为:①右下肢减压伤口处渗血严重与 TEVAR 术后需要抗凝治疗相矛盾;②血压低,需要血管活性药物维持与血压不宜过高之间的调节,及时根据临床表现调节护理措施。护士在临床观察中,应特别关注患者的伤口渗血情况,可根据敷料及护理垫上的渗血范围大小,颜色深浅来识别出血量的多少;同时结合皮肤及黏膜有无出血来判断患者是否处于合适的抗凝状态。另外,由于患者的特殊病情,对血压的严格控制,可适当增加患者监测血压的频次,通过两次之间的血压增减幅度来辨别患者血压走势,及时有效地调整补液滴速及血管活性药物用量,以帮助患者达到医嘱要求血压。这两个矛盾间平衡点的把控考验了护士的临床应变能力,是此患者术后护理的关键所在。

2. **严格观察凝血状态**　患者术后予以抗凝治疗中,CRRT 时也采取肝素化治疗,严密观察患者有无出血情况极为重要。患者口腔护理时应尽量动作轻柔,避免皮肤黏膜破裂出血。患者在进行穿刺、静脉采血等有创操作后应延长按压时间。患者合并骨筋膜室综合征,术中予以右小腿切开减压,伤口创面较大,且渗血严重。每日监测凝血指标,严格控制抗凝药物用量,掌握患者凝血的平衡,TEVAR 术后应该采取常规抗血小板治疗,在不加重伤口渗血的情况下,遵医嘱及时使用外周肝素全身化抗凝。每小时观察患者伤口引流液色、质、量及伤口渗血渗液情况,根据出血情况,及时通知医生更换敷料,做到更准确地判断患者出血情况。

3. **合理控制血压变化**　严密观察患者生命体征,有创动脉动态监测血压,要求平均动脉压大于 75 mmHg,收缩压不大于 120 mmHg。患者术后血压低,予以去甲肾上腺素对症治疗血压,但由于主动脉夹层的根本病因为高血压,血压不能过高,血压过高会加速动脉内膜的剥离,造成血肿破裂,出现大出血,而血压过低,可影响重要脏器的血液供应出现休克,因此有创动态监测十分必要,根据血压变化,及时通知医生,调整血管活性药物给药速度。积极补液治疗,对患者采用量出为入的液体管理模式,结合患者心率、血压的变化及时调整输液速度,避免增加心脏负荷,再次对主动脉壁造成损伤。监测患者血电解质变化情况,避免过量输液,导致水电解质紊乱,引发水肿、患肢肿胀加重、压力性损伤等并发症。

4. **患者伤口开放严格控制感染**　严格执行手卫生制度,监测伤口创面感染及愈合情况。患肢伤口处严禁加压包扎,严密观察患肢血运情况,每 4 小时观察并记录双足足背动脉搏动、双下肢皮温、皮色等情况。每天两次给予伤口创面换药,根据伤口渗出情况随时增加换药次数。在严格无菌操作下,以生理盐水清洗,碘伏棉球消毒,待干后用灭菌凡士林纱条覆盖,最后用无菌棉垫覆盖并固定,保持清洁干燥。术后患肢抬高过心脏,保持功能位放置。本例患者双下肢垫枕抬高,枕上覆盖一次性护理垫以免渗液,护理垫上覆盖一次性无菌治疗巾预防感染。骨筋膜室综合征的主要病因是组织室内压力升高或缺血,因此术后伤口周围应减少外力压迫、去除衣物等,有条件的情况下可将被褥支起。骨筋膜室综合征患者组织水肿会加重组织缺氧的情况,严重导致肢体继发坏死。右下肢予以适当抬高,保障血运回流,防止组织水肿;加强患肢双足皮温、皮色及足背动脉搏动情况。

◎ 知识链接

1. **主动脉夹层 B 型手术方式——TEVAR** TEVAR 手术过程:所有患者在全麻下接受 TEVAR 治疗。于腹股沟区一侧做纵行切口以显露股动脉。股动脉刺穿并置血管鞘。全身肝素化后,将贴有金标记的血管造影导管置入主动脉,行全主动脉数字减影血管造影(DSA)检查并评估主动脉弓及其分支的状况、撕裂的位置、锚定区域和腹部器官动脉分支的血供,标记锚定区后将收缩压降至 90～100 mmHg,而后沿硬导丝跟入覆膜支架,在到达胸主动脉锚定区位置后,释放支架,并重复整个主动脉成像以评估手术情况(图 9 - 1)。取出支架置入系统及鞘,缝合股动脉及腹股沟切口。

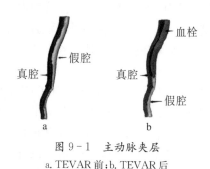

图 9 - 1　主动脉夹层
a. TEVAR 前;b. TEVAR 后

2. **骨筋膜室综合征(acute compartment syndrome,ACS)病理生理学机制** 各种危险因素造成的筋膜室内容物增多或容积骤减均可能引起受累筋膜室内微循环障碍,导致创伤组织灌流不足,进而造成受损组织的低氧血症。缺氧、氧化应激增加和组织中低血糖引起细胞内三磷酸腺苷(ATP)缺乏,关闭维持细胞生理渗透平衡的 Na^+-K^+-ATP 通道,引起细胞水肿,随后细胞膜电位的丧失导致 Cl^- 的内流,细胞肿胀和坏死。

从病理生理学角度,肌肉组织在缺血 2～4 小时出现功能损害,缺血 4～6 小时则发生不可逆性改变;外周神经在缺血 30 分钟即表现为功能异常,缺血 12～24 小时则完全丧失功能。在严重缺血的早期,经积极抢救、及时恢复血液供应后,可避免发生或仅发生极小量的肌肉坏死,可不影响肢体的功能或对其影响极小。随后引发的高钾血症等病理损害可导致急性肾功能衰竭、心律失常等相关并发症,进而可能导致多器官功能损害或衰竭,甚至死亡。因此,需要特别强调早期诊断、早期治疗 ACS 的重要性。

3. **骨筋膜室综合征临床表现**

(1) **剧烈疼痛**:创伤后肢体出现进行性加重的静息痛是筋膜室内神经、肌肉受压缺血的早期表现,疼痛程度通常与原始损伤程度不相符,骨折的肢体制动后疼痛仍不能缓解。疼痛是 ACS 最常见的临床表现,但受焦虑等心理社会因素的影响,其主观性较强。如患者为儿童,不能清晰主诉疼痛症状,出现以下"3A"征:烦躁(agitation)、焦虑(anxiety)、镇痛药物(analgesia)需求持续增加,应高度怀疑 ACS。

(2)被动牵拉痛:被动牵拉(伸屈)患肢手指(足趾)时疼痛进一步加剧是早期诊断 ACS 的敏感体征。

(3)患肢肿胀:在缺血早期,受累筋膜室充盈、膨胀,患处皮肤肿胀,皮温稍高,触诊可感到室内张力增高。ACS 亦可表现为出现早期水疱。随着缺血的持续存在,患肢组织张力增高,组织肿胀加重。患肢肿胀在绝大部分 ACS 患者中均可观察到,其敏感性较高,但对于使用石膏固定肢体或 ACS 发生于深部的患者来说,肿胀症状在 ACS 早期并不明显,因此并不推荐单纯通过肿胀程度来粗略评估筋膜室内压力升高情况。

(4)患肢颜色改变:在 ACS 早期,升高的筋膜室内压力尚不足以压迫动脉造成肢体缺血,此时患肢皮肤潮红;随着筋膜室内压力的增加,患肢动脉受压,血流灌注减少,患肢皮肤苍白、发绀,甚至出现大理石花斑。若在早期便出现患肢苍白和动脉搏动消失通常预示合并有直接的动脉损伤。

(5)患肢脉搏减弱:在 ACS 早期,筋膜室内压力上升到一定程度造成供给肌肉血供的小动脉关闭,肌肉发生缺血,但此压力远低于患者的收缩压,因此还不足以影响肢体主要动脉的血流及搏动,患肢远端脉搏仍可触及搏动,但比健侧肢体减弱。

(6)患肢感觉异常:感觉异常是筋膜室内神经组织缺血的早期表现,其中触觉异常往往最早出现,压力觉次之,本体感觉异常最迟出现。两点辨别觉可用来帮助判断神经组织缺血情况,但临床需注意创伤所致疼痛、焦虑及检查时患者的精神状态可影响检查结果,妨碍该项目的评估。

(7)患肢麻痹:此症状可由出血、紧束、疼痛等综合因素引起,亦可与继发于创伤、神经损伤、软组织挫伤的疼痛抑制相关。须注意的是,单纯的肌肉麻痹可能是 ACS 的"晚期症状"。受累间隔内肌肉出现麻痹症状意味着肌肉、神经等组织已发生了不可逆转的损伤,预后较差。

4. 骨筋膜室综合征治疗原则

(1)早期干预:对于早期怀疑 ACS 的患者,应积极根据病因解除外部因素带来的压迫,改善微循环,延缓病情的发展,如拆除患肢石膏或夹板改为支具托。对于下肢骨折的患者,可使用骨牵引术恢复肢体长度并稳定骨折可以降低筋膜室内容积。同时,抬高患肢至心脏水平,但不建议抬高超过患者心脏水平,避免加重肢体缺血。根据病情需要可予持续吸氧,药物消肿(如湿敷硫酸镁或静脉滴注甘露醇),并监测肾功能及血电解质等。

(2)筋膜室切开减压术:对于已确诊的 ACS 患者,应立即行筋膜室彻底切开减压术,建议在伤后 6～8 小时内彻底减压,最迟不能超过 12 小时。患肢的及时彻底减压是治疗的关键。

及时彻底、完全的筋膜室切开减压是必须坚决贯彻的原则。首先,切口需足够长,最好涵盖整个筋膜室纵轴长度;其次,对患肢所有的筋膜室行广泛完全切开以释放压力时,应避免损伤重要的血管及神经。此外,在设计选择减压切口时需兼顾到后期行骨折复位内固定的需求。

···· **主编述评** ····

　　主动脉夹层 B 型合并骨筋膜室综合征在临床上不常见,该病例在护理上主要的难点在于两个矛盾点的平衡,即血压上下限的控制和凝血指标的把控。在临床护理时,要对其生命体征及各种临床表现的变化有敏感性,能及时根据病情变化配合医生调整用药和观察要点。维持血压的稳定和抗凝是治疗主动脉夹层的关键所在,护士应做到准确、及时、有效地观察病情变化,预防并发症的发生。

(周智燕)

参考文献

[1] 中华医学会心血管病学分会大血管学组,中华心血管病杂志编辑委员会. 急性主动脉夹层合并冠心病的诊断与治疗策略中国专家共识[J]. 中华心血管病杂志,2021,49(11):1074-1081.

[2] 李佩涛,李娜,李宇轩. 1例复杂主动脉夹层术后继发双下肢骨筋膜室综合征患者的护理[J]. 中国现代医生,2016,54(20):151-153.

[3] 王晓瑜. 前瞻性护理在大血管断裂吻合术后并发骨筋膜室综合征中的作用[J]. 中国冶金工业医学杂志,2021,38(03):293-294.

[4] 杜建航,康展荣,黄利彪,等. 骨筋膜室综合征的病理生理机制及诊断研究进展[J]. 创伤外科杂志,2021,23(03):231-234.

[5] 丁云鹏,胡松杰,王迪,等. 胸主动脉腔内隔绝修复术对 B 型主动脉夹层支架未覆盖区血管重塑的影响[J]. 浙江医学,2021,43(02):209-211.

[6] 中华医学会骨科学分会外固定与肢体重组学组,中国医师协会创伤外科医师分会创伤感染专业委员会,中国医师协会骨科医师分会创伤专家工作委员会. 中国急性骨筋膜室综合征早期诊断与治疗指南(2020 版)[J]. 中华创伤骨科杂志,2020,22(08):645-654.

病例 10

经皮冠状动脉介入治疗应用体外膜肺氧合技术的护理

◎ 病史资料

患者,男性,65 岁,无明显诱因下出现胸闷,伴头晕。心电图示:频发室性期前收缩三联律;动态心电图示:窦性心动过缓,平均心率 48 次/分,最大心率 80 次/分,最小心率 37 次/分,室性期前收缩 21 768 次,二联律 793 次,三联律 3 256 次;心脏超声示:主动脉瓣钙化伴轻度反流。为进一步治疗,收入心内科病房。既往有高血压史、脑梗死史、脑出血史。

◎ 入院诊断

①冠心病;②陈旧性下壁心肌梗死;③高血压 2 级。

◎ 救治过程

患者入心内科病房后予以双联抗血小板聚集、调脂、护胃、控制血压等药物治疗,并完善相关检查。冠脉 CTA 示:冠状动脉广泛粥样硬化,其中右支及左旋支远段闭塞,右支中段重度狭窄约 80%。患者病情严重,基础疾病多,虽属于外科搭桥适应证,但同时合并脑出血、脑梗死、外周血管疾病、COPD 等合并症,外科手术围手术期风险增加,经多学科讨论,一致同意在 ECMO 技术运用下行经皮冠状动脉介入治疗(percutaneous coronary intervention, PCI)。患者转入 CCU 做好 PCI 术前准备,包括术区备皮、碘过敏试验、完善相关检验检查、术前宣教等。ICU 区域做好 ECMO 上机、转运、运行期间的人力、仪器和物品准备。患者术后转入 ICU,予以咪达唑仑、芬太尼镇静镇痛,去甲肾上腺素、阿托品维持心率、血压,经口气管插管接呼吸机辅助通气,V-A 通路 ECMO 循环支持,右桡动脉血管穿刺处压脉带加压包扎,左桡动脉穿刺置管有创动脉血压监测。患者术后 28 小时心功能恢复,顺利撤除 ECMO,ECMO 期间未出现相关并发症,术后第 2 天顺利拔除经口气管插管,术后第 3 天转至心内科病房继续治疗。

◎ 护理体会

1. 加强循环系统的监测和护理

(1)患者血容量不足,遵医嘱予以复方氯化钠、血浆、白蛋白扩容。由于患者心功能不全,补液扩容时应注意补液速度,予以 150 mL/h 输液泵输入,以防快速大量输液引起的急性肺水肿。

(2)每小时准确记录出入量,输液扩容后,尤其需注意尿量的变化,若长时间无尿或少尿,应通知医生使用利尿剂或行透析治疗,预防心脏负荷过重。

(3)患者基础心率及血压偏低,因此使用去甲肾上腺素和阿托品时,应注意不可一味追求心率、血压维持在正常值,而盲目加大剂量,此患者给予去甲肾上腺素 18 mg 加 0.9% 生理盐水至 50 mL,以 2.5 mL/h 的速度泵入,维持收缩压在 100 mmHg 左右,阿托品 1 mg 加 0.9%生理盐水至 50 mL,以 6 mL/h 的速度泵入,维持心率在 50～60 次/分。此外,使用血管活性药物时,建立专用静脉通路,禁止在此专用通道进行静脉输液和静脉注射,以防止因药物在管道内流速改变导致的心率、血压波动。

（4）患者随时可能发生心脏停搏或室性心律失常,予以床边备抢救物品,以便及时进行抢救。

2. 加强凝血的监测和护理

（1）患者术中予以肝素化,术后入 ICU 时的 ACT 为 307 秒,暂不使用肝素钠抗凝,每小时监测 ACT 的变化,在 ACT 下降至 300 秒以下时,及时予以肝素钠抗凝,且患者 ECMO 流量降低,ACT 需维持在 200 秒以上,维持血流通路的稳定,因此护士需准确记录 ACT 值,使之维持在 200～300 秒,根据医嘱及时调整肝素钠泵速。

（2）出血的护理:患者右手桡动脉 PCI 穿刺处予以加压包扎,每 2 小时放气一次,每次放气 2 mL,并观察右手末梢血运和局部出血情况;右腹股沟 ECMO 置管处予以沙袋压迫 6 小时,观察止血效果,其间渗血较多,予以换药,纱布加压包扎;警惕脏器出血的发生,观察患者有无消化道出血(黑便、暗红色便、血性胃液)、皮下出血(皮肤瘀斑瘀点)、口腔黏膜出血、脑出血(意识、瞳孔的改变)等。

（3）血栓形成的观察:每班检查患者有无肢体的一侧肿胀,尽早识别深静脉血栓或导管相关性血栓形成;注意观察 ECMO 回路,特别是氧合器内有无血栓形成,每班用手电筒照射整个 ECMO 管路,目视下,血栓表现为管路表面颜色深暗且不随血液移动的区域,如出现＞5 mm 的血栓或仍在继续扩大的血栓应通知医生。

3. 加强下肢血运的观察

（1）患者右下肢皮温低,予以棉被、棉袜及暖水袋保暖,因人体烫伤阈值为 45 ℃,暖水袋水温不宜超过 45 ℃,使用时用毛巾包裹,避免直接接触皮肤,防止烫伤的发生。患者右下肢血供较差,极易发生压力性损伤,予以使用泡沫敷料保护足跟,同时在扩容治疗后观察下肢皮温及皮肤颜色有无改善,观察有无水疱、皮肤发黑坏死的恶化现象发生。ECMO 放置过程中远端肢体供血不可避免地会减少,予每 4 小时观察双下肢的动脉搏动,观察双下肢皮肤的颜色及温度变化。

（2）保持右下肢伸直状态,尽量减少搬动,防止 ECMO 动脉置管的移位引起股动脉的部分或全部阻塞,引起腿部血流量过低或不存在,导致肢端缺血坏死。

4. 重视术后早期康复

（1）床上被动运动:在患者撤除 ECMO,但未拔除经口气管插管时,患者处于镇静状态,由康复师为患者实施四肢的被动运动,包括四肢按摩、被动屈曲伸展等。

（2）床上主动运动:在患者暂停镇静药物,拔除经口气管插管后,患者意识转清。此时,护士主动向患者告知疾病的恢复情况,以及目前实施康复训练的必要性。康复训练由康复师和护士共同完成,内容包括床上靠坐、床上独坐、使用哑铃进行抗阻运动。康复训练时,除了观察生命体征等客观指标,还应询问患者的主观耐受情况。

◎ 知识链接

1. ECMO 工作原理和类型　ECMO 工作原理是将静脉血从体内引流到体外,经膜式氧合器氧合和二氧化碳排除后再用离心泵将血液注入体内,承担气体交换和血液循环功能。按照血液回输的途径不同,通常 ECMO 有两种类型:从静脉系统引出动脉回输为 VA-ECMO;从静脉引出又注入静脉为 VV-ECMO。前者同时具有循环和呼吸辅助功能,后者仅具有呼吸辅助功能。

2. **ECMO 在循环领域的应用**　VA-ECMO 是各种急性双心室功能衰竭合并呼吸功能衰竭患者的首选治疗方法,也是心搏骤停患者的抢救性辅助治疗手段。主要适应证包括:①各种原因(包括急性心肌梗死、心脏外科术后、暴发性心肌炎、心脏介入治疗突发事件、等待心脏移植、长期慢性心力衰竭患者急性失代偿、药物中毒、溺水及冻伤等)引起的心搏骤停或心源性休克;②急性右心功能衰竭:急性大面积肺栓塞、心脏移植术后合并右心功能不全、接受左心室辅助装置出现急性右心衰竭、严重呼吸衰竭引发的急性肺源性心脏病;③顽固性室性心律失常。

3. **ECMO 在呼吸领域的应用**　VV-ECMO 是各种原因所致的急性呼吸衰竭患者的首选治疗方法。主要适应证包括:ARDS、肺移植、支气管哮喘、肺栓塞、大气道阻塞、慢性阻塞性肺疾病等原因引起的严重急性呼吸衰竭。

4. **ECMO 运行期间的管理**

(1) 循环系统管理:术后密切监测血流动力学变化;维持循环稳定,保证足够的灌注压,严格控制输液、输血量及速度,防止加重心脏负担,密切观察有无心功能衰竭的症状及体征,组织灌注的情况主要根据血乳酸值来估计;应用 ECMO 期间既可满足机体主要脏器和组织血氧供应,又可以使心肺器官得到充足休息。特别是在 ECMO 初期,患者平均动脉压维持在 70～80 mmHg 即可。

(2) 呼吸系统管理:ECMO 运行期间,机械通气设置采取保护性肺通气策略;每班听诊双肺呼吸音,注意有无啰音;观察呼吸频率、幅度、胸廓运动的对称性、有无发绀;定时监测血气;及时清除呼吸道分泌物,观察痰液的颜色、性质,遵医嘱留取痰培养;严格遵守无菌操作,拔除气管插管后加强胸部物理治疗,鼓励患者咳嗽、咳痰等预防肺不张的发生;定时给予复方氯己定溶液漱口,做好口腔护理;做好手卫生,防止发生交叉感染。

(3) 抗凝管理:ECMO 支持治疗期间,由于血液引出体外后需与大量非生理性的异物表面接触,因此必须采用全身肝素化的方法进行抗凝治疗避免血液凝固,但同时又要避免出血。活化凝血时间(activated clotting time, ACT)能反映全血中各种凝血因子及血小板凝血状态的综合程度,同时也是 ECMO 支持期间监测肝素抗凝效果的最好手段,因此在进行抗凝治疗的过程中应密切监测 ACT,并及时调整肝素用量,预防血栓形成或出血。

(4) 神经系统监测:循环衰竭或心搏骤停患者,接受 ECMO 辅助之前已存在脑缺血、缺氧性损伤,ECMO 辅助又带来再灌注打击。ECMO 辅助期间,肝素抗凝、低凝血因子水平、血压波动幅度较大等因素,均可能增加神经系统并发症,主要有脑死亡、脑梗死、颅内出血和癫痫四大类。

(5) ECMO 管路管理:每班检查导管的位置、置管深度及固定情况,以防止导管移位或滑脱,并应注意穿刺处有无渗出、红肿等;为患者更换体位时,注意置管处下肢与躯干呈一条直线,体位改变后再次检查导管。在移动转运患者时,妥善固定导管,使用转运板进行,注意保护管路,防止脱出、折叠等。

(6) 院感防控管理:ECMO 辅助患者感染发生的主要原因有疾病严重、肠道菌群移位、导管存在微生物定植和 ECMO 引起免疫系统损伤等。ECMO 相关的感染可见于血液、肺、插管部位、外科手术切口和尿路。防控措施主要包括：将患者置于单间病房，加强消毒隔离措施，限制人员进出；各类管路置管时、维护时、使用时均应严格遵守无菌原则；做好呼吸机相关性肺炎的预防措施；遵医嘱合理使用抗生素。

主编述评

　　本案例为重症监护室 ECMO 团队协助心内科完成的在 ECMO 技术保驾护航下的 PCI 术。该患者入院诊断冠状动脉广泛粥样硬化、三支病变，同时合并多种心血管基础疾病。术后观察和护理的重点在于加强循环系统的监测和护理，同时做好其他各项监测和护理工作。在患者撤除 ECMO、顺利拔除口插管后，尽早开展康复训练，为患者及家属做好相关健康宣教，促进疾病的恢复。

（吕汇颖）

参考文献

[1] 中国心胸血管麻醉学会,中华医学会麻醉学分会,中国医师协会麻醉学医师分会,等. 不同情况下成人体外膜肺氧合临床应用专家共识(2020 版)[J]. 中国循环杂志,2020,35(11):1052-1063.
[2] 中国医师协会体外生命支持专业委员会. 成人体外膜氧合循环辅助专家共识[J]. 中华医学杂志,2018,98(12):886-894.
[3] 胡绍娟,常丽丽,孟德平,等. 体外膜肺氧合在心脏术后心源性休克中的应用进展[J]. 护理研究,2020,34(7):1223-1225.
[4] 叶卫国,张浩男,朱明丽. 急性心肌梗死患者行 PCI 和 ECMO 术 1 例急救护理[J]. 上海护理,2020,20(3):59-61.
[5] 谢翠娥,王海燕. 一例急性心肌梗死二尖瓣脱垂后体外膜肺氧合支持治疗患者的护理[J]. 中国实用护理杂志,2015,31(30):2301-2303.
[6] 武艳妮,王蓉,栾春红,等. 急性心肌梗死 PCI 术后患者基于 5A 模式的早期心脏康复护理[J]. 护理学杂志,2021,36(5):5-9.

病例 11

急性主动脉夹层术后并发缺血性脑卒中

病史资料

患者,性别,年龄,因无明显诱因下突发胸痛 9 小时,放射至背部,伴面色苍白、大汗淋漓,急诊查胸主动脉增强 CTA,结果提示"胸主动脉夹层,延伸至肠系膜上动脉",为求进一步手术治疗,收治心外监护室。患者既往高血压,平时服用苯磺酸氨氯地平,控制血压在 160/80 mmHg。2 型糖尿病 3 年,服用二甲双胍,胰岛素(艾塞那肽注射液)皮下注射,高尿酸血症,平时服用苯溴马隆,肥胖(105 kg)皮下注射利拉鲁肽。

入院诊断

①主动脉夹层 A 型;②心功能Ⅲ级;③高血压;④2 型糖尿病。

救治过程

患者入 ICU 后,生命体征:心率 92 次/分,血压 152/82 mmHg,呼吸 20 次/分。严格控制血压、心率,并积极镇痛,完善术前准备。于当天在全麻体外循环支持下行全主动脉弓人工血管置换并支架象鼻手术(Sun 手术),术后返回 ICU,气管插管接呼吸机机械通气,生命体征:心率 90 次/分,动脉血压 105/60 mmHg,SpO_2 100%,FiO_2 50%;中心静脉压:10 cmH$_2$O,遵医嘱予以去甲肾上腺素小剂量泵入维持血压,机械通气辅助治疗,并适当扩容治疗。

术后第 1 天,患者意识不清,查体不合作,急查头颅 CT 示脑内多发缺血梗死灶,两侧大脑半球放射冠、半卵圆中心及侧脑室旁见散在点片状低密度影,边界不清,右侧顶叶大脑镰旁、右侧小脑半球见斑片状低密度影,各脑室、脑池无扩大或受推移,中线结构居中,所见颅骨无殊。神经内科会诊查体:昏迷,压眶无明显反应,双侧瞳孔 3.0 mm,对光反射左侧稍迟钝,右侧存在,未及凝视,四肢未见自主活动,双下肢巴氏征未引出。考虑患者 10 小时颅脑缺血,时间长,错过左侧颅脑急性缺血后血管开通最佳时间窗,且血管开通后左侧大脑缺血灶出血风险大。综合各因素采取保守治疗,继续控制血压、加强抗凝、维持颅脑灌注。

术后第 2 天,患者出现低氧血症,SpO_2 90%,并伴有血肌酐持续升高。予调整呼吸机参数,并扩容增加肾脏灌注。

术后第 3 天,SpO_2 88%,抽血气示二氧化碳分压:40.30 mmHg,血氧分压:60.0 mmHg;查血肌酐:406 μmol/L。ICU 期间多次调节患者呼吸机参数,雾化吸入治疗。给予纤维支气管镜吸痰,患者 SpO_2 维持在 88%~95%。

术后第 4 天,查体:刺痛睁眼,仍无指令性动作,左侧肢体可见自主活动,右侧肢体未见活动。肌酐较前略有下降,但氧合仍较差。遵医嘱予一氧化氮吸入,并行偏瘫肢体综合训练及关节松动术及右侧上下肢肌电生物反馈训练。

术后第 5 天，复查头颅 CT 示左侧半球多发低密度病灶，未见明确出血病变。

术后第 7 天，行经皮气管切开术。后给予患者高流量序贯脱机训练，并做好气道管理，预防呼吸机相关性肺炎。指导家属参与患者昏迷促醒及肢体功能的被动运动。监测患者心脏功能，维持水电解质平衡。患者 ICU 治疗 30 天后病情稳定，患者自行睁眼，但仍无指令性动作，血氧饱和度改善，肾功能指标正常，气切套管接高流量呼吸治疗湿化仪辅助呼吸，予转入普通病房。术后 36 天转入康复医院继续康复治疗。

护理体会

1. 神经系统并发症的早期识别　主动脉夹层术后患者因术中主动脉弓分支血管的阻断及深低温停循环，极易发生神经系统并发症，危险因素主要有高龄、脑卒中病史、心脑血管疾病史、高血压、心房颤动、全身炎症反应等。其中缺血性脑卒中是心外科术后常见的神经系统并发症类型。最重要的评估方式是通过患者瞳孔情况、肢体活动度的改变或双侧肢体活动的对称情况进行判断。但缺血性脑卒中患者瞳孔变化可能并不明显。

心脏外科术后患者清醒时间较长，对于肢体活动度的评估难以开展。部分患者由于术后血压升高，需要紧急降压，因此在患者未完全清醒时，就给予镇静镇痛治疗，阻碍了患者术后神经系统评估的开展。该患者术后就出现了麻醉未醒的时间较长的情况，在护士持续唤醒下，从术后到评估并明确患者肢体活动不对称超过了 6～8 小时的外科干预黄金时间，因此该患者未进行手术再通血管。对于此类患者，在充分评估患者目前生命体征稳定性的基础上，可在术后尽早进行影像学检查，以争取明确诊断，行手术血管再通。对于术中深低温停循环的患者，我们在每班常规暂停镇静药物泵入，评估患者意识和肢体活动情况。避免超过神经外科手术干预措施的时机。

2. 早期唤醒策略　患者术后意识状态为昏迷，应早期开展唤醒策略。我们选择了以家庭为中心的情感刺激（即由家属提供的感觉刺激），其实施内容主要有四个方面：听觉刺激、感官刺激、动力刺激及情感交流。但考虑到 ICU 感染防控及疫情管理的要求，家属无法进入 ICU 陪伴在患者床旁。因此，针对该患者，我们主要从以下几个方面开展早期促醒。听觉刺激和情感交流方面，在与患者家属沟通后，指导家属录制唤醒患者的相关音频，包括呼叫患者姓名、回忆往事等，之后让患者佩戴耳机，每天三个时间段，每次收听 2 小时。感官和动力刺激方面，主要由护士联合康复治疗师一起，制订患者早期活动方案，内容包括肢体电生理刺激、关节放松和四肢的被动活动。上述肢体活动一方面防止患者因截瘫而导致的肌肉萎缩和关节僵硬，另一方面达到动力刺激的目的。在效果评估方面，早期主要通过 Glasgow 评分连续评估，监测患者意识水平，待患者有指令性动作后，可增加四肢肌力评估及 Barthel 指数，充分评估患者四肢活动情况和自理能力。

3. 主动脉夹层术后低氧血症的护理　低氧血症是急性主动脉夹层 Sun 术后常见的并发症，A 型主动脉夹层开胸术后低氧血症发生率可达 51%。危险因素有肥胖、大量输血、深低温停循环的时间较长及术前合并低氧血症。该患者术后予 50% 氧浓度给氧，氧分压为 60.0 mmHg，提示出现低氧血症，采取肺保护性通气策略，同时配合肺复张策略。在呼吸治疗师指导下，每日根据血气结果调整呼吸机参数，同时复查胸部 X 线片，做好气道护理。由于患者肥胖，在患者血流动力学情况稳定后，协助患者床上及床旁坐立，使膈肌下移，增加胸腔容积,改善肺通气情况。

知识链接

1. **昏迷患者促醒策略的理论依据**　感觉刺激疗法(sensory stimulation program, SSP) 也叫昏迷刺激疗法和昏迷促醒疗法,是由医护人员或患者家属实施的,应用一种或多种的感觉刺激来增加患者反应的一种治疗方法,其措施常包括听觉刺激、视觉刺激、嗅觉刺激、味觉和口腔刺激及触觉刺激。其机制主要是以下几个方面:①促进中枢神经系统重塑。脑干上行网状激动系统、丘脑弥散投射系统和大脑皮质是维持正常意识状态的主要神经结构,昏迷就是由各种原因致上述神经结构出现障碍所致;反复规律的感觉刺激有利于损伤的神经树突生长和增加突触的连通,促进中枢神经系统的重塑。②增加觉醒程度。昏迷患者由于长期卧床不起而造成的感觉剥夺,这种感觉剥夺阻碍了大脑康复进程,抑制了中枢神经功能的恢复;反复感觉刺激使患者长期保持正常的感觉输入,提高了上行网状激活系统及大脑皮质神经元的活动水平,增加了觉醒程度。③改善缺血区供血。应用刺激方法可增加内源性神经递质及拮抗阿片样物质的影响,重建前列腺素和儿茶酚胺的循环机制,并逆转脑缺血引起的功能障碍,促进损伤神经功能的恢复,增加缺血区的血流量,维持脑灌注压,阻断继发性脑损伤,有助于改善脑代谢、促进神经功能恢复。

2. **缺血性脑卒中的处理原则**

(1) 初步评估与检查:患者出现急性脑血管症状和体征入急诊后,进行初步评估的同时,尽可能在 30 分钟内完成头颅影像学检查(头部平扫 CT),若不会导致溶栓时间延误,可考虑行头颈部 CTA(或 MRI/MRA)。

(2) 静脉溶栓治疗:通过影像学检查判定为缺血性脑卒中,且神经功能持续缺损,若患者症状出现时间在 4.5 小时内,且符合重组人组织型纤溶酶原激活物(rt-PA)溶栓治疗指征、无禁忌证,尽早给予 rt-PA 溶栓治疗;若不符合 rt-PA 溶栓治疗指征或有禁忌证,则根据患者病情给予规范化的抗栓治疗、他汀治疗、降压治疗、降糖治疗及其他对症支持治疗。

(3) 血管内治疗:通过影像学检查判定为缺血性脑卒中,且神经功能持续缺损,若患者症状出现时间在 4.5~24 小时,且符合血管内治疗指征、无禁忌证,尽早给予血管内治疗。若不符合血管内治疗指征或有血管内治疗禁忌证,则根据患者病情给予规范化治疗。

(4) 常规治疗:通过影像学检查判定为缺血性脑血管病,且神经功能持续缺损,若患者症状出现时间>24 小时,则根据患者病情给予规范化治疗。

主编述评

主动脉夹层手术患者病情凶险,急诊手术是患者治疗的最重要方式。患者术后容易发生神经系统并发症,常见包括脑梗死、脑出血、谵妄,尤其以脑梗死最为多见。神经外科干预需考虑血管梗阻的时间,进而评估患者能够手术获益。因此,床旁护士准确、及时地评估尤为重要。有时,患者会不可避免地出现偏瘫、昏迷等情况。早期促醒虽然在心脏外科术后昏迷患者中的应用效果缺乏充足的循证证据,但在考虑相关促醒措施无创且相对安全的情况下，临床护士可以结合科室的实际情况，落实唤醒策略。

（仲骏）

参考文献

［1］刘艳,石晓卉,肖东.急性 Stanford A 型主动脉夹层患者弓部手术后脑部并发症发病情况及危险因素分析［J］.中国现代医学杂志,2017,26(11):98 - 101.

［2］宋艳艳,马富珍,李艳婷.64 例 Stanford A 型主动脉夹层孙氏术后围术期处理［J］.宁夏医科大学学报,2020,42(3):313 - 316.

［3］Davis A E, White J J. Innovative sensory input for the comatose brain-injured patient ［J］. Critical Care Nursing Clinics of North America, 1995,7(2):351 - 361.

［4］Gerber C S. Understanding and Managing Coma Stimulation ［J］. Critical Care Nursing Quarterly, 2005,28(2):94 - 108.

［5］赖宏,陈飒英,张岚,等.近红外光谱仪监测窒息新生儿听觉刺激诱发时的脑氧合代谢及脑血流变化［J］.中国实用儿科杂志,2005,20(9):540 - 542.

［6］Liu J T, Tan W C, Liao W J. Effects of electrical cervical spinal cord stimulation on cerebral blood perfusion, cerebrospinal fluid catecholamine levels, and oxidative stress in comatose patients ［M］//Reconstructive Neurosurgery. Springer Vienna, 2008:71 - 76.

病例 12

心脏移植术后并发脑出血

◎ 病史资料

患者,女性,34岁,因"扩张性心肌病、持续性心房颤动、二尖瓣机械瓣置换状态、三尖瓣成形术后、心功能Ⅳ级(NYHA分级)",为行心脏移植术收入院。患者既往手术史:二尖瓣机械瓣膜置换术、三尖瓣成形术。入院时意识清,营养状况差,患者身高165 cm,体重48 kg,BMI 17.63 kg/m²。

◎ 入院诊断

①扩张性心肌病;②持续性心房颤动;③二尖瓣机械瓣置换状态;④三尖瓣成形术后;⑤心功能Ⅳ级(NYHA分级)。

◎ 救治过程

患者入院,生命体征平稳,完善术前准备,在全麻体外循环下行原位心脏移植＋ECMO植入术。因此次第三次开胸,凝血机制紊乱,术前D-二聚体:8.40 mg/L,术中止血极其困难,经过多次创面止血并应用止血药物后渗血控制,主动脉根部吻合口外覆一圈心包补片包裹止血。手术当天共输血4 U少浆血、400 mL血浆、10 U冷沉淀凝血因子。术后转入ICU,查血小板30×10⁹/L,活化部分凝血酶原时间52.9秒。呼吸机辅助呼吸,监测患者出入液量,维持水电解质平衡,持续ECMO辅助,积极预防术后感染。

术后第9天,患者生命体征平稳,予撤除ECMO,撤除后患者一直未醒,双眼向右侧凝视,左右瞳孔不等大,当日急查头颅CT,阅片见右侧半脑急性脑出血,累及脑室。查体:患者气管插管中,自主睁眼,左侧瞳孔3 mm,右侧瞳孔2 mm,对光反射存在,无遵医嘱活动,右侧肢体疼痛见回缩,左侧肢体无自主活动。请神经内科、神经外科急会诊,制订诊疗方案。

术后第10天,行脑室外引流术,予脑室内注射尿激酶治疗。脱水降颅压治疗,随访头颅影像学。维持患者血流动力学稳定,维持收缩压＜140 mmHg,避免低灌注或血压过高。术后3天患者意识清,自主睁眼,无言语,有遵嘱运动,双侧肢体肌力3级,双侧瞳孔3 mm,对光反射存在。但仍然存在意识波动,间断呼之不应,右侧指令性动作较好,左侧肢体指令性动作时有时无。

术后17天拔除右侧脑室外引流,调节左侧脑室引流瓶高度。

术后19天拔除左侧脑室引流管。术后多次行光导纤维支气管镜检查,行痰培养,根据培养结果调整抗生素。其间密切监测生命体征、血糖、尿量和凝血功能,积极预防肺部感染、定期吸痰、完善镇痛、积极预防下肢深静脉血栓,积极营养支持和营养神经,予抗排异治疗,根据血药浓度调整药物剂量。同时启动早期康复评定和康复治疗方案。间断脱机,锻炼患者自主呼吸功能。

术后 29 天，意识恢复稳定。术后 52 天顺利从监护室转入病房，术后 54 天顺利出院。

◎ 护理体会

1. 神经系统监测与护理　脑出血是一种临床急症，进展快，常发病几小时内迅速恶化，因此迅速诊断和处理至关重要。本案例中患者可以有较好的转归离不开医护人员对患者神经系统的监测，及时发现异常症状并诊断患者突发脑出血。患者手术后入 CSICU，护士密切观察患者意识、瞳孔、四肢活动度、肌力。镇静期间每 2 小时观测瞳孔，每班唤醒患者，患者撤 ECMO 后意识恢复差，出现左右瞳孔不等大，立即行头颅 CT 检查发现患者急性脑出血，给予处理。

行脑室外引流术后，记录外露引流管长度，并做好标识，将密闭式脑室外引流器固定于床头。注意无菌操作，密切观察伤口敷料情况，定时更换伤口敷料。根据指南，需注意固定颈部气管插管套管时避免影响脑静脉回流。注射尿激酶后，关闭引流管 4 小时后开放引流，引流管三通接口处予 2% 葡萄糖酸氯己定醇消毒液浸润的无菌纱布包裹。保持引流管通畅避免引流管打折、受压及扭曲，观察引流管水柱是否有波动，如引流通畅，肉眼观察引流管或引流瓶内玻璃管中的液面可随患者的心跳和呼吸上下波动。以往研究表示，匀速引流脑脊液和精确控制引流量，能有效维持颅内压平衡，避免伤口脑脊液外渗，缓解脑水肿以促进神经功能恢复。本病例通用调节脑室引流器的高度来控制引流速度和引流量，过高不利于引流，过低容易出现过度引流导致颅内出血或颅低压，密切观察脑部引流的色质量，每班引流量总控制在 90 mL 以内，24 小时引流量控制在 270 mL 以内，保持正常的颅内压。

瞳孔大小和对光反射已被明确对神经系统检查具有诊断价值。研究证明，结合了瞳孔大小、潜伏期、收缩速度和扩张速度的神经瞳孔指数，可以成功确定，甚至在平均约 16 小时前预测颅内高压的存在。患者于昏迷后 3 天清醒，后意识存在波动，四肢活动度时好时弱，为密切监测患者病情变化，责任护士每小时观测患者瞳孔情况，每班评估患者肢体活动度，予患者定期行头颅 CT，监测脑出血及水肿情况。

2. 循环系统监测及护理　心脏移植患者的供心在移植前受到完全性缺血，由于再灌注损伤，心功能受到一定程度的损伤。该患者术前左心室射血分数<30%，为避免由容量超负荷导致心力衰竭并发症的发生，以及减少不适当的脑灌注压，针对该患者制订了容量管理策略，在保证血流动力学稳定及肾脏、颅内血流灌注充足的前提下，严格限制输入液量，合理利尿，实现液体负平衡。该患者的循环系统的护理重点是需要保持血压和血流动力学稳定，防止动脉血压的升高导致颅内出血的再发生，同时避免对液体进行过度限制，进而导致颅内低灌注、低血压、低血容量等，造成二次脑损伤及重要脏器缺血等继发性损害。针对该患者，控制输液速度在 50 mL/h，控制收缩压在 90～140 mmHg，控制心率低于 120 次/分，中心静脉压 6～10 mmHg，并根据患者中心静脉压及血压情况给予利尿治疗，保证平均每小时尿量大于 50 mL，每天出入液量示出量大于入量。该患者术后早期心脏超声提示右心室活动减弱，TAPSE：11 mm，后好转，术后第 2 天 NT - pro BNP：348 pg/mL，后逐渐升高，最高至 9 500 pg/mL，后期逐渐下降。

3. 感染预防　该患者移植术后的免疫抑制药物为他克莫司＋吗替麦考酚酯＋甲泼尼

龙琥珀酸钠三联免疫抑制方案。免疫抑制过量,会增加患者感染风险;免疫抑制不足,易导致排斥反应发生。因此,我们通过每日监测血药浓度,控制药物剂量。为提高他克莫司谷值监测的准确性及可比性,予实施固定时间服药,固定时间抽血的精准化护理。服药时间为每日 8:00 和 16:00,抽血时间为每日 6:00。本例患者住院期间他克莫司谷值浓度基本稳定在目标浓度内。

　　患者心脏移植术后使用抗排异药物,免疫功能降低,同时有脑室引流管、心包纵隔管、左右胸管,以及动静脉置管多导管留置,气管切开接呼吸机辅助通气,为感染高风险人群。通过将患者安置在消毒过的单间、保护性隔离措施、每日 3 次紫外线单间空气消毒 30 分钟、每日 2 次使用含氯消毒液对地面、物体表面进行消毒、病服和床单被套每日更换并送至供应室进行高压蒸汽灭菌、尽早拔除各种介入性的插管、遵医嘱合理使用抗生素等手段来降低患者感染风险。同时每日检测外周血白细胞计数、血沉、血培养、痰培养等化验指标和每 4 小时监测体温,及时发现感染征象。

　　患者体温波动,痰培养结果提示患者合并鲍曼不动杆菌、铜绿假单胞菌感染。根据药敏试验结果调整患者的抗生素治疗方案,每日给予氯己定湿巾全身擦浴,降低皮肤表面定植菌,并予含氯己定的漱口液口腔护理。后左胸引流管液体培养提示鲍曼不动杆菌感染,根据药敏试验结果增加了替加环素抗感染治疗。经过治疗与护理,患者感染好转。

　　4. **个体化凝血功能监测与护理**　　凝血功能障碍是脑出血的病因之一。本次手术是患者第三次行开胸心脏手术,凝血机制紊乱,术中止血极其困难,术后血小板低至 $30×10^9$/L。研究表明,血小板功能障碍可能与血肿扩大有关并影响患者的临床结局,美国脑出血诊疗指南推荐,对于已知存在凝血因子缺乏或血小板异常的患者,应及时予以合适的凝血因子或血小板。责任护士遵医嘱予输血和输注白细胞介素 Ⅱ 治疗,并关注药物疗效,治疗 7 天后,患者的血小板计数恢复正常。指南指出,正在静脉使用肝素的患者若发生脑出血,应按照 1 mg 或 100 U 的剂量(最高剂量 50 mg)通过静脉予以硫酸鱼精蛋白中和肝素,此剂量可根据停止使用肝素的时间进行调整。本案例中,由于患者的出血倾向,ECMO 运转期间,心脏移植术后 4 天便停用肝素,故无须使用鱼精蛋白。针对该患者,我们制订的管理策略为:每日监测凝血功能指标包括血小板计数、APTT、INR、血色素等指标;保持心包纵隔及胸腔引流管通畅,引流瓶放置于穿刺点下方 60 cm 处,每小时挤捏引流管,观察引流液的色、质、量,以早期发现出血情况,若 1 小时心包纵隔管引流量超过 150 mL 或腹部引流量超过 200 mL 时,通知医生,遵医嘱处理;监测患者生命体征及中心静脉压的变化情况,警惕出血导致的心包填塞;监测患者的意识变化和瞳孔情况,脑室引流管液的色、质、量,谨防再次发生脑出血。

　　5. **脑出血患者的心理护理**　　患者自身的认知、情绪、动力及社会支持均会影响脑卒中患者的康复进程。脑出血偏瘫患者意识恢复后常无法接受肢体活动、语言功能障碍,日常生活活动自理能力受限等问题,易出现紧张、急躁、恐惧、绝望等负面心理。该患者除了肢体活动度下降,由于多黏菌素治疗后,皮肤变黑,还存在自我形象紊乱的风险。同时患者家属十分担忧患者的预后情况。责任护士及时与患者及其家属沟通,了解他们的心理状态和需求,予以个性化疏导。通过查阅文献了解既往病例的康复效果,帮助患者和家属树立信心,发现不断有证据表明,脑出血患者在疾病恢复过程中较缺血性卒中患者进步略大、略快。非探视时间按需播放家属录音给患者听,鼓励患者突破自我,在人文护理关怀下,患者增强了战胜疾病的信心和决心,配合度明显提升。

◎ 知识链接

1. 脑室外引流术的适应证

（1）因脑积水引起严重颅内压增高的患者，病情危重甚至发生脑疝或者昏迷时，先采用脑室穿刺和引流，作为紧急减压抢救措施，为进一步检查治疗创造条件。

（2）脑室内有出血的患者，穿刺引流血性脑脊液，可减轻脑室反应及防止脑室系统阻塞。

（3）开颅术中为降低颅内压，有利于改善手术区的暴露，常穿刺侧脑室，引流脑脊液。

（4）引流炎性脑脊液，或者向脑室内注入抗生素治疗。

（5）做脑脊液分流手术，放置各种分流管。

（6）抽取脑室液做生化和细胞学检查。

2. 脑室外引流术的禁忌证

（1）硬脑膜下积脓或者脑脓肿患者，脑室引流可使感染向脑内扩散，且有脓肿破入脑室的危险。

（2）脑血管畸形，特别是巨大或者高流量型或者位于侧脑室附近的血管畸形患者，脑室穿刺可引起出血。

（3）弥散性脑肿胀或脑水肿，脑室受压缩小者，穿刺困难，引流也很难奏效。

（4）严重颅内高压，视力低于0.1者，穿刺需谨慎，因突然减压有失明危险。

主编述评

　　心脏移植是一项重大的手术，而脑出血并发症最为凶险，不仅影响患者术后恢复，更影响到患者的生存和生活活动能力，需要医护人员对此提高警惕。发生原因多种多样，通常与体外循环灌注中脑血管压力的大幅度波动、抗凝药物使用、免疫抑制剂相关的神经毒性、颅压降低导致皮质桥静脉撕裂，以及移植前的原始疾病等因素有关。呕吐、收缩压＞220 mmHg、严重头痛、昏迷或意识障碍等症状在数分钟或数小时内进展均提示脑出血，在护理心脏移植术后患者中，护士尤其需要警惕以上内容的发生，并及时通知医生行神经系统影像学检查进行诊断。本案例的成功救治离不开对脑出血的迅速识别和诊断，通过及时的治疗与个性化的护理，使患者顺利出院。

（吴佳庆）

📖 参考文献

［1］Changa A R, Czeisler B M, Lord A S. Management of elevated intracranial pressure: a review [J]. Curr Neurol Neurosci Rep, 2019,19(12):99.

［2］赵海霞,蒋世煜,从尤艳,等. 多功能可调节引流架在脑室外引流中的应用[J]. 当代护士(中旬刊),2019,26(12):134-136.

［3］王晶,徐芬,王慧华,等. 右位心原位心脏移植患者的术后护理[J]. 护理学杂志,2020,35(22):35-37.

［4］王立飞,闫春艳.目标导向液体治疗在高血压脑出血手术中的应用分析[J].临床医药文献电子杂志,2019,6(11):79,82.

［5］邵民燕.研究不同介入时机康复对脑出血患者手功能及日常生活活动能力恢复的影响［J］.心血管外科杂志（电子版），2018，7（1）：16.

［6］李婧.高血压脑出血术后偏瘫患者早期康复训练的方法和效果［J］.河南外科学杂志，2021，27（2）：88-90.

［7］Öcal R, Kibaroğlu S, Derle E, et al. Neurologic complications after cardiac transplant ［J］. Exp Clin Transplant, 2016. Jun 15.

［8］Şahintürk H, Yurtsever B M, Ersoy Ö, et al. Neurologic complications in heart transplant recipients readmitted to the intensive care unit ［J］. Cureus, 2021, 13（11）：e19425.

病例 13

白塞病行心脏瓣膜置换手术

病史资料

患者,女性,47岁,5个月前因瓣周漏,伴胸闷、胸痛,急诊拟"人工机械主动脉瓣移位伴重度瓣周漏、中度二尖瓣反流、中度肺动脉高压伴轻中度三尖瓣反流"收入院。患者既往于4年前行主动脉瓣置换＋二尖瓣成型术(AVR＋MVP),术后定期复查;3年前因心率慢置入永久起搏器;2年前检查发现瓣周漏,考虑白塞病,再次行 AVR 术,术后定期复查,口服糖皮质激素和沙利度胺片治疗至今,无不适。患者既往有反复口腔和阴部溃疡,伴有四肢皮肤红斑,激素治疗后黏膜和皮肤症状消失。

入院诊断

①主动脉机械瓣周漏;②白塞病;③主动脉机械瓣置换状态;④二尖瓣成形术后;⑤非风湿性二尖瓣关闭不全;⑥非风湿性三尖瓣关闭不全;⑦具有心脏起搏器。

救治过程

患者入院生命体征较平稳:SpO_2 91%,PaO_2 63 mmHg,予面罩吸氧,继续口服甲泼尼龙片和沙利度胺(反应停),予利尿治疗,完善术前检查。入院第4天,在全麻下行主动脉瓣和升主动脉置换及冠脉移植术(bentall 手术),术中探查见:原机械瓣瓣环撕脱近一半。术后转入心脏外科监护室,予镇静镇痛、呼吸机辅助通气、抗感染、抗凝、保护心功能、营养支持、激素治疗。

术后第2天,患者出现发热,最高体温38.9℃,予冰袋物理降温、酒精擦浴,血常规示白细胞 14.43×10^9/L,C反应蛋白 1.350 mg/L,降钙素原 5.170 ng/mL,考虑下呼吸道感染,予美罗培南抗感染。每小时尿量少,肌酐明显升高,为 372 μmol/L,考虑心功能不全导致肾灌注不足,予调整心脏起搏器至80次/分,白蛋白扩容,适当增加心输出量改善心功能后,尿量明显增加,肌酐下降。

术后第3~4天,患者出现血压高,血压波动在 144/55~165/65 mmHg,中心静脉压为18 mmHg,遵医嘱予盐酸乌拉地尔降血压。

术后第5天,患者胃肠道功能恢复,将静脉注射激素药物更改为醋酸泼尼松片＋沙利度胺片口服。血压控制在 120/50~135/60 mmHg。

术后第6天,患者 CPAP 模式辅助通气下呼吸频率超过35次/分,脱机困难,予行气管切开术。

术后第7天,血培养涂片:革兰阳性球杆菌,根据药敏试验结果加用万古霉素。

术后第11天,康复科会诊,诊断患者右侧膈肌活动不良,呼吸机依赖,自主呼吸障碍,予加强呼吸功能锻炼。

术后第 18 天,患者气管切开吸氧,带管转至康复医院,继续行呼吸功能锻炼。

护理体会

1. 循环系统管理　严密的术后监护、及时发现并处理术后并发症是降低白塞病合并升主动脉瘤及主动脉瓣病变术后早期死亡的关键,术后监护期间需连续监测动脉有创血压、中心静脉压、心率、呼吸、血氧饱和度的变化,遵医嘱使用正性肌力药物和血管活性药物,并根据有创血压变化及时调整血管活性药物的剂量,以防止因术后血压增高引起的出血增多。该患者术后使用去甲肾上腺素、盐酸肾上腺素及多巴酚丁胺等多种血管活性药物来增强心肌收缩力,减轻心脏的前后负荷。但是该患者术前心功能较差,EF 值小于 30％,且由于二次手术,术中失血较多,循环不稳定,使用药物时需微量泵匀速、准确地调节速度,更换速度快,因极小的调整和刺激都会引起血流动力学的变化,在临床护理中要求护士更加严密、细致。在一些护理操作上要讲究方法和技巧:如传统的换泵方法因拆下换上时泵内压力变化、护士操作时间不等等因素会影响药物的速度,引起患者血压、心率的变化,而该患者在血管活性药物接近完成时,护士将配制好的药物按原有设定的速度安装在另一组已开启的备用微量泵上,而不是立即将药液替换。应根据血压逐步减少血管活性药物使用,该患者术后 3～4 天血压增高时使用盐酸乌拉地尔注射液控制血压,并每 2 小时观察引流液的色、质、量等,注意挤压胸管,保持引流管通畅,密切观察中心静脉压、血压、脉压、心律及每小时尿量的变化,防止心脏压塞的可能。

2. 呼吸系统管理　由于 Modified Bentall 手术中长时间吸入纯氧、肺缺血-再灌注损伤或腔静脉引流不好使较多的回流血入肺、长时间体外循环导致炎性介质和代谢产物释放及术后肺不张,故术后早期易发生肺功能不全、低氧血症等相关并发症。患者术后入 ICU 使用气管插管接呼吸机机械通气,应做好相应的气道护理,定时或根据呼吸音进行吸痰护理确保气道畅通;同时根据血气分析结果及时调整呼吸机潮气量、氧浓度、PEEP 等参数。气管插管期间的口腔护理时注意动作轻柔,保护口腔黏膜完整性,防止破溃后继发口腔溃疡。该患者气管切开后,密切注意患者 SpO_2 变化,鼓励患者做深呼吸,以及配合翻身、叩背等体疗,协助有效咳嗽等运动扩张肺泡,避免术后肺不张。后期逐步脱机期间每日予以缩唇呼吸训练及咳嗽训练后,予以气管切开堵管练习,为拔除气管切开插管做准备。

3. 维持水电解质平衡　室性心律失常是心脏瓣膜置换术后常见并发症,发生率为60％,是术后早期死亡的原因之一,且多发生于术后 48 小时以内。导致瓣膜术后心律失常的因素很多,有研究表明,血清钾浓度的高或低是引起室性心律失常的最直接因素。因术中体外循环和术中超滤导致机体内环境紊乱、术后排钾利尿剂的治疗等因素均可导致低钾血症的发生。该患者术后在 ICU 期间每小时记录输液量、引流量,维持尿量 2 mL/(kg·h)。尿量减少期间予以扩容和强心利尿管理,每 3～4 小时监测一次血清钾,根据液体出入水量变化及血气分析值,及时补充电解质,监测血清钾,使血清钾维持在 4.0～5.0 mmol/L,并根据血清钾浓度及时调整用药。密切观察患者心率及心律变化,避免因电解质紊乱造成心律失常。一旦发生心律失常,根据发生的原因分别给予西地兰、利多卡因、胺碘酮、氯化钾等药物。根据患者心功能情况及血压和中心静脉压情况调节患者的出入液量,保持出入量平衡。该患者在 ICU 期间未发生心律失常现象。

4. 抗凝及激素治疗的护理　白塞病是病因尚不清楚的自身免疫性疾病。该患者瓣膜置换术后，须同时使用糖皮质激素及抗凝药物治疗。该患者术后予甲泼尼龙 40 mg 每 12 小时静脉推注一次，低分子肝素 0.4 mL 每 12 小时皮下注射一次；第 2 天留置胃管后改为泼尼松 5～10 mg tid 口服，华法林 2.5～3.5 mg tid 口服。第 4 天胃肠功能恢复后，予以醋酸泼尼松片＋沙利度胺口服，由于泼尼松会增强华法林的药效，该患者比常规换瓣患者更需严密监测血浆凝血酶原时间国际标准化比率（INR）。住院期间每日查 INR，以便及时调整抗凝药物的剂量，术后 PT INR 维持在 1.5～2.5。由于该患者使用药物的特殊性，须严密观察药物的不良反应，观察患者有无意识不清、偏瘫、肢体疼痛、麻木等血栓栓塞的症状。注意观察注射部位、牙龈等有无出血倾向，有无皮肤淤血点、鼻衄、血尿、咯血、便血等症状，及时发现抗凝药物过量或不足。使用糖皮质激素和免疫抑制剂可能出现血糖升高、血液系统受损、肝功能损害等，须同时观察患者血糖、肝肾功能等情况。该患者术后未出现栓塞或出血等情况。

5. 感染的预防和控制　白塞病患者因长期使用激素治疗抑制免疫功能，机体抵抗力差，且术后须继续接受免疫抑制剂治疗，预防和控制感染是术后的重要问题之一。心内膜炎是瓣膜置换后严重的并发症之一，发病率为 2%～4%。白塞病患者病变可累及瓣膜周围的组织，可导致心脏瓣膜周围组织炎症反应明显，增加了术后感染的概率。有报道，白塞病患者术后心内膜炎发生率为 10%～16%。该患者术后预防性使用二联抗生素，持续使用 7 天。此外，因术后留置肺动脉导管、中心静脉导管、桡动脉导管、心包纵隔引流管、导尿管等多根导管，应加强各管道护理，特别是有创管道，防止血行性感染，规范消毒并更换穿刺部位的敷料，严格执行无菌原则，防止医源性感染。密切监测体温，患者术后第 2 天体温升至 38.9 ℃，经物理降温、抗生素治疗后，于第 3 天体温逐渐下降，第 6 天恢复至正常范围，第 7 天培养出革兰阳性杆菌，并根据药敏试验结果予以调整抗生素。人工气道期间加强患者口腔及鼻腔的清洁、护理，患者气管切开清醒能配合后，每天清晨进行刷牙，三餐后采用含氯己定漱口液进行漱口。每天给予氯己定湿巾完成一次皮肤清洗。

6. 皮肤护理　白塞病患者常有皮肤损害，皮肤损害多表现为结节性红斑、疱疹、丘疹、痤疮样皮疹、大疱性坏死性血管炎、脓皮病等。患者既往有反复口腔和会阴部溃疡，伴有四肢皮肤红斑，术后在基础护理时应避免使用有刺激性的洗护用品，卧床期间卧防压力性损伤床垫，每 2 小时翻身一次，避免拖、拉、推等动作。受压部位、骨隆突处予透明敷料外贴保护，骶尾部皮肤予以赛肤润按摩。加强动脉置管及静脉穿刺管的护理，无菌操作、妥善固定，预防滑脱和感染。如有皮肤损害可外涂莫匹罗星软膏，促进炎症消散吸收。切忌挤压。术后持续抬高双下肢，并制订一套详细的踝关节跖屈和背伸运动计划，从术后第 1 天开始锻炼，每天 6～10 次，每次 10～15 分钟，能有效地促进下肢的血液循环，减轻肿胀程度。该患者术后未发生皮肤损害。

◎ 知识链接

1. 白塞病　白塞病（Behcet's disease，BD）是一种以反复发作的口腔和生殖器溃疡、眼炎及皮肤损害为主要临床特征的慢性系统性疾病，可累及血管、神经、关节、消化道等全身多个系统，7%～47% 的白塞病患者可累及心血管系统。我国患病率约为 14/10 万，平均发病年龄在 30 岁左右，男性多见于女性。根据累及部位分为血管型、胃肠型和神经型白塞病，其中血管型白塞病临床表现主要为主动脉瓣反流，二尖瓣、三尖瓣及肺动脉瓣关闭不全，心腔内血栓、心肌梗死、传导异常、静脉阻塞等，常导致较高的致死率和致残率。心脏瓣膜受累发病率为 60%～79%,死亡率为 36.4%～47.3%,主动脉瓣严重反流常提示疾病预后不良。

2. 白塞病心脏瓣膜手术预后　目前白塞病合并主动脉瓣反流的手术方式主要有主动脉瓣置换术和带主动脉瓣人血管升主动脉替换术(Bentall 术)。由于主动脉结构脆弱及周围组织炎症,瓣周漏、瓣膜撕脱等情况在术后比较常见。研究发现,因瓣周漏、瓣膜撕脱再次手术的患者比例高达 30%～90%。近年来,国内外团队通过尝试多种手术技术及改进材料来避免人工瓣膜脱落,但在白塞病的病理基础下,此类患者仍有较高病死率。

主编述评

　　大部分白塞病患者预后良好,但眼、中枢神经系统及大血管受累者预后不佳。白塞病的基本病理改变为血管炎,全身大小血管均可累及,静脉系统受累较动脉系统多见,很多因病变累及主动脉根部导致主动脉瓣关闭不全。作为一种临床症状并不典型的免疫性疾病,白塞病常常为临床医生所忽视,从而使患者未能得到正确完整的诊断而仅仅进行了单纯的瓣膜置换手术。目前,有专家共识建议:诊断明确的伴有主动脉瓣病变具有手术适应证的白塞病患者在首次手术时,即使主动脉根部没有扩张,仍倾向于主动脉根部替换治疗,但更重要的是术后的免疫治疗。因此,在关注心脏外科术后专科护理的同时,必须重视患者既往疾病受累情况,同时做好对患者免疫治疗的相关健康宣教。

(薛燕)

参考文献

[1] Hatemi G, Christensen R, Bang D, et al. 2018 update of the EULAR recommendations for the management of Behcet's syndrome [J]. Ann Rheum Dis, 2018,77(6):808-818.

[2] 蒋巨波,刘先宝,高峰,等.经导管主动脉瓣置换术治疗白塞病合并重度主动脉瓣反流一例[J].中华心血管病杂志, 2021,49(1):71-73.

[3] 宋润泽,蔡思,屈睿升,等.血管型白塞病的治疗现状[J].国际外科学杂志,2021,48(9):643-648.

[4] 陈霞,郭慧洁,孙千惠,等.白塞病患者主动脉瓣置换术后并发主动脉窦瘤行 Bentall 术一例的护理[J].中华危重症医学杂志(电子版),2021,14(2):174-176.

[5] 程灿,胡何节,王晓天,等.白塞病引起血管病变的处理策略分析[J].中国血管外科杂志(电子版),2019,11(3):237-240.

[6] 姜家艳,罗玉华,谢寿梅,等.心脏换瓣术后病人出院服用抗凝药指导与健康教育[J].全科护理,2009,7(9B):2432.

[7] 吴贤红,郭蕴华,李燕华.白塞氏患者心脏瓣膜置换术的护理[J].南方护理学报,2005,12(11):24-25.

[8] Jeong D S, Kim K H, Kim J S, et al. Long-term experience of surgical treatment for aortic regurgitation attributable to Behcet's disease [J]. Ann Thorac Surg, 2009,87(6):1775-1782.

病例 14

复发右髂窝腹膜后血管肉瘤并发反复心室电风暴

◎ 病史资料

患者,男性,56 岁,因右髂窝腹膜后血管瘤切除术后 3 年,复发 1 个月入院。入院后突然意识不清,呼之不应,颈动脉搏动消失,无自主呼吸。心电监护示心室颤动,立即予以胸外按压、肾上腺素静注、电除颤 2 次,行气管插管术后转入 ICU。既往有心房颤动及 2 型糖尿病病史。

◎ 入院诊断

①右盆腔腹膜后肉瘤复发;②心房颤动;③2 型糖尿病。

◎ 救治过程

患者转入监护室时意识昏迷,双侧瞳孔对光反射存在、等大等圆,气管插管接呼吸机辅助通气,心率 141 次/分,呼吸 21 次/分,血压 161/89 mmHg,SpO$_2$ 95%。复苏后心脏超声示左心室射血分数(left ventricular ejection fractions,LVEF)65%,轻微二尖瓣反流。心电图示心房颤动伴快速心室率、ST-T 改变完全性右束支传导阻滞。心脏 MRI 示心肌内未见异常强化灶,左心室收缩活动稍减弱。予以患者维持电解质水平,抗心律失常、镇静镇痛,以及血管活性药物、亚低温治疗。入 ICU 当晚,再次出现心室颤动,共发作 3 次,电除颤 4 次,复律成功,后严密监测患者瞳孔变化,维持患者血流动力学稳定。

入 ICU 第 2 天,暂停亚低温治疗,患者意识逐渐转清,自主呼吸恢复,肌力好,符合拔管指征,于第 3 天拔除气管插管。

入 ICU 第 7 天,患者行植入型心律转复除颤器(implantable cardioverter-defibrillator,ICD)植入术,在 ICD 植入前手术室中心室颤动发作 3 次,予非同步直流电复律 3 次后复律成功。术后返回 ICU,当日 16 时再次发生心室颤动,起搏器自行复律 3 次,心室率 65~80 次/分,血压 147/83 mmHg。而后当晚凌晨至晨 6 时之间发生心室颤动 6 次,予 ICD 体内除颤＋体外非同步除颤,保护性气管插管,胺碘酮、利多卡因、肾上腺素静脉推注后成功复律。

术后第 2 天,心脏超声示 LVEF 56%,电解质维持在正常水平,心电图较前相仿。患者持续气管插管、镇静镇痛抑制交感兴奋、血管活性药物维持循环稳定、β受体阻滞剂控制心室率治疗。按心外科术后常规护理,予术后第 7 天拔除气管插管。

术后第 10 天,患者第 3 次突发心室颤动,共发作 4 次,予气管插管接呼吸机辅助通气,持续胸外按压,胺碘酮、利多卡因和肾上腺素静脉推注、非同步电复律分别除颤 14 次、1 次、6 次、1 次后恢复自主心律,其中最长一次复苏时间达 1.5 小时。患者电解质水平、心电图及心超均未见明显异常。后经多学科团队会诊决定关闭患者 ICD 除颤功能,保留起搏功能,控制心室率、深度镇静、营养支持治疗。与此同时,由于患者病因不明,因此对患者进行了基因检测,发现患者在 RYR2 和 SCN5A 两个心肌离子通道基因外显子中存在点突变,是一个罕见的常染色体显性遗传病。

术后第 23 天晨,患者在深度镇静情况下突发第 4 次心室颤动,共发作 5 次,予非同步电复律、肾上腺素静脉注射后恢复窦性心律。患者心脏超声、心电图较前相仿,电解质水平稳定。通过再一次多学科会诊讨论,由于目前无法针对患者病因进行治疗的情况,考虑患者交感兴奋性较高,决定采取偏保守的治疗策略,继续深镇静联合亚低温的治疗,降低交感神经兴奋,后行气管切开机械通气治疗。

术后第 2 个月,患者病情趋于稳定,意识转清,逐步减少镇静药物剂量,进行呼吸功能锻炼及四肢肌力康复治疗。术后患者第 4 个月,病情稳定,生命体征平稳,拔除气管切开,转入康复医院行康复治疗。

▶ 护理体会

1. **迅速识别异常心电图**　分析该患者能成功救治的关键在于迅速识别心室电风暴的发生。患者多次且反复出现心室电风暴,病情急骤且剧烈。在发病前应注意识别各种心律失常,特别是心室电风暴的预警心电图形,如单形或多形室性期前收缩的增多、R-on-T 现象等。因此,护士在护理该患者的过程中应保持高度的警觉性,严密观察心电图的变化。

2. **抢救小组明确分工**　在患者发生心室电风暴后,需要在场医务人员迅速做出反应,实施抢救才能有效缩短心搏骤停时间,提高患者抢救成功率。由于患者频发心室颤动,因此在患者床旁备有抢救药物、除颤仪、简易呼吸器及气管插管用物等,且都呈备用状态,以便能随时取用。一旦发现病情变化后,立即呼叫同班抢救小组护理人员,通知医生,迅速进行电复律并使用抗心律失常药物。

3. **深度镇静联合亚低温治疗**　患者在住院期间经历多次复苏,最长一次达 1.5 小时。在病因不明的情况下,对患者采用了深度镇静联合亚低温治疗,降低心室率。对于深度镇静的患者,每 4 小时对患者进行 RASS 评估,根据目标镇静深度调节镇静药物剂量。同时,该患者还进行亚低温治疗以降低氧耗,在使用亚低温治疗仪时应同时使用冬眠合剂。在开始亚低温治疗时,应先对患者使用镇静、冬眠药物,再打开亚低温治疗仪。在治疗期间,每小时应观察患者生命体征和瞳孔变化;严密监测患者核心体温,维持患者体温在目标范围内;随访电解质等化验指标;做好被动活动,防止深静脉血栓的形成。同时做好皮肤护理,防止压力性损伤的形成。复温时应先关闭亚低温治疗仪,再逐渐停用冬眠、镇静药物,在治疗过程中需注意复温速度和目标体温值。

4. **加强皮肤的保护**　患者经历反复多次的电除颤,胸前区皮肤出现电灼伤。临床护理过程中做好灼烧区域皮肤的消毒和保护,保持灼伤部位皮肤干燥,再次电除颤时注意避开已灼伤的皮肤。不仅如此,患者还长时间处于深度镇静状态并且经历亚低温治疗,在护理时应每 2 小时进行翻身,做好皮肤的保护,注意皮肤有无青紫,防止压力性损伤的发生。

5. **保持患者情绪稳定**　该患者在发生多次心搏骤停后担心自己病情会再次反复出现,出现明显的焦虑症状,故加强了对患者的心理护理。一方面,请心理科医生对该患者进行会诊,给予患者口服氯硝西泮片。另一方面,考虑到患者目前在重症监护病房治疗,家属无法一直陪伴在患者身边,因此临床医护人员对患者进行针对性的心理干预,增加与患者之间的交流沟通,对患者进行心理疏导,减轻患者的焦虑、抑郁情绪,保持患者心情稳定,帮助患者树立战胜疾病的信心。与此同时,做好对患者家属情绪的安抚,帮助患者积极配合治疗。

知识链接

1. **心室电风暴** 心室电风暴指的是 24 小时内反复发作 3 次或 3 次以上的室性心动过速(室速)或心室颤动(室颤)。大部分发生心室电风暴的患者存在重度基础结构性心脏病,少数患者存在可逆性诱因,如药物中毒、电解质紊乱、急性心肌缺血等。对于血流动力学不稳定的患者,应首先进行高级心脏生命支持;对于血流动力学稳定的患者,应首先静脉使用抗心律失常药物、口服 β 受体阻滞剂,迅速稳定患者之后再进行评估,根据疾病进行针对性治疗。

2. **电除颤的适应证** 适用于心室颤动、心室扑动、无脉性室性心动过速的患者。

3. **电除颤的并发症**

(1) 低血压:主要因高能电击后发生的心肌损伤有关,应严密监测患者血压及心电图的变化。大部分可在短时间内自行恢复。若血压持续降低,可遵医嘱使用血管活性药物维持循环稳定。

(2) 皮肤灼伤:主要是由反复多次电除颤、电极板上导电糊涂抹不均匀或电极板与胸壁贴合不紧导致。应保持皮肤干燥,若再次除颤时注意避开灼伤部位,灼伤轻微患者注意观察,无须特殊处理。严重者可在局部涂抹复方磺胺嘧啶锌乳膏促进伤口愈合。

(3) 心肌损伤:因选择合适的电复律模式,发生心肌损伤后需监测患者心电图和心肌酶谱各项指标,当损伤严重导致低心排或心源性休克时可遵医嘱使用血管活性药物。

(4) 急性肺水肿:常发生在电除颤后 1~3 小时。主要是因为左心房及左心室功能不良引起。发生概率较低,一旦发生,应立即给予高流量氧气吸入,保持呼吸道通畅,并通知医生,遵医嘱给予强心、利尿、扩张血管、平喘等药物。

4. **深度镇静的适应证**

(1) 机械通气患者出现严重的人机对抗。

(2) 需要使用神经-肌肉阻滞剂的患者。

(3) 严重颅脑损伤伴颅高压患者。

(4) 癫痫持续状态。

(5) 严重的急性呼吸窘迫综合征行俯卧位通气及肺复张治疗的患者。

5. **深度镇静的并发症**

(1) ICU 获得性衰弱:与使用大剂量镇静药物有关。应积极处理原发病、减少引起 ICU 获得性衰弱药物的使用、尽早进行康复锻炼、给予充足的营养支持帮助 ICU 获得性衰弱的预防和恢复。

(2) 深静脉血栓:主要由患者在深度镇静后自主活动明显减少造成。在深度镇静期间对患者进行被动运动,如使用气压治疗等。遵医嘱使用抗凝药物,复查凝血指标,并定期评估患者下肢血栓形成情况。

(3) 低血压:深度镇静患者容易引起低血压的发生。在治疗期间,应做好患者循环功能的监测,遵医嘱使用血管活性药物,从而维持血流动力学的稳定。

(4) 呼吸功能抑制:深度镇静患者容易出现排痰无力,清理呼吸道无效,增加肺部感染的机会。因此,应做好呼吸功能监测,吸痰时注意无菌操作,在病情允许的情况下尽早减少镇静药物的使用。

（5）压力性损伤：深度镇静后患者自主活动减少，因此容易造成压力性损伤。需要定时做好翻身、减少局部理化因素的刺激、防止局部组织长时间受压、改善患者的营养状况，以预防压力性损伤的发生。

主编述评

心室电风暴是一种严重的、威胁患者生命的恶性心律失常。在本案例中，患者的心室电风暴反复多次发生且时间跨度较长，十分罕见。迅速发现患者心电图的变化同时熟悉心搏骤停患者抢救流程至关重要。临床护士在此过程中，需要快速反应、临危不乱、冷静沉着应对，并与医生做好密切配合才是救治患者的重要基础。

（李菁菁）

参考文献

［1］郑霞飞,何丹丹,顾利丹.急诊经皮冠状动脉介入治疗围手术期并发心室电风暴22例的救治及护理［J］.中华危重症医学杂志(电子版),2017,10(2):143-144.

［2］李永芳,陈晓霞,陈宝玉,等.心室电风暴护理状况［J］.现代临床护理,2012,11(1):82-85.

［3］王小琴,徐美春.一例急性心肌梗死合并休克及电风暴患者的护理［J］.中国实用护理杂志,2016,32(14):1086-1088.

［4］李春,陈永慧,任璟璟.1例急性心肌梗死并发电风暴的抢救和护理［J］.护理研究,2015,29(32):4093-4095.

［5］孙莲莲,高瞻,胡斌妹.8例早期应用艾司洛尔治疗扩张型心肌病合并心室电风暴患者的护理［J］.护理学报,2014,21(23):36-38.

［6］中华医学会重症医学分会.中国成人ICU镇痛和镇静治疗指南［J］.中华危重病急救医学,2018,30(6):497-514.

［7］Al-Khatib S M, Stevenson W G, Ackerman M J, et al. 2017 AHA/ACC/HRS guideline for management of patients with ventricular arrhythmias and the prevention of sudden cardiac death: a report of the American College of Cardiology/American Heart Association Task Force on Clinical Practice Guidelines and the Heart Rhythm Society ［J］. J Am Coll Cardiol, 2018,72(14):e91-e220.

第 3 章　消化系统危重症

......**病例 15**......

重症急性胰腺炎合并出血性休克和感染性休克

◎ 病史资料

患者,男性,48 岁,因"上腹痛 1 天"于 2019 年 9 月 26 日收治入科。患者于 1 天前无明显诱因出现上腹部疼痛,呈间断性绞痛,伴有腰背部放射性疼痛,后疼痛逐渐加重,弯腰抱膝位疼痛可减轻,伴恶心和呕吐。急诊查血淀粉酶为 2323U/L,上腹部 CT 检查示胰腺形态饱满,胰周脂肪间隙模糊,可见胆囊结石。患者既往 2017 年有胆源性急性胰腺炎发作史 1 次,后未再复发,高血压病史 10 余年,日常服用硝苯地平控制血压可。入院时患者一般状况尚可,呼吸急促,双肺呼吸音粗,未闻及干湿性啰音,心率加快(130 次/分),节律尚齐,未闻及异常杂音,腹部膨隆伴腹肌紧张,上腹部压痛,无反跳痛,肠鸣音减弱(2 次/分),24 小时尿量仅 500 mL。自诉碘造影剂过敏。

◎ 入院诊断

①急性胰腺炎(重症,胆源性),急性呼吸窘迫综合征,急性肾衰竭;②高血压 2 级(很高危组);③胆囊结石伴慢性胆囊炎。

◎ 救治过程

患者入院后(急性期)一般状况尚可,体温为 36 ℃,脉搏为 130 次/分,呼吸急促,双肺呼吸音粗,未闻及干湿性啰音,呼吸频率为 25 次/分,血压为 130/90 mmHg,血气分析示 pH 为 7.339,动脉氧分压为 8.64 kPa,二氧化碳分压为 5.41 kPa,遵医嘱予高流量面罩吸氧,芒硝外敷减轻腹内高压,并且予抑酸、抑制胰液分泌、输血、抗感染、补充白蛋白、补液等对症支持治疗。入院 3 天后留置鼻空肠管行肠内营养支持治疗,同时患者呼吸急促未缓解,SpO_2 持续下降至 70%,予高流量湿化仪辅助通气治疗;入院后患者肌酐水平进行性升高,由 161 μmol/L 上升至 336 μmol/L,尿量逐渐减少,经肾内科临床医生会诊后行连续性血液净化治疗,共治疗 4 次,复查肌酐水平降至 97 μmol/L,24 小时尿量为 1 900 mL(尿量恢复)。结合患者心肌酶谱升高、心电图检查示广泛 T 波低平,考虑存在心脏损伤,予改善冠状动脉供血、控制液体出入量、纠正电解质和酸碱失衡等对症处理。患者因碘造影剂过敏,术前未能行增强 CT 检查。

患者入院 2 周(恢复期)后病情较平稳。2019 年 10 月 21 日,患者出现发热,体温最高达 39.0℃,应用美罗培南联合替加环素抗感染治疗后体温逐渐恢复至 36.5℃。2019 年 10 月 29 日复查 CT(图 15-1)示:SAP,胰腺假性囊肿较前(2019 年 10 月 16 日)增大,囊肿最大径为 12 cm,且囊肿壁包裹完整并紧贴胃壁,无合适经皮穿刺路径,随后患者出现中腹部胀痛、恶心等压迫症状,经多学科讨论后于 11 月 19 日行超声内镜引导下经胃胰腺假性囊肿金属支架置入术,术中采集引流液进行细菌培养,11 月 21 日(支架置入 2 天后)常规行胃镜下经金属支架胰腺坏死组织清除术,术后患者生命体征平稳。2019 年 11 月 22 日凌晨 4:00 患者无明显诱因突发呕血,呕吐量约 500 mL 的鲜红色液体;排暗红色血便 1 次,量约 150 mL;伴心悸、出冷汗,血压为 80/50 mmHg,急查血常规示白细胞计数为 $19.65\times10^9/L$,红细胞计数为 $3.29\times10^{12}/L$,血红蛋白为 105 g/L,急诊 CT 检查示胰周包裹性积液和积血。急诊胃镜检查示囊肿支架内附着大量血凝块,予拔除金属支架,未见活动性出血(图 15-2),立即行腹腔数字减影血管造影,预防胰大动脉和胰背动脉栓塞,同时予输血和止血等对症支持治疗,患者未再发生活动性出血。

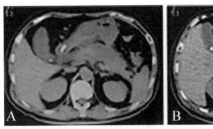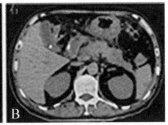

图 15-1　中腹部计算机断层扫描平扫检查结果
A. 2019 年 10 月 16 日(发病 3 周)检查结果示胰周假性囊肿形成;
B. 2019 年 10 月 29 日(发病 4 周)检查结果示胰周假性囊肿增大

2019 年 11 月 26 日患者再次出现发热,体温最高达 39.6℃,伴畏寒、寒战,血压下降,最低血压为 76/50 mmHg,药敏试验结果示广泛耐药的肺炎克雷伯杆菌、屎肠球菌和嗜麦芽窄食单胞菌感染,调整抗生素为利奈唑胺联合替加环素抗感染治疗,并予血浆扩容补液,去甲肾上腺素和多巴胺升压治疗,患者血压恢复至 123/80 mmHg。经多学科会诊后考虑胰周假性囊肿出血后合并感染,治疗仍以抗感染和胰周引流为主,调整抗生素为头孢他啶阿维巴坦钠和利奈唑胺,2019 年 12 月 2 日腹部 CT 检查示胰周积液和胰周脓肿腔仍存在,并于 2019 年 12 月 9 日在 X 线引导下循胃体后壁窦道处置入塑料支架,支架置入后胃腔可见胰周脓液溢出,后患者体温逐渐下降,12 月 13 日 CT 检查示胰周积液和胰周脓肿腔逐渐缩小。患者于 2020 年 1 月 13 日腹部 CT 检查示胆总管下段轻度扩张,胆总管下段结石,于 1 月 19 日行内镜逆行胰胆管造影术(endoscopic retrograde cholangiopancreatography,ERCP)、胆管支架置入术和胰管支架置入术,术后逐渐开放饮食并于 2020 年 1 月 23 日出院。2020 年 3 月 26 日拔除胃内支架和胆胰管支架。

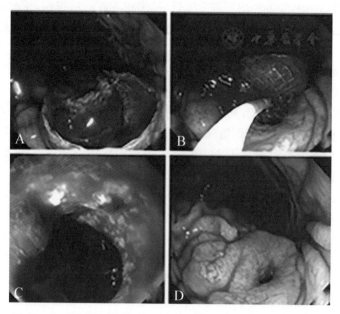

图 15 - 2　2019 年 11 月 22 日急诊胃镜检查示胰腺囊肿内出血
A. 金属支架内见血凝块；B. 用圈套器拔除支架；C. 胰腺窦道内无活
动性出血；D. 支架拔除后胃黏膜窦道处无活动性出血

◎ 护理体会

　　1. **病情观察，及时识别并发症**　指南推荐感染性胰腺坏死采取微创升阶梯的治疗方法，包括经皮穿刺引流和内镜下经壁穿刺引流，该患者前期 CT 检查可见囊肿壁包裹完整并紧贴胃壁，无合适的经皮穿刺路径，遂行超声内镜引导下经胃胰腺假性囊肿金属支架置入术，并辅以胃镜下经金属支架胰腺坏死组织清除术，术后第 2 天患者出现上消化道出血症状，表现为呕血、黑便。究其原因，包括：胃壁血管丰富，经胃穿刺胰腺假性囊肿时易伤及血管；贲门黏膜撕裂；较大假性囊肿长期压迫周围血管，穿刺后囊肿迅速消失，腹内压及胃肠压力骤然下降，血管易舒张破裂出血。因此，针对此类患者，术后护士需嘱患者严格绝对卧床24 小时，严密观察患者生命体征；注意患者有无脉搏细速、烦躁、冷汗、意识障碍等症状；注意患者腹部体征，有无压痛、反跳痛，是否有板状腹；观察呕吐物及排泄物颜色、性状、量及次数；观察引流管引流液的颜色、性状及量；观察有无再次出血及慢性出血情况，如发现患者呕血、黑便、面色苍白、四肢无力等。应立即建立静脉通道，同时报告医生，迅速给予补液扩充血容量，静脉给予止血药物等，同时备好内镜下止血。

　　2. **控制感染，减少炎症刺激**　胰腺假性囊肿内引流术可导致手术相关性感染或囊肿内坏死物质继发感染，究其原因，可能与置入金属支架后，消化液及食物等胃内容物可能反流入囊肿诱发感染有关。术后密切观察体温、脉搏及血常规变化，注意腹部体征。当患者出现发热症状时，可遵医嘱予冰袋、控温毯、75％乙醇擦拭等方法进行物理降温，必要时可遵医嘱给予药物降温；由高热导致患者水分丢失增加，护士应严格遵医嘱予补液治疗，避免水、电解质酸碱平衡失衡；做好皮肤护理，因退热过程中大量排汗，应及时予温水擦浴、更换衣物、床单，并保持室内通风；做好口腔护理，每天口腔护理 2～3 次，避免口腔感染；同时注意带有引流装置的患者,注意观察引流装置连接是否牢固,确保引流通畅及引流的有效性,并做好严格的交接班。

3. **抵抗多重耐药菌,合理使用抗生素**　患者胰周引流液细菌培养结果为肺炎克雷伯杆菌、屎肠球菌、嗜麦芽窄食单胞菌感染,根据药敏试验结果将治疗方案调整为替加环素和利奈唑胺联合抗感染治疗,患者病程中出现高热伴寒战,考虑脓毒血症可能。体外敏感性较高的药物替加环素常用剂量易致血药浓度低,达不到控制感染的理想效果,结合患者情况调整为利奈唑胺联合头孢他啶阿维巴坦钠(思福妥)控制感染症状。使用药物期间,注意观察:①是否出现皮肤黏膜过敏(荨麻疹、湿疹、血管神经性水肿),呼吸道过敏反应(过敏性鼻炎、支气管哮喘、喉头水肿),全身过敏症(过敏性休克)等超敏反应患者是否有超敏反应发生;②是否有艰难梭菌相关性腹泻(CDAD)发生;③是否有肾功能损伤,密切监测血清肌酐清除率的变化;④肾功能损伤患者,在头孢类药物疗程过长时,脑脊液中药物的浓度快速升高,干扰正常的神经细胞功能,致严重的中枢神经系统症状,因此肾功能损伤的患者需观察患者是否出现癫痫、昏迷、扑翼样震颤及非惊厥性癫痫持续状态等中枢神经系统反应有肾功能损伤的患者尤其要观察是否有中枢神经系统反应。

4. **高流量湿化仪辅助呼吸,改善通气**　患者入院后氧分压低,呼吸急促,出现急性呼吸窘迫综合征,予高流量湿化仪(HFNC)辅助通气治疗,可通过高流量鼻塞持续为患者提供可以调控的相对恒定吸氧浓度(21%～100%)、温度(31～37 ℃)和相对湿度(8～80 L/min)的高流量吸入气体,根据患者的舒适性和耐受度调节参数,保持一定的痰液黏稠度,使痰液易于排出。经鼻高流量湿化氧疗者,机器位置应低于或平行于患者水平,建议患者取半卧位或头高位(>20°),根据患者鼻孔大小选择合适的鼻塞,以不超过鼻孔孔径的 1/2 为宜,并嘱患者闭口呼吸,如不能配合且伴 CO_2 潴留可改用面罩进行氧疗。使用过程中需要严密监测患者意识状态、生命体征、呼吸运动、气道分泌物性状及血气分析并及时做出针对性调整,按需吸痰,防止痰堵窒息。并且随时注意管路积水,警惕其误入气道引起呛咳和误吸,一旦报警,及时处理管路冷凝水。

5. **早期血液净化治疗,改善血液内环境**　该患者入院时血检验示血肌酐水平逐渐升高,由 161 μmol/L 增长至 336 μmol/L(正常参考值为 57～97 μmol/L),尿量逐渐减少,经由肾内科会诊后,予以连续性血液净化治疗 4 次,维持水和电解质平衡、避免使用肾毒性药物后,患者肾功能逐渐恢复,复查肌酐水平降至 97 μmol/L。内环境是人体细胞直接进行新陈代谢的场所和生存的环境,包括血浆、组织液、淋巴液和脑脊液。SAP 发生时,人类内环境的稳态遭到严重破坏,内环境的紊乱最终导致全身炎症反应和多脏器功能衰竭,引起患者死亡。因此,维持血液内环境的稳定,及时清除炎症因子,纠正多脏器功能衰竭对 SAP 的治疗极为重要。血透过程中全程心电监护,专人护理,密切观察患者生命体征的变化,根据医嘱监测患者各项血检验值的变化,同时做好血液透析机重要参数的监测。配制置换液时必须双人核对,严格遵守无菌操作原则,防止继发感染。低血压是血液透析常见的并发症之一。刚开始引血时,有效血容量急剧减少,易导致患者低血压,所以血液透析前要尽量将患者血压维持到正常范围,必要时使用血管活性药,同时,观察患者有无出现出血、烦躁、谵妄等并发症。

6. **调整心理状态,积极配合治疗**　患者是中年男性,经历 SAP 引起的感染出血导致的休克,侵入性操作多、病重、病程长、病情反复、多次透析,患者情绪复杂,对于生存意志薄弱。

护理人员在做好相关基础护理的同时,需给予患者更多的心理护理,多鼓励安慰患者及其家属,使其正确对待疾病,提高治疗信心。提供良好舒适的治疗环境,在患者休息充足的前提下多沟通交流,克服困难,积极面对。

知识链接

1. **急性胰腺炎的并发症** 急性胰腺炎可引起全身或局部并发症。全身并发症主要有全身炎症反应综合征(systemic inflammatory response syndrome,SIRS)、脓毒症、多器官功能障碍综合征(multiple organ dysfunction syndrome,MODS)、腹腔高压及腹腔间隔室综合征(abdominal compartment syndrome,ACS)。局部并发症主要与胰腺和胰周液体积聚、组织坏死有关,包括早期(<4周)的急性胰周液体积聚、急性坏死物积聚(acute necrotic collection,ANC)及后期(>4周)的胰腺假性囊肿(pancreatic pseudocyst,PP)、包裹性坏死(walled-off necrosis,WON)。以上局部并发症又分为无菌性和感染性两种类型。其他并发症还包括消化道出血、腹腔出血、胆道梗阻、肠梗阻、肠瘘等。

2. **SAP引发胰腺假性囊肿** SAP引发的胰腺假性囊肿属于临床较为常见的,急性胰腺炎发生后胰腺实质坏死或者胰管破裂、胰液外溢,炎性渗出,坏死组织集聚在网膜囊内无法吸收,刺激了腹膜,引发了纤维组织增生最终形成了囊壁导致出现囊肿,由于没有上皮组织的覆盖囊壁衬托,因此临床称之为假性囊肿。绝大多数胰腺假性囊肿位于胰周,也可位于小网膜腔内、胃与结肠、胃与肝之间或横结肠系膜之间。囊肿可引起压迫症状,临床表现为发热、上腹部胀痛和压痛、肿块、腹胀、胃肠道功能障碍等,体格检查常可扪及肿块,并有压痛。假性囊肿可破裂,造成慢性胰源性腹水,腹水中淀粉酶和脂肪酶的含量均明显增高,且可破入胸腔,进入后腹膜、纵隔,甚至颈部。40%~50%的胰腺假性囊肿可在6周内自行吸收,超过6周的胰腺假性囊肿有8%能自行消退。因此,大多数假性囊肿不需要任何治疗,约25%的假性囊肿有症状或继发感染时才需进行干预治疗。干预的措施主要为经皮穿刺置管引流、经内镜置管引流或者外科手术治疗。

3. **胰腺假性囊肿内引流术** 内引流术的适应证为囊肿持续6周以上,伴有症状或囊肿直径大于6 cm,囊肿持续增大,囊肿感染,或疑有恶性肿瘤者,最佳手术时机应选择在囊壁较厚、囊肿形成已有3个月以上者。手术内引流的并发症和死亡率均较低,应是首选的理想术式。其术式选择可根据囊肿在胰腺内形成的部位、大小及引流效果而选择不同的术式:①囊肿与胃或十二指肠吻合术。此术式主要适用于胰头部或近胃后壁的囊肿。此术式吻合后,食物可进入囊内,加之胃肠收缩引起吻合口的缩小,可出现引流不畅,易导致感染及复发,临床上应用较少。②囊肿空肠Roux-en-Y吻合术。多数学者认为此术式是首选的内引流术式,本术式可一次完成,且可以防止食物反流入囊腔内,发生感染的概率小。

4. **胰腺假性囊肿微创手术** 通过影像学检查可准确检测出囊肿的位置、大小、与周围脏器的关系及距腹壁的深度。在B型超声引导下经皮穿刺抽液或穿刺囊肿置入导管进行外引流,安全、简便。其适用于囊肿形成时间少于6周;或者合并全身衰弱不能耐受手术者;或有压迫症状的巨大的可能破裂的囊肿的过度治疗,以暂时抽液或引流达到减压缓解症状。在B超引导下选择距引流部位最近,避开腹腔内脏器和大血管为穿刺点并做标记,用1%利多卡因行局麻,先用PTC穿刺针试穿,取得囊液后,置入导丝,更换穿刺针,扩大穿刺孔,置入引流管并固定,接引流袋。术后B超复查,了解囊肿大小变化,定期用甲硝唑冲洗引流管。

主编述评

指南推荐SAP后期出现的局部并发症在合并感染时可行微创引流，即首先选择CT引导下经皮穿刺引流(percutaneous catheter drainage，PCD)或超声内镜引导下经胃、十二指肠穿刺支架引流(endoscopic transluminal drainage，ETD)，然后在PCD或ETD基础上行坏死组织清除术。该患者由于碘造影剂过敏，术前未能行增强CT检查，故未能全面仔细评估胰腺周围血管情况，是无法预判出血的原因之一。对于急性胰腺炎后期的局部并发症在出现感染时，在选择微创引流方式和支架类型上应权衡利弊，同时需严密观察患者生命体征的变化。此外，应根据引流液或血液细菌培养和药敏试验结果，选择针对性强、易穿透血胰屏障的抗菌药物。SAP病死率高、病情复杂，后期并发症多，应通过多学科联合诊治，制订最佳的治疗方案。

(陈佳云　王汇)

参考文献

[1] Trikudanathan G, Wolbrink D R J, van Santvoort H C, et al. Current concepts in severe acute and necrotizing pancreatitis: an evidence-based approach [J]. Gastroenterology, 2019,156(7):1994 - 2007.

[2] 程芳芳，张红燕，崔美荣，等. 超声内镜引导下经胃穿刺胆道覆膜金属支架引流术治疗胰腺假性囊肿患者的护理[J]. 解放军护理杂志，2015，32(23)：52 - 54.

[3] 邵荣雅，徐海娟. 胰腺假性囊肿并发症的护理[J]. 护理学杂志，2001，16(2)：92 - 93.

[4] 赵倩，柰锞. 重症急性胰腺炎并发假性囊肿的护理进展[J]. 世界最新医学信息文摘(连续型电子期刊)，2020，20(45)：87 - 88，91.

[5] 栾春艳，刘志刚，董涛，等. 早期血液灌流联合血液透析滤过治疗重症急性胰腺炎疗效及对血液内环境的影响[J]. 中国全科医学，2012，15(23)：2712 - 2714.

[6] 罗春凤. 连续静脉-静脉血液透析滤过治疗急性重症胰腺炎病人的护理[J]. 全科护理，2016，14(2)：142 - 144.

[7] 秦长江，孟继明，周忠勇，等. 胰腺假性囊肿的治疗：附35例报告[J]. 中国普通外科杂志，2007，16(10)：1025 - 1026.

病例 16

胰腺癌术后吻合口瘘

病史资料

患者,男性,56 岁,2021 年 6 月无明显诱因出现上腹部饱胀不适,伴食欲减退,进食后饱胀感加重,无呕吐,无明显腹痛、腹泻,无腰背痛,未予特殊治疗。2021 年 10 月 5 日,至当地医院体检发现胰腺占位性病变,胰管扩张,腹部不适较前无明显改善,仍有食欲减退,遂来我院就诊。2021 年 11 月 24 日,门诊以"胰腺占位性病变"收入院,自发病以来患者精神一般,体力一般,食欲、食量一般,睡眠状况良好,体重无明显异常,大小便正常,否认高血压、糖尿病病史。

入院诊断

①胰头占位:恶性肿瘤? ②肝囊肿。

救治过程

完善各项术前检查后,行"机器人胰十二指肠切除术＋肝囊肿开窗引流术",手术顺利。术后第 12 天因腹腔出血,行"剖腹探查止血术"。术中见胃右动脉根部出血,给予缝扎止血;胆肠、胰肠吻合口破裂,予拆除吻合,分别行胆道外引流、胰腺外引流、胃造瘘。术后予加强引流、切口换药。术后 3 周拆除切口缝线,见切口不愈合,全层裂开,切口下方放置引流管引流,可见切口下方出现肠瘘,予缝合瘘口。予以抗感染、肠外营养支持、化痰、维持水电解质平衡等治疗。同时加强换药,充分引流,及时对症处理。

术后 30 天,患者自诉视物旋转,伴头晕,肢体震颤,请神经内科会诊,建议对症处理,完善头颅颈部 MRA(未见明显异常),怀疑韦尼克脑病,维生素 B_1 由前期 100 mg 肌内注射 1 次/天,加量至 200 mg 肌内注射 1 次/天,患者震颤好转。

术后 36 天,根据肠瘘愈合情况,行肠内营养联合肠外营养支持,同时继续加强换药,促进切口及腹腔内组织愈合。继续给予抗感染、化痰、维持水电解质平衡等对症治疗。

术后 53 天,患者病情平稳,予以出院。

护理体会

1. 吻合口瘘的观察与护理　胆漏和胰瘘均是胰十二指肠切除术后的主要并发症。胰瘘常发生于术后早期,表现为腹痛、腹胀、高热,腹腔引流管引出富含淀粉酶的引流液。胆漏通常合并胰瘘,多发生在术后 5～10 天,表现为发热、右上腹痛、腹肌紧张及腹膜刺激征,胆管引流量减少,腹腔引流管引出胆汁样液。而发生肠瘘时腹腔引流管可引出黄色恶臭味液体,甚至切口处有恶臭味液体渗出,患者常出现腹腔感染征象。对其采取个性化的护理措施。

（1）维持管道通畅，加强引流：妥善固定引流管，保持引流管通畅，充分引流，密切观察引流液的量、色及性状，准确记录。必要时，可采用腹膜透析液 2 000 mL 以低流量通过腹腔双套管持续冲洗引流，减少腹腔内的感染及胆漏、胰瘘、肠瘘液对腹腔脏器的损害，促进吻合口瘘愈合。使用腹腔双套管持续冲洗引流时需保持腹腔双套管的有效负压，注意控制内芯吸引管吸力在 0.02 MPa 以下，以能顺利吸出引流液为宜；负压过大，容易吸附导管周围组织导致出血；负压过小，会使引流不畅导致引流无效。引流液黏稠的时候可以适当加快冲洗液速度，以稀释黏稠的液体。当冲入量与吸出量基本平衡，吸出液体颜色变清，引流量＜200 mL/d 时即可改为单管引流。引流量＜20 mL/d，患者生命体征平稳，血常规恢复正常，体温正常，无腹痛腹胀等症状者，CT 复查无明显瘘腔时，可考虑逐步退管直至拔出引流管。

（2）抑制腺体分泌，促进吻合口愈合：应用生长抑素或其类似物，减少胰腺外分泌量，同时减少瘘口周围的炎症反应。

（3）引流管周边皮肤的护理：由于胰液、胆汁等消化液具备腐蚀性，会导致周边局部皮肤红肿，严重时可出现破溃等。可通过氧化锌软膏涂抹局部皮肤或采用皮肤保护膜等液体敷料给予保护，防止引流液对皮肤产生腐蚀。一旦引流液外溢需及时换药，防止纱布渗透后进一步损伤皮肤。

2. 营养支持 一经确诊并发胆漏、胰瘘、肠瘘，即给予禁食、胃肠减压、营养支持等治疗。该患者因机体胃肠功能障碍，营养摄入不足，且伴有感染，机体处于应激状态，体内促分解代谢激素分泌增加，机体蛋白质分解加剧，白蛋白 26 g/L，前白蛋白 138 mg/L。早期，给予全胃肠外营养使胃肠液的分泌量减少，能明显改变全身营养状态及各器官功能，有助于控制感染。根据患者肠道情况逐渐改为肠内营养联合肠外营养，最后过渡到全肠内营养，直至口服常规饮食。

3. 出血的观察与护理 术后第 12 天患者出现腹腔活动性出血表现，急诊行剖腹探查止血术。返回病房后做好术后相关护理，严密监测血压、脉搏、CVP 变化，观察尿量、皮温及腹腔引流液的颜色、性质、量，以及血色素的变化。倾听主诉，及时发现异常，防止再次出血。

4. 心理护理 胰十二指肠切除术后患者心理护理不容忽视。胰十二指肠切除手术复杂，术后并发症发生率较高，出现吻合口瘘又增加住院时间加重了患者的心理负担和躯体痛苦，护理人员不仅要洞察病情，还要善于心理疏导，以消除患者焦虑情绪，保持良好心态，主动配合治疗。

知识链接

1. 术后胰瘘的定义和诊断 术后胰瘘的定义为"胰腺导管系统和另一个上皮表面之间形成的富含胰腺来源酶液体的异常通道"。2016 版诊断标准为"术后＞3 天时，引流液淀粉酶含量大于血清淀粉酶正常值上限的 3 倍，且与临床治疗预后相关"。强调胰瘘的临床相关性，如果患者引流管淀粉酶含量达到诊断标准而未影响临床治疗过程和预后，可以被视为生化瘘而非临床胰瘘（postoperative pancreatic fistula，POPF）。

2. 术后胰瘘的分级 术后胰瘘可分为生化瘘、B 级瘘和 C 级瘘（表 16-1）。其中生化瘘（biochemical leak，BL），通常被认为是一个与临床进程无关，但可依靠实验室检查获知的一个胰瘘前状态。对于没有放置引流管的低危胰瘘患者，由于无法获知引流液中淀粉酶的含量，所以不属于 BL 范围。发生 BL 的患者，如果突然出现心肌梗死、肾功能障碍和肺栓塞等严重状态,不应该被划分为 C 级胰瘘,因为 BL 本身属于一个轻度的低危害状态,突然出现的严重并发症一般认为是由其他原因引起。

表 16 - 1　2016 版术后胰瘘分级临床评定表

	引流液淀粉酶含量大于血清淀粉酶正常值上限的 3 倍	胰周持续引流>3 周	临床相关的胰瘘治疗措施改变[b]	经皮或内镜下穿刺引流	血管造影介入治疗术后胰瘘相关出血
BL(非术后胰瘘)	是	否	否	否	否
B 级术后胰瘘[a]	是	是	是	是	是
C 级术后胰瘘[a]	是	是	是	是	是

	二次手术	术后胰瘘相关的感染征象	术后胰瘘相关器官衰竭[c]	术后胰瘘相关死亡
BL(非术后胰瘘)	否	否	否	否
B 级术后胰瘘[a]	否	是,但未出现器官衰竭	否	否
C 级术后胰瘘[a]	是	是,出现器官功能衰竭	是	是

注:[a] 临床相关的术后胰瘘被定义为引流液淀粉酶含量大于血清淀粉酶正常值上限的 3 倍且发生了与术后胰瘘直接相关的临床状态及预后改变。[b] 表示住院或重症监护室停留时间延长,包括采取治疗胰瘘的一些相关措施。包括使用生长抑素类似物、完全肠内或肠外营养、输注血制品或其他药物治疗。[c] 术后器官衰竭被定义为呼吸功能障碍发展到需要再插管,肾功能不全发展到需要血液透析,心功能不全发展到需要使用强心药物。

B 级胰瘘强调与临床相关,并影响术后进程,包括:①持续引流 3 周以上;②出现临床相关胰瘘治疗措施改变;③使用经皮或内镜穿刺引流;④采取针对出血的血管造影介入治疗;⑤发生除器官衰竭外的感染征象。

需要说明的是,在大多数出现胰瘘的患者中,相关感染是轻度者,仅需要使用抗生素;一旦由于胰瘘感染等原因而发生单个或多个器官功能障碍,胰瘘分级应由 B 级调整为 C 级。

主编述评

　　消化道瘘是胰腺术后常见并发症,尤以胰瘘发生率最高,风险最大,对患者造成的危害最为严重。本例患者胰十二指肠切除术后 2 周因胰瘘造成腹腔内迟发性出血,经再次手术后发生肠瘘,引流通畅是该患者康复的基础,对患者营养和能量的支持是消化道瘘的有力保障。对于该类患者,护士必须要学会通过病情观察,风险评估,做出预判,采取相应预防措施,一旦发生能够准确处置,保持密切的医护协作,从而促进患者康复。

（郝建玲　孙洁）

参考文献

[1] 刘梅,刘芳,蒋敏君.胰十二指肠切除术后并发肠瘘的观察与护理[J].护士进修杂志,2014,29(15):1386 - 1388.
[2] 施思,项金峰,徐近,等.2016 版国际胰腺外科研究组术后胰瘘定义和分级系统更新内容介绍和解析[J].中国实用外科杂志,2017,37(2):149 - 152.

::::: 病例 17 :::::

重症急性胰腺炎合并横纹肌溶解症

病史资料

患者,女性,46 岁,因突发上腹部疼痛,血淀粉酶 837 U/L,CT 提示:胰腺坏死伴胰周及腹腔广泛渗出,以"急性胰腺炎"收入外院。急性期常规处理后,发病后第 8 天患者突然出现肌痛、四肢肌力下降并迅速进展至Ⅰ~Ⅱ级,血检验示高钠血症(血钠 184 mmol/L)、肌红蛋白 3 136.5 ng/mL(正常范围:0~70 ng/mL)、肌酸激酶同工酶 25.9 ng/mL(正常范围:0.3~4 ng/mL)。发病后第 16 天患者各项指标明显恶化:血红蛋白 73 g/L、肌红蛋白>4 000 ng/mL、肌酸激酶同工酶 63.4 ng/mL、尿素氮 31.84 mmol/L、肌酐 283.4 μmol/L。为进一步明确诊断及治疗,于当天转至某省会城市三甲医院。患者入院时意识清,精神萎靡,呼吸急促,心律齐,腹部稍膨隆,无压痛、反跳痛,四肢活动差,肌力Ⅰ~Ⅱ级,肌张力偏低,痛、温、触觉存在。既往有 2 型糖尿病。

入院诊断

①重症急性胰腺炎;②横纹肌溶解综合征;③胰腺坏死组织积聚;④水电解质紊乱(高钠血症);⑤MODS(急性肺损伤、急性肾损伤、急性肝损伤);⑥2 型糖尿病;⑦低蛋白血症;⑧中度贫血。

救治过程

患者入院后禁食,心电监护,鼻导管持续低流量吸氧,艾普拉唑静脉滴注保胃治疗、美罗培南静脉滴注消炎治疗、乌司他丁静滴抑制胰酶活性、生长抑素持续微泵抑酶治疗、TPN 静脉营养治疗、输注病毒灭活冰冻血浆及 20% 人血白蛋白以补充胶体,辅以呋塞米静脉推注利尿治疗。于发病后 27 天 CT 明确胰腺组织坏死感染。经历穿刺置管引流、双套管持续冲洗、内镜下坏死组织清除术等阶梯式引流措施,感染基本控制。针对全身并发症,给予多次输注红细胞悬液纠正贫血;给予气管切开置管接呼吸机辅助呼吸,并逐步过渡间断脱机;入院后持续行血液滤过治疗,肌酐维持在正常范围,但尿量一直未恢复。针对肌无力,在发病后 35 天肌肉活检病理报告后,曾给予人丙种球蛋白 0.5 g/kg 短暂冲击治疗。为排除格林巴利综合征行脑脊液检查:未见"蛋白-细胞分离"现象;为排除自身免疫性疾病行自身免疫抗体检查:抗核抗体,dsDNA,心磷脂抗体,抗中性粒细胞细胞质抗体等相关免疫指标均为阴性;为明确肌力减退原因行肌电图检查和肌肉活检,肌电图检查提示:肌源性损伤为主,伴神经源性受损。肌肉活检结果提示:肌束内多量肌纤维变性、坏死、再生及炎细胞浸润。肌肉活检病理诊断:炎性肌肉病,组织学倾向皮肌炎,并注明本例肌纤维破坏程度重,部分区呈急性横纹肌溶解改变。经过多学科会诊,综合本例患者的肌酶与血红蛋白变化及各项检查,应当考虑诊断为横纹肌溶解综合征。重症急性胰腺炎导致横纹肌溶解的病理生理机制尚不明确,可能与急性期分布性休克、组织低灌注、严重电解质紊乱,以及炎症因子风暴的毒性作用相关。在积极治疗胰腺炎的同时,给予积极的肾替代治疗,优化液体管理,保护肾功能,同时制订运动处方,加强四肢康复锻炼。经过综合治疗及精心护理后,患者肌力有所改善,双上肢肌力Ⅳ级,双下肢约Ⅱ级。发病后 65 天复查肌红蛋白 243 ng/mL,肌酸激酶同工酶 15.5 ng/mL,于发病后 83 天转回当地医院继续肾功能管理及康复锻炼。

◎ 护理体会

1. 生命体征监测 横纹肌溶解症(rhabdomyolysis,RM)发生时,横纹肌细胞损伤,大量乳酸、肌蛋白、嘌呤、钾、磷和有神经毒性的代谢产物进入细胞外液,可引起高血钾、酸碱平衡失调,最终导致心律失常、呼吸及神经系统并发症,患者可表现为烦躁不安、胸闷、嗜睡、心动过缓,甚至发生心搏骤停等危急症状。当进入患者血液的肌红蛋白水平超过 5~15 μg/mL 时,从患者肾脏排出,患者尿色变深时通常提示 RM 发生,预示即将发生肾衰竭,尿量及肌酐直接反映了肾功能的情况。因此,必须严密动态观察患者生命体征变化,给予心电监护,准确地记录患者的生命体征变化情况,要详细记录患者的出入量,统计 24 小时尿量,并根据尿量调整输液量及输液速度,定时检测血尿素氮、血电解质、肌酐、内生肌酐清除率,尽早发现肾衰竭的先兆并及早治疗,监测电解质以便及时纠正水电解质紊乱。在日常护理工作中,置换液现配现用,根据患者病情变化调整。

2. 双套管引流护理

(1)调节负压大小:一般情况下负压 0.02 MPa。负压吸引压力过大可造成组织损伤甚至血管破裂出血,负压吸引力过低无法达到将胰腺坏死脱落的组织及脓液吸引的目的。

(2)调节冲洗液的量及速度:根据医嘱在生理盐水内加入抗菌药物如庆大霉素或用甲硝唑冲洗,每天的各引流总的冲洗量 2 000~4 000 mL,具体冲洗量视患者情况而定,速度 40~60 滴/分,冲洗液的温度 30~39 ℃。

(3)保持引流管通畅:连接紧密,避免扭曲、脱落,妥善固定,定时挤压引流管,防止堵管。

(4)观察和记录:冲洗过程中观察冲洗液的颜色、性质、量,观察患者有无畏寒、心慌气急、面色苍白、腹痛等不良反应,一旦出现应立即停止冲洗,对症处理。每日更换引流袋、引流管及接头,避免再次感染。

3. 血液透析护理 血液滤过(hemofiltration,HF)、血液透析滤过(hemodiafiltration,HDF)相结合的治疗方法,可促进大分子蛋白质排出,清除血液中的代谢废物及有毒物质,使肾功能得以改善。

(1)根据患者的心理状态给予针对性的疏导,向患者解释血液透析治疗的重要性,配合治疗。

(2)在确保血流量通畅的情况下,让患者取舒适的卧位,一般为平卧位。防止导管打折、脱落。

(3)严格无菌操作,上机前做好检查以保证管路和滤器的连接紧密,透析过程中避免管道的扭曲、折叠,防止管道受压、脱落或断开。注意观察穿刺部位有无渗血、渗液,定期更换敷料。

(4)预防出血/凝血,确认患者是存在皮下瘀斑、淤血,确认是否使用抗凝药物。

（5）预防肾衰竭：在护理工作中配合做好血液检验，定期监测患者尿素氮、肌酐等指标变化，以便明确肾衰竭进展；另外需加强尿液观察，做好出入量记录，及早明确肾功能状况。

（6）观察患者治疗期间有无头晕、头疼、恶心、呕吐等不适主诉及症状，及时对症处理。

4. 呼吸机使用观察与护理

（1）持续监测脉搏血氧饱和度，及时发现低氧血症。如发现血氧饱和度低，应立即遵医嘱抽取动脉血查血气分析。

（2）密切观察呼吸机的运转情况及输入压力变化，观察患者呼吸的频率，如患者有自主呼吸，应观察和呼吸机是否同步，否则应及时调整。气道高压报警：表示呼吸道不通畅，常由痰液堵塞、管道折叠等引起；气道低压报警：表示漏气或管道脱开等，要积极查找原因，及时调节纠正。

（3）气道护理，注意观察患者有无胸闷、气急等缺氧症状，严密监测动脉血气分析结果。注意保持墙壁有效供氧，做好呼吸机使用及管理，做好呼吸道护理。根据患者意识恢复情况调节呼吸机使用模式，呼吸机螺纹管路每周更换，采用灭菌注射用水作为呼吸机湿化液，及时倾倒冷凝水。

（4）按需吸痰，动作轻柔，注意观察痰液的色、质及量的变化。口腔冲洗护理，2 天/次，采用 0.5% 醋酸氯己定溶液，保持口腔清洁，避免口腔定植菌的移位。注意观察气管气囊变化，使用气囊压力测试表，维持气囊压力在 $25\sim30\ cmH_2O$，不主张气囊放气。翻身叩背每 2 小时一次，促进排痰，预防坠积性肺炎发生。经口气管插管时间不超过 1 周，保持导管在位，放置牙垫并妥善固定导管，防止脱管及牙齿咬管或痰液堵塞导致导管堵塞及送气不畅。

（5）脱机前，使用自主呼吸模式（spontaneous breath，SPONT）锻炼 2 天进行试脱机锻炼，监测动脉血气结果。如无异常方可考虑拔管。拔管当日嘱咐患者勿大声言语，因气管插管导致咽喉部黏膜损伤，患者常有疼痛不适主诉。

5. 肢体功能锻炼的护理　横纹肌溶解患者早期有效的功能锻炼能预防肢体并发症的发生，在经过全科会诊后，遵循循序渐进的运动方式逐渐增加运动强度，将整个肢体功能锻炼分 2 个时期进行。第 1 期：低强度被动肢体功能锻炼，主要为床上被动踝泵运动和能耐受的肢体运动。床上踝泵运动操作简单，对患者无创伤，无须辅助工具，且能增加患者运动能力、预防肌肉萎缩及关节活动度衰退。第 2 期：在第 1 期基础上，应用床上脚踏车进行肢体锻炼，床上脚踏车从小幅度开始，逐渐增加运动强度。床上脚踏车运动无须离开床位，且不需要中断各种治疗，能防止肌肉萎缩的发生，并增加耐力和肌力，促进患者康复。在运动过程中，责任护士需要给予床边病情监测和做好运动时肢体的固定，防止发生脚踏车的滑落造成机体损伤。在整个肢体康复的过程中，需要严密监测患者的肌红蛋白和肌酸激酶同工酶的变化及肢体障碍有无增加的表现。

6. 营养护理　重症急性胰腺炎患者机体处于高分解状态，对糖和脂肪利用降低，对蛋白质消耗增加，加上长时间禁食，必然使机体更加衰竭，透析治疗会导致机体营养物质严重流失，因此，保证营养的供给至关重要，该患者选用全肠外营养，由锁骨下静脉置管输入静脉高营养，输入白蛋白、免疫球蛋白、血浆等，在患者病情得到控制生命体征稳定，肠功能恢复，立即予以肠内营养治疗。恢复期要注意水及电解质的补充，以防止脱水及电解质紊乱，饮食从半流质逐渐过渡到软食、普食。原则上应以低钾、低钠、低脂、高热量、高维生素及适量的蛋白质为主。采用优质低蛋白质低磷饮食，既可减轻肾功能的负担，又不使体内蛋白质过少。

7. 心理护理 患者突然发病，病情进展迅速，加上重症急性胰腺炎病重、病程长、病情反复、侵入性操作多，以及 RN 后期肾功能管理和功能锻炼，患者极易产生悲观、消极的情绪。护理人员应尽量提供良好的治疗环境，多鼓励、安慰患者，以成功病例鼓励患者及家属，消除其紧张情绪及恐惧心理，鼓励患者及家属积极配合治疗。进行心理疏导，取得患者的信任，使其积极面对人生，正确认识该疾病。

◎ 知识链接

1. 重症急性胰腺炎的并发症

（1）局部并发症：有胰腺脓肿与假性囊肿。一般在起病后 2～3 周，因胰腺及胰周坏死继发感染而形成脓肿。此时，患者高热不退、持续腹痛，有高淀粉酶血症等。假性囊肿常在发病后 3～4 周形成，系胰腺坏死组织或脓肿内容物在胰腺内、外液化积聚所致。

（2）全身并发症：重症急性胰腺炎由于胰腺组织大量坏死、渗出，胰腺炎症介质或坏死产物进入血液循环，在病后数天内可出现多种严重并发症，如急性肾衰竭、成人呼吸窘迫综合征（ARDS）、心律失常或心力衰竭、肝功能衰竭、消化道出血、败血症、胰性脑病、弥散性血管内凝血（DIC）等，病死率很高。

2. 横纹肌溶解综合征的病因 横纹肌溶解综合征是指一系列影响横纹肌细胞膜、膜通道及其能量供应的多种遗传性或获得性疾病导致的横纹肌损伤，多伴有急性肾衰竭及代谢紊乱。横纹肌溶解综合征病因复杂，常见剧烈运动、药物毒物、感染、电解质紊乱、遗传代谢性疾病等，临床可见肌肉疼痛、压痛、肿胀及无力等。

3. 横纹肌溶解症的表现 横纹肌溶解经典的三联征：肌痛、肌无力、浓茶色尿。

（1）出现症状的肌肉多为靠近躯干部位如大腿、肩关节周围、下腰部的肌肉，但临床上多数患者肌肉症状并不突出。

（2）尿液的颜色深浅与坏死肌肉范围的大小、肾脏的滤过功能情况有关，严重患者可出现少尿、无尿、水肿等急性肾损伤的临床表现，诊治不及时可导致肾功能最终无法恢复。

（3）重症患者可伴疲乏、发热、心跳过速、恶心、呕吐甚至腹痛等多种症状，若病因是中毒、水电解质紊乱等，可出现伴随精神行为及情绪的异常。

4. 横纹肌溶解症的治疗

（1）识别诱因和病因并积极去除诱因是该病治疗的基础。

（2）液体疗法和积极纠正电解质紊乱是该病早期阶段最重要的治疗，针对多发的急性肾衰竭，需要注意保护肾功能并监测出入量，通过容量复苏、碱化尿液、血液净化预防急性肾小管坏死，帮助肾功能恢复，降低临床病死率。

主编述评

重症急性胰腺炎病情危重且进展快，早期可引起全身炎症反应综合征并最终导致多器官功能损害。重症急性胰腺炎导致横纹肌溶解的病理生理机制尚不明确，可能与急性期分布性休克、组织低灌注、严重电解质紊乱及炎症因子风暴的毒性作用相关。本病例中，医务人员充分引流、控制感染；及时补液及营养支持，纠正水、电解质、酸碱平衡失调和营养失调；合理应用药物治疗，及时血液净化治疗，从而阻断引起急性肾衰竭。双套管引流护理和血液透析护理是该患者救治过程的关键措施。在治疗过程中，护士学会评估风险、做出预判、采取相应预防措施、一旦发生能够准确处置是提高救治救治成功率的重要保障。

（肖家敏　陈翠）

参考文献

［1］陈云晖，陈静.横纹肌溶解症并发急性肾功能衰竭患者的护理[J].解放军护理杂志，2013，30(2)：36－38.

［2］沈倩倩，诸纪华，傅藏藏，等.儿童急性胰腺炎伴多器官功能损害护理1例[J].浙江医学，2021，43(24)：2702－2704.

［3］江文正.腹腔双套管用于重症急性胰腺炎感染坏死组织引流的护理[J].护理学杂志，2011，26(22)：19－21.

［4］武立艳.全方位护理干预在血液净化治疗横纹肌溶解中的应用[J].山西医药杂志，2021，50(2)：319－321.

［5］姚媛媛，沈鸣雁.肾移植术后并发重症急性胰腺炎患者的护理1例报告[J].护理实践与研究，2021，18(9)：1420－1422.

［6］王亚芹，郝建玲，陈佳云，等.重症急性胰腺炎合并急性呼吸窘迫综合征患者一例的护理[J].解放军护理杂志，2016，33(12)：56－58.

［7］李孝尧，高堃，吴敬医，等.多学科诊治重症急性胰腺炎合并四肢肌无力[J].医学研究生学报，2019，32(3)：290－292.

病例 18
重症急性胰腺炎合并急性呼吸窘迫综合征

病史资料

患者,女性,66岁,于2021年9月1日进食早餐后感胸腹部持续性绞痛,持续数十分钟,伴恶心、呕吐,无心悸、发热、胸闷、胸痛及腹泻,检查心肌酶谱未见异常。9月2日,急查血淀粉酶3235 U/L,血肌酐64 mmol/L,B型钠尿肽为98.9 pg/mL,肌钙蛋白为0.012 ng/mL;急查上腹部CT示:急性胰腺炎、胆囊结石、胆囊炎、胆总管下端可疑结石。脉搏108次/分、呼吸26次/分、血压136/100 mmHg,指尖SpO_2波动于93%～97%,患者意识清,精神可,BMI 29.2 kg/m²。9月3日转至某院消化内科治疗。

入院诊断

①重症急性胰腺炎;②胆囊结石;③胆囊炎;④胆总管下端结石。

救治过程

入科后急查pH 7.371,氧分压68.1 mmHg,二氧化碳分压40.8 mmHg,乳酸为2.9 mmol/L,血淀粉酶1003 U/L,总胆红素65.4 μmol/L,谷丙转氨酶(ALT)122 U/L,白细胞计数7.86×10^9/L,中性粒细胞计数6.67×10^9/L,C反应蛋白101.40 mg/L。予以禁食、心电监护严密监测生命体征变化,鼻导管吸氧3 L/min、5%碳酸氢钠纠酸治疗、艾普拉唑保胃治疗、美罗培南静滴消炎治疗、乌司他丁静滴抑制胰酶活性、生长抑素持续微泵抑酶治疗、TPN静脉营养治疗、输注病毒灭活冰冻血浆及20%人血白蛋白以补充胶体,辅以呋塞米静脉推注利尿治疗,并留置导尿管,注意观察其电解质及尿量变化。

入院后第2天患者主诉胸闷不适,气促明显,双肺闻及哮鸣音;心电监护示:心率145次/分、呼吸50次/分、血压137/80 mmHg、SpO_2 88%;动脉血气提示:pH 7.404,氧分压68.7 mmHg,二氧化碳分压45.6 mmHg,乳酸23 mmol/L,缓冲碱2.6 mmol/L,因此诊断该患者并发急性呼吸窘迫综合征(ARDS),立即给予面罩吸氧,患者症状无改善,予以经口气管插管接呼吸机辅助呼吸,调节呼吸机模式同步间歇指令通气＋压力支持通气,呼吸频率15次/分,呼气末正压,吸入氧浓度70%,予咪达唑仑、芬太尼微泵以镇静镇痛治疗。继续予以禁食、胃肠减压、静脉营养、抗感染、抑酸、抑酶等治疗。准确记录24小时出入量,保证患者处于轻度负氮平衡状态,避免给全身其他器官增加负担。入院后第7天,患者意识转清,能自主呼吸、排痰,停呼吸机辅助治疗,拔除经口气管插管,拔除胃管,放置鼻空肠管,开始肠内营养治疗。因胰周包裹性积液,9月26日实施CT引导下胰周脓肿穿刺术,留置胰周引流管一根。治疗期间患者出现一次癫痫、高热,体温最高38.9℃,均予对症处理,病情逐渐平稳。经过50余天治疗,10月25日CT提示胰腺炎较前吸收,予拔出胰周引流管,复查血淀粉酶72 U/L。患者可下地行走,一般情况可,病情好转稳定,康复出院。

◎ 护理体会

1. 生命体征监测　重症急性胰腺炎是 ARDS 的强烈诱因,患者出现 ARDS 症状后,护士立刻协助医生进行急救,保持患者呼吸道通畅。给予 24 小时持续心电监护,严密监测患者心率、呼吸、血氧饱和度等变化,观察患者意识、胸部起伏及呼吸机运转情况。若患者出现呼吸急促、鼻翼扇动、口唇及指(趾)端发绀、胸闷、咳嗽、血痰等病情变化时,应及时报告医生予以相应处理;及时跟踪患者的血指标及动脉变化,掌握患者炎性指标变化及二氧化碳分压和氧分压变化。

2. 补液护理　重症急性胰腺炎患者早期会出现严重的体液流失状况,由于无法进食、呕吐及疾病消耗,会使毛细血管渗漏而致组织灌注降低导致患者在短时间内严重脱水或者电解质紊乱。予患者留置深静脉置管,严格计算出入量的总值决定输入总量情况,使用输液泵、微量泵等控制液体输入的速度,合理安排补液顺序,晶胶体联合输入,避免大量快速输入液体,增加心脏负荷。根据患者病情输注血制品及白蛋白,提高渗透压,辅以呋塞米静脉注射脱水利尿,改善组织间隙水肿。

3. 呼吸机使用观察与护理　参见病例 17。

4. 皮肤的护理　患者 BMI 示肥胖,Braden 压力性损伤高危评分 20 分,为高危患者,需有效预防。在保证各管道安全的情况下,各班协助患者勤翻身、经常更换体位,保持床单位的干净、清洁,做好皮肤危险因素的评估。擦拭身体 2 次/天,保持会阴部清洁,勤更换衣裤。做会阴护理时,严格无菌操作。全身皮肤骨隆突外涂塞肤润,尤其是受压及皮肤皱褶部位,减缓压力与摩擦,防止压力性损伤的发生。使用呼吸机辅助呼吸,在使用咪达唑仑(力月西)、芬太尼镇静期间,患者因眼睑不能完全闭合而出现球结膜水肿,予以盐水纱布湿敷和金霉素眼膏外涂,保持眼睑周围皮肤清洁。

5. 营养护理　SAP 患者机体处于高分解状态,对糖和脂肪利用降低,对蛋白质消耗增加,加上长时间禁食,必然使机体更加衰竭。因此,保证营养的供给至关重要。患者初期选用全肠外营养,由 PICC 管输入静脉高营养,输入血白蛋白、血浆等;应尽早使用肠内营养,在患者生命体征稳平稳、肠道功能恢复及血流动力学稳定的基础上,为患者留置鼻空肠管。

(1) 喂养时应抬高床头 30°～45°,喂养结束后保持半卧位 30～60 分钟。

(2) 将营养液加热至 37～40 ℃,保持输注营养液时,可使用肠内营养输液器专用加温器。

(3) 妥善固定管道的体外部分,施行鼻翼及脸颊或耳垂的双固定,并且调整松紧,避免发生压力性损伤。

(4) 保持鼻空肠管的通畅,避免管道堵塞。持续经泵输注时,每隔 4 小时采用 20～30 mL 温开水脉冲式冲管;给药前后,采用 20～30 mL 温开水脉冲式冲管。

(5) 采用无菌纱布包裹管口,避免发生细菌感染,鼻饲注射器每 24 小时更换一次。

(6) 鼻饲过程中密切关注患者病情,及时聆听主诉,减少腹胀腹泻、恶心呕吐及喂养管堵塞等并发症,避免误吸的发生。

6. 高热的护理　密切观察患者体温的变化,由于 SAP 患者出现胰腺局部坏死及组织液渗出等状况,导致体温升高。因此,加强体温的监测,给予有效降温和抗感染处理。临床上给予冰袋外敷或温水擦浴等物理降温,及时更换潮湿的衣服被褥。当患者出现高热、寒战时,及时采血做细菌培养,根据细菌培养结果合理应用抗生素,避免滥用抗生素。合理安排药物使用时间,现配现用。监测血常规及电解质变化及时补充液体,观察汗液情况,进行血液滤过,控制炎症。

7. 心理护理 由于病情危重,大量仪器及输液引流管道的应用,给患者带来了巨大的不适感受,使患者出现焦虑烦躁的情绪。针对患者情绪低落、缺乏治疗信心甚至不配合治疗和护理的现象,我们应为患者提供安静、舒适的环境,经常与其谈心,耐心解答其问题,讲解有关疾病知识和必要的治疗、护理措施,帮助其树立战胜疾病的信心。

◎ 知识链接

1. 急性胰腺炎的病因 在我国约 50% 的急性胰腺炎由胆道结石、炎症、胆道蛔虫或胰管结石引起,尤以胆石症最为多见。大量饮酒和暴饮暴食可刺激胰腺分泌及 Oddi 括约肌痉挛,也是引起该病的常见原因。其他少见的因素包括毒素、药物、手术、外伤、ERCP 术后等。

2. 胆道疾病会引起急性胰腺炎的原因 胆道疾病引起急性胰腺炎除可用共同通道学说解释外,目前认为还可有下列原因:①壶腹部出口梗阻,包括结石嵌顿、蛔虫堵塞胆总管、胆道感染所致 Oddi 括约肌痉挛等,此时若伴有胆道内压升高,则胆汁反流入胰管引起急性胰腺炎;②胆石移行过程中损伤胆总管、壶腹部或胆道炎症引起 Oddi 括约肌松弛,致富含肠激酶的十二指肠液反流入胰管,激活胰腺消化酶,导致急性胰腺炎;③胆道炎症时细菌毒素、游离胆酸、非结合胆红素、溶血卵磷脂等可通过胆胰间淋巴管交通支激活胰腺消化酶,引起急性胰腺炎。

3. 重症急性胰腺炎的并发症

(1)局部并发症有胰腺脓肿与假性囊肿。一般在起病后 2~3 周,因胰腺及胰周坏死继发感染而形成脓肿。此时,患者高热不退、持续腹痛,有高淀粉酶血症等。假性囊肿常在发病后 3~4 周形成,系胰腺坏死组织或脓肿内容物在胰腺内、外液化积聚所致。

(2)全身并发症。由于胰腺组织大量坏死、渗出,胰腺炎症介质或坏死产物进入血液循环,在病后数天内可出现多种严重并发症,如急性肾功能衰竭、成人呼吸窘迫综合征、心律失常或心力衰竭、肝衰竭、消化道出血、败血症、胰性脑病、弥散性血管内凝血等,病死率很高。

4. ARDS 的诊断要点

(1)有明确的 ARDS 致病因素且在 1 周内出现的急性或进展性呼吸困难。

(2)胸部 X 线平片/胸部 CT 显示两肺浸润阴影,不能完全用胸腔积液、肺叶/全肺不张和结节影解释。

(3)呼吸衰竭不能完全用心力衰竭和液体负荷过重解释。如果临床没有危险因素,需要用客观检查(如超声心动图)来评价心源性肺水肿。

(4)低氧血症,氧合指数 $\leqslant 300\,mmHg$。用于计算氧合指数的 PaO_2 需在机械通气参数呼气末正压(positive end-expiratory pressure, PEEP)/持续气道内正压(CPAP)不低于 $5\,cmH_2O$ 的条件下测定,所在地海拔超过 1 000 m 时,需对 PaO_2/FiO_2 进行校正,校正 $PaO_2/FiO_2 =$ 实际$(PaO_2/FiO_2) \times$(所在地大气压值/760)。根据氧合指数,可确定 ARDS 的严重程度:轻度:$200\,mmHg < PaO_2/FiO_2 \leqslant 300\,mmHg$;中度:$100\,mmHg < PaO_2/FiO_2 \leqslant 200\,mmHg$;重度:$PaO_2/FiO_2 \leqslant 100\,mmHg$。

5. 气管插管的并发症　并发症有喉、气管擦伤，溃疡，水肿，肉芽形成，杓状软骨脱位，环杓关节炎，膜性气管炎。严重者可引起喉狭窄，引起并发症的原因是：①操作者技术不熟练或操作不慎；②插管质量不好；③选管不当，用管过粗；④继发感染；⑤插管时间过长。

主编述评

　　ARDS 易发生于重症急性胰腺炎急性反应期或胰腺坏死继发感染后，是重症急性胰腺炎常见的严重并发症。该病发病机制主要是由多种原因导致肺毛细血管通透性增加，肺间质水肿，肺表面活性物质减少，肺泡易于萎缩，加之血液高凝状态，从而导致肺微血管栓塞等一系列病变所致。临床特征表现为呼吸频速和窘迫，进行性低氧血症，X 线胸片显示弥漫性肺泡浸润。近年来，重症急性胰腺炎合并ARDS 患者的存活率在逐步提高，除了与治疗方法的改进有关，整体护理的深入开展，也起到非常重要的作用。因此，在积极配合治疗原发病的同时，应及早给予患者机械通气，加强患者呼吸道护理，保证呼吸道通畅，改善缺氧状态；密切观察生命体征变化，尤其是人工气道建立后患者不能讲话期间，做好口腔及引流管护理，防止相关感染的发生；加强营养支持治疗，保证患者在高代谢状态下的有效营养供应等是护理重症急性胰腺炎并发 ARDS 的关键。

（肖家敏　陈翠）

参考文献

[1] 孙浩博,常鸿杰,周航,等.急性胰腺炎的肠内营养支持治疗进展[J].中华临床营养杂志,2023,31(2):123-128.

[2] 中华医学会呼吸病学分会呼吸危重症医学学组.急性呼吸窘迫综合征患者机械通气指南(试行)[J].中华医学杂志,2016,96(006):404-424.

[3] 余燕梅,刘利华,蒋玉芳,等.ICU 护理风险管理对急性呼吸窘迫综合征患者呼吸机相关性肺炎的影响研究[J].中华医院感染学杂志,2016,26(3):695-697.

[4] 曾振国,王飞,张建国,等.保护性肺通气序贯肺复张治疗重症急性胰腺炎并发 ARDS 的临床研究[J].中国中西医结合急救杂志,2017,24(5):497-501.

[5] 曹均强,汤礼军.全身炎症反应综合征在急性胰腺炎肺损伤中的研究进展[J].中华消化外科杂志,2015,14(11):975-979.

[6] 邵微颖,徐勤容,邹燕.重症急性胰腺炎合并呼吸窘迫综合征的临床护理[J].护士进修杂志,2012,27(7):626-627.

[7] 雷洋,彭进,郑佳,等.重症急性胰腺炎并发急性呼吸窘迫综合征的临床治疗[J].中华肺部疾病杂志(电子版),2016,9(4):381-385.

[8] 陈亭,王婷,李清,等.重症急性胰腺炎患者肠内营养喂养不耐受状况及其影响因素研究[J].中华护理杂志,2017,52(6):716-720.

[9] 张志强,马海英,冯宪军,等.重症肺炎合并重度急性呼吸窘迫综合征患者临床特点与预后影响因素分析[J].中华医院感染学杂志,2016,26(6):1297-1299.

[10] 杜奕奇,陈其奎,李宏宇,等.中国急性胰腺炎诊治指南(2019 年,沈阳)[J].临床肝胆病杂志,2019,35(12):2706-2711.

······ ◆ **病例 19** ◆ ······

腹腔镜胃袖状切除术后多器官功能衰竭

病史资料

患者,男性,35 岁,因进行性体重增加 35 年,门诊拟"肥胖症"收治入院。入院时体重 159.5 kg,身高 178 cm,BMI 50.3 kg/m²,腰围 147 cm,臀围 145 cm,颈围 41 cm,腰臀比 1.01。意识清晰,呼吸平稳,发育正常,自主体位,应答流畅。既往病史有睡眠呼吸暂停综合征,中度二尖瓣反流,中重度肺动脉高压。

入院诊断

①肥胖症;②慢性心功能不全;③中度二尖瓣反流;④中重度肺动脉高压;⑤睡眠呼吸暂停低通气综合征;⑥非酒精性脂肪性肝病;⑦慢性肾衰竭 3 期;⑧高尿酸血症。

救治过程

患者入院后,生命体征平稳,完善术前检查,在全麻下行腹腔镜下胃袖状切除术,术中平稳,未输血,苏醒室内拔除气管插管,术后转入监护室,面罩吸氧(5 L/min),SpO₂ 维持在 94%～97%,NBP 170/84 mmHg,APACHE Ⅱ评分 11 分,给予强心、利尿、保肝、抗感染、营养支持治疗。

术后第 3 天,患者出现呼吸困难、大汗淋漓,SpO₂ 80%,听诊双肺布满湿啰音。嘱患者端坐卧位,遵医嘱予无创面罩接无创呼吸机辅助通气,强心、利尿、扩血管药物治疗,症状缓解,SpO₂ 波动在 92%～96%。患者夜间出现烦躁、呓语并拒绝使用无创呼吸机,SpO₂ 95%,遵医嘱使用小剂量镇静药物后,夜间间断入睡,给予适当保护性约束。辅助检查:心肌肌钙蛋白 T 0.054 ng/mL;肌酸激酶 MB 质量 13.1 ng/mL;肌红蛋白 58.2 ng/mL;氨基末端利钠肽前体 1 112.0 pg/mL,左心室射血分数 37%。

术后第 4 天,患者出现咳嗽、咳痰困难,予叩背协助排痰。予加强雾化吸入,适当使用支气管解痉药物。

术后第 5 天,患者少尿,每小时约 30 mL,辅助检查:肌酐 118 μmol/L,尿素 12 mmol/L,予利尿对症治疗后,尿量增多,每小时 100～150 mL。

术后第 10 天,经过 1 周左右的控制心室率、减轻心脏负荷等对症治疗后,患者心率、呼吸基本恢复正常,生命体征基本平稳,意识清晰,予转回普通病房继续治疗。

护理体会

1. 隐匿性心力衰竭的护理观察 左心室射血分数正常的患者也可能会发生心力衰竭。该患者术后出现心力衰竭未能早期发现的原因,可能是患者左心室射血分数处于正常范围内,术后未有较剧烈的活动,心率及中心静脉压等数据也无异常数值,仅血压较高,处于正常高限范围内,掩盖了患者出现心力衰竭的病情。患者入院时 BMI 为 $50.3\,kg/m^2$,研究发现心力衰竭风险增加的 BMI 阈值为 $27.5\,kg/m^2$,BMI 越高心力衰竭发生的风险也越高。因此,临床护士需要充分评估 BMI 指数,对超过阈值的患者应加强心率、尿量及血压的监测。对数值处于正常范围内的患者也需要提高警惕,加强巡视频率。该患者出现急性心力衰竭,除做好必要的抢救配合外,还需要严格管理患者的出入量。一旦发生心力衰竭应立即予以抢救措施:①体位:协助患者取坐位,双腿下垂,减少静脉回流,减轻心脏负荷。如果患者烦躁,应注意保护患者,以防止发生意外。②保障呼吸道通畅:应立即给予鼻导管吸氧,可根据血气分析结果选择后续的给氧方式,如面罩吸氧或无创正压通气。③开放静脉通路:遵医嘱使用强心、利尿、扩血管及镇静药物。④出入量管理:限制入量,每日保持出入量液体负平衡。⑤非药物治疗:主动脉内球囊反搏(IABP)可用于冠心病急性左心衰竭,还有其他包括血液净化治疗。心室机械辅助装置等。

2. **急性肾损伤的护理**　该患者术后出现急性肾损伤,予以综合治疗后逐渐恢复。早期急性肾损伤的患者给予积极治疗后往往是能被纠治:①准确记录患者 24 小时出入水量。②监测血压,控制血压<130/80 mmHg。③密切监测患者的血糖水平。④监测患者体温的变化。⑤关注患者血常规、尿常规、肾功能、血清电解质等情况,特别是尿蛋白、血肌酐、肾小球滤过率和电解质的变化,警惕高钾血症、代谢性酸中毒的发生。⑥感染是 AKI 高死亡率的另一个重要影响因素。医护人员与重症 AKI 患者接触必须戴帽子和口罩,双手进行严格的消毒;在进行更换敷料、插管、输液等操作时,必须严格遵守无菌原则,并对相应人员进行定期的规范化培训。感染发生后,应尽早使用肾脏无毒性或毒性低的抗生素。⑦必要时遵医嘱予以行连续性肾脏替代治疗(continous renal replacement therapy, CRRT),做好治疗期间的观察与护理。

3. **睡眠呼吸暂停低通气综合征的护理**　睡眠呼吸暂停低通气综合征患者休息时会出现打鼾、呼吸暂停、憋醒、多动不安等症状,并伴随夜间血氧饱和度下降等。因此,临床护士应密切监测患者的夜间血氧饱和度,做好体位管理,协助患者采取有效措施维持侧卧位睡眠,并保证患者的头向一侧或保持侧卧位。必要时可使用无创正压通气。

4. **预防皮肤皱褶处皮炎**　褶皱处皮炎(intertriginous dermatitis, ITD)为潮湿相关性皮肤损伤(moisture associated skin damage, MASD)的类别之一,是褶皱部位皮肤在温暖、潮湿、互相摩擦等因素的作用下,皮肤局部血管扩张充血从而引起的炎症反应,好发的部位有颈部、腋下、乳房下、脐周、双侧腹股沟、臀间沟、肛周、关节曲侧面及指(趾)缝等。皮肤湿润屏障功能通过阻止过多的水分进入体内或丢失,维持体内外液体平衡,而肥胖削弱了皮肤的湿润屏障功能,肥胖者在热量贮存、流汗时间等方面均长于正常人,故肥胖者褶皱处皮肤受汗液浸渍的现象更严重。另因肥胖患者皮肤褶皱比正常人多,褶皱处皮肤的汗液不能快速蒸发,当皮肤与皮肤或皮肤与衣物之间持续摩擦时,发生 ITD 的风险大大增加。①保持病房适宜的温湿度(20~22 ℃、50%~60%),可为患者准备扇子或小型风扇,改善燥热等因素。②加强皮肤护理,保持屏障功能完整:温水轻柔地清洗褶皱处皮肤,避免用力摩擦,防止烫伤。③使用吸湿功能较好的棉质浴巾、棉布垫于患者身下或褶皱处。④使用皮肤护理产品,如造口护肤粉、液体敷料等。

知识链接

1. **胃袖状切除术**　近年来,随着腹腔镜手术的成熟和发展,腹腔镜袖状胃切除手术

(laparoscopic sleeve gastrectomy，LSG)已成为治疗肥胖症的首选方式之一，其原理是利用腹腔镜把胃大弯垂直切割出来，顺着胃大弯的走行方向保留 4～8 cm 幽门以上胃窦，切除胃的大部，使残留的胃呈"香蕉状"，形成一个容积在 100～150 mL 小胃囊。此手术优势是不需要在体内植入外来物，可以降低患者的食量，还会减少刺激食欲的激素 Ghrelin 的分泌量，因此食欲也会降低。尽管如此，该手术仍会有一些并发症出现。

2. 胃袖状切除术术后常见并发症

（1）胃漏：根据发生时间可分为急性期、早期、晚期、慢性胃漏。

（2）狭窄及梗阻：早期狭窄一般在术后 6 周即出现症状，临床上多表现为出现恶心、呕吐。是胃袖状切除术常见并发症之一。

（3）出血：出血是胃袖状切除术后少见但严重的并发症。

（4）腹壁疝：减重患者多伴有糖尿病，且腹壁组织厚，术后易出现脂肪液化、切口感染等并发症。因此，胃袖状切除术后容易发生腹壁戳孔疝。

（5）倾倒综合征：表现为出汗、乏力、恶心、呕吐、眩晕、心悸、腹胀、腹痛及腹泻等。

（6）胃食管反流性疾病：是指胃内容物反流入食管引起不适症状和（或）并发症的一种疾病。

（7）代谢性并发症：主要是微量元素缺乏，常见的是维生素 B_1 缺乏，极少会出现韦尼克脑病等极严重并发症。

（8）静脉血栓栓塞。

（9）体重回增或减重失败。

3. 睡眠呼吸暂停低通气综合征　睡眠呼吸暂停低通气综合征指多种原因导致的睡眠状态下反复出现低通气和（或）呼吸中断，引起间歇性低氧血症伴高碳酸血症及睡眠结构紊乱，从而使机体发生一系列病理生理改变的临床综合征。睡眠呼吸暂停低通气指数（apnea hypopnea index，AHI）是指每小时呼吸暂停低通气的次数，次数越多一般意味着病情越严重。病情逐渐发展可导致肺动脉高压、肺心病、呼吸衰竭、高血压、心律失常、脑血管意外等严重并发症。

4. 胃袖状切除术后营养治疗策略　胃袖状切除术后的营养治疗一般分为三个阶段：①手术后第 1 周是饮食过渡阶段，一般此类腹腔镜手术无须长时间禁食，在术后 24 小时即可以开始尝试少量饮水，同时判断胃肠道活动恢复情况，如果胃排空正常即可以开始流质饮食，进食饮水均应保持缓慢持续，容量一般应小于 2 000 mL/d，能量摄入量控制在 500 kcal/d 左右。经过 1～2 天的适应过程，即可摄取流质饮食，同时可补充一定量的肠内营养制剂和蛋白质组件，以保证每日摄入的蛋白质在 50～75 g，热量在 600～800 kcal/d，同时应保证足量的维生素及微量元素的摄入。此阶段一般维持 1 周。②第二阶段是限制期，主要是在术后 2～4 周，此阶段通常进食半流质饮食，能量供给量在 600～800 kcal/d，蛋白质在 50～75 g，脂肪＜30 g。每日安排 4～5 餐，恢复进食规律性。此阶段根据患者的进食状况、饥饿感的程度等逐渐过渡到进食固态食物，并恢复一日三餐，关键是要控制每日摄入的总能量。③第三阶段维持期：此阶段主要根据患者体重减轻的程度及时调整其饮食状况。目前大多数的机构推荐减重术后机体体重减轻的速度为每周 0.5～1 kg，减重手术后 18 个月～3 年实现机体超重部分减重比例达到 75%，减重速度过快或过慢均应及时进行评估，寻找原因并予以解除。

5. 胃袖状切除术后血糖管理

手术后早期,尤其是在重症监护病房(ICU),推荐应用胰岛素泵进行胰岛素强化治疗,将血糖控制在 8～10 mmol/L。普通病房中患者可皮下注射胰岛素达成血糖控制目标:用中效中性鱼精蛋白锌胰岛素、长效甘精胰岛素(dargine)或地特胰岛素(detemir)作为基础胰岛素治疗;用超短效门冬胰岛素(aspart)、赖谷胰岛素(glulisine)或赖脯胰岛素(lispro)作为餐时胰岛素治疗;用超短效胰岛素每 3～6 小时调整胰岛素剂量。开始静脉滴注胰岛素的参数应按照已确定的临床方案,指导患者定期监测毛细血管血糖水平以调整降糖治疗。持续高血糖患者,应连续监测患者血糖水平。目前对于合并糖尿病的减肥手术患者,术后血糖控制目标的推荐意见为:HbA1c≤7%,空腹血糖≤6.16 mmol/L(110 mg/dL),餐后血糖≤10.08 mmol/L(180 mg/dL)。

主编述评

肥胖症是机体脂肪积聚过多及分布异常所致的一种常见的代谢性疾病,腹腔镜胃袖状切除术相对安全,该手术不改变胃肠道的生理状态,几乎不会产生营养物质缺乏。但是仍会有一定数量的并发症发生。在此类患者的护理上,临床护士应了解胃腔狭窄、反流性食管炎及维生素 B_1 缺乏等并发症的相关性。因此,知晓这些并发症的临床表现,建立常规性的围手术期预防措施,可尽早发现可能出现的并发症。另外,此类患者往往会合并心肺肾、糖尿病、高血压等方面的基础疾病,在护理过程中应尤为注意这些疾病的关联性,从而为患者选择合适的个性化护理措施。

(梅静骅)

参考文献

[1] Shah A M, Solomon S D. Phenotype and pathophysio logical heterogeneity in heart failure with preserved ejection fraction [J]. Eur Heart J, 2012, 33:1716 - 1717.

[2] Campbell D J, Gong F F, Jelinek M V, et al. Threshold body mass index and sex-specific waist circumference for increased risk of heart failure with preserved ejection fraction [J]. Eur J Prev Cardiol, Epub ahead of print 19 May 2019.

[3] 尤黎明, 吴瑛. 内科护理学[M]. 6 版. 北京:人民卫生出版社, 2017:114.

[4] 陈文文, 张烁. 肥胖在射血分数保留的心力衰竭研究中的进展[J]. 心血管康复医学杂志, 2020, 29(06):733 - 735.

[5] 陈丽霞, 纪代红, 王良, 等. ICU 患者睡眠障碍及其干预策略的研究进展[J]. 中华护理杂志, 2016, 51(06):721 - 724.

[6] 宋莉莉, 翟艳芳. 无创呼吸机面罩压疮发生的危险因素及预防进展[J]. 中国护理管理, 2018, 18(06):813 - 816.

[7] 王勇, 王墨飞. 腹腔镜胃袖状切除术后并发症防治策略[J]. 中国实用外科杂志, 2017, 37(04):382 - 385.

[8] 李苗苗, 罗健, 谢霖, 等. 预防 ICU 获得性谵妄和获得性衰弱的集束化策略研究进展[J]. 中华护理杂志, 2018, 53(03):358 - 362.

病例 20

老年食管癌术后肺不张行俯卧位通气技术

病史资料

患者,男性,67 岁,因体检胃镜发现"食管占位"3 月余,为行进一步治疗,由门诊收治入院,患者既往有高血压病史,入院后生命体征平稳,完善术前准备,在联合麻醉下行胸腔镜下颈、胸、腹三切口全食管切除术,术后转入监护室,予抗炎、祛痰、营养支持等治疗。

入院诊断

①食管占位;②高血压。

救治过程

术后第 2 天,患者出现呼吸窘迫,呼吸频率增快至 35 次/分,SpO₂ 下降至 89%,血气分析显示动脉血氧分压 51.7 mmHg,予经口气管插管接呼吸机辅助通气,床旁胸片示"食管MT 术后,两肺渗出,右上纵隔局限性积气可能,两侧少量胸腔积液"。

术后第 3 天,外出行 CT 检查示"食管 MT 术后两侧胸腔积液,肺气肿"。患者在术后第4 天出现低氧血症加重,呼吸 35 次/分,SpO₂ 低至 92%,动脉血氧分压 75 mmHg,床旁胸片示"食管 MT 术后,两肺渗出,右肺部分不张,两侧少量胸腔积液"。为改善患者通气功能即实施俯卧位通气,俯卧位通气期间,患者 SpO₂ 达到 99%,于术后第 5 天恢复仰卧位,查血气分析示血氧分压 101.3 mmHg。随后开始每天俯卧位通气治疗 12 小时,在俯卧位期间予瑞芬、丙泊酚、咪达唑仑充分镇痛镇静。患者俯卧位通气时,血氧饱和度、血氧分压指标均优于仰卧位时。在实施俯卧位通气 5 天后(术后第 8 天),患者各项生命体征平稳,呼吸功能改善,予自主呼吸试验,试验期间心率 72～75 次/分,呼吸 20～23 次/分,血压(145～150)/(85～89)mmHg,SpO₂ 100%,血氧分压 297.8 mmHg,随后成功拔除气管插管,拔管后给予高流量呼吸湿化治疗仪辅助呼吸,并开展早期康复运动,每天下床 2～4 小时,使用呼吸功能锻炼器进行呼吸功能锻炼,在使用高流量湿化治疗仪辅助通气 5 天后(术后第 12 天),改为面罩吸氧,生命体征平稳、呼吸功能良好转回病房继续治疗。

护理体会

1. 俯卧位通气前的准备

(1)物品准备:翻身单、U 形枕、大斜坡枕头、软枕、伤口敷料、气囊测压仪、电极片。

(2)人员准备:医护人员 6 名,其中 1 名医生,1 名呼吸治疗师,4 名护理人员。

(3)患者准备:改变体位前应吸净患者气管内及口鼻腔分泌物,暂停肠内营养,回抽胃内容物。维持人工气道的气囊压力在 25～30 cmH₂O,倾倒呼吸机管路中的冷凝水。确认并且固定管路,逐一夹闭防止反流。将电极片移至肩臂部,整理监护仪各连接导线,并留出足够长度便于翻转。机械通气患者俯卧位通气时建议深度镇静,维持 RASS 评分为 −5 ～ −4 分,可减少患者躁动,保证患者安全,该患者俯卧位通气期间 RASS 评分为 −4 分。

2. **俯卧位通气时的体位摆放** 呼吸治疗师或医生位于患者床头,负责呼吸机管道和人工气道的固定、头部的安置和发口令。2 名医务人员分别位于患者头部两侧,负责头颈部及胸部管路的安置,另有 2 名医务人员位于患者臀部两侧,负责妥善安排桡动脉置管、腹部引流管及导尿管。床边的 4 名医护人员将患者身上、身下两层翻身单边缘对齐,并向上卷翻身单至最紧。头部人员发出口令,大家同时将患者托起,移向病床一侧;确认患者及管道安全后,将患者翻转为 90°侧卧位,最终将患者行 180°翻转至俯卧位;将电极片贴放于背部,左右做好交接(管道和体位)。翻身后头部使用 U 形枕,面部及下颌部位空出,减轻对眼部的压力,头偏向一侧。将大斜坡枕垫于患者肩下至腹部,双腿下垫软枕。患者的双手抬高与头部成水平线或平行置于身体的两侧或头的两侧。翻身后及时开放、整理及检查各引流管,妥善固定,保持通畅及有效引流,注意观察并做好记录。

3. **俯卧位通气的气道护理** 俯卧位时因重力作用,口鼻腔内分泌物会大量流出,吸痰次数增加,体位的影响会增加吸痰的难度。为了避免气管套管口被堵及导管移位,翻身后整理及检查呼吸机管道有无扭曲、折叠,调节呼吸机支架适应体位改变。每 30 ～ 60 分钟拍背 1 次,以促进气体分布均匀及气体交换,促使痰液排出。严密观察患者生命体征的变化,尤其是呼吸和血氧饱和度,随访动脉血气。做好气道的湿化及雾化,按需吸痰,及时处理呼吸机报警,以保持呼吸道通畅及呼吸机应用效果。

4. **俯卧位通气的皮肤护理** 俯卧位通气容易引起颜面部水肿、皮肤压力性损伤,压力性损伤一旦出现易继发感染,可导致呼吸机治疗耐受性下降,从而影响原发病治疗,甚至可能因此使俯卧位通气治疗终止。前额、眼、颧骨、鼻及下颌、双侧耳郭、双侧肩峰前侧面、胸部、双侧髂前上棘、双肘关节、膝关节、髌骨面、会阴部及足趾是俯卧位通气期间压力性损伤的高发部位。气垫床能使局部受压组织接触面间歇性的解除压力,从而达到减压效果,极大地避免了压力性损伤发生的可能性。翻身前使用皮肤保护剂涂抹易受压部位,同时采用减压敷料给可能受压皮肤处予以保护。在治疗过程中,保持床单平整,减少褶皱,采用两侧头部交替俯卧以减少面部受压情况,每 1 ～ 2 小时根据患者的舒适度调整胳膊位置,并且观察肢体血液循环、皮肤色泽、皮温等情况。

5. **肠内营养** 食管癌患者术后易出现营养不良,为了改善患者的机体功能,需加强营养支持。肠内营养可以提供机体所需能量,调控免疫功能,抑制炎症反应,缩短机械通气时间,进而改善急性肺损伤。2018 年,欧洲肠外肠内营养学会(ESPEN)指南推荐所有重症患者入 ICU 24 ～ 48 小时启动 EN 支持,腹部或食管术后发生外科并发症的危重病患者,如无法经口进食,应首选 EN,包括在俯卧位通气期间。实施俯卧通气时易出现胃内容物反流导致误吸等并发症的发生,为防止胃内容物因体位改变而导致反流、误吸的发生,我们在俯卧位实施前、后 1 小时暂停肠内营养的输注,俯卧位实施后 1 小时恢复患者的肠内营养。

6. **呼吸功能锻炼** 呼吸功能锻炼可以增强呼吸肌肌力,增加肺活量,达到改善膈肌收缩的能力,减少术后因排痰无力而出现的肺部并发症。使用呼吸训练器进行呼吸功能的锻炼,能够进一步降低肺部并发症发生率,改善患者肺功能。因此,为了加快患者肺功能的恢复,当患者成功拔除气管插管后,在使用高流量呼吸湿化治疗仪期间,我们指导患者使用呼吸训练器进行有效的呼吸功能锻炼,每天 3 次,每次 20 分钟,同时做好雾化吸入和早期下床活动,指导患者进行有效的咳嗽、咳痰,以促进肺复张。

7. 心理护理 食管癌手术因为开胸创伤大、留置管道多、术后疼痛剧烈再加上 ICU 环境的陌生,报警声音嘈杂,家属无法陪护,在多种情况下可导致患者睡眠紊乱、惊恐不安。机械通气期间,身体的不适与心灵的疾苦无法用语言表达,会导致不能很好地配合治疗。我们为患者提供了写字板,将呼叫器置于患者手边,及时与患者进行有效沟通。通过有效的沟通和针对性的心理干预,患者能较好地配合治疗,并树立战胜疾病的信心,使得各项治疗和护理工作都能顺利开展。

◎ 知识链接

1. 俯卧位通气的定义 患者俯卧位进行的机械通气。是一种治疗急性呼吸窘迫综合征的辅助措施,其机制利用重力作用,增加前胸部的血流量和背部通气量,改善气体交换。

2. 俯卧位通气实施指征 中/重度 ARDS 顽固性低氧血症,当呼气末正压(PEEP)≥5 cmH₂O、氧合指数≤150 mmHg 时,应积极行俯卧位通气。

3. 俯卧位通气的相对禁忌证 严重血流动力学不稳定;颅内压增高;急性出血性疾病;颈椎、脊柱损伤需要固定;骨科术后限制体位;近期腹部手术需要限制体位者或腹侧部严重烧伤;妊娠;颜面部创伤术后;不能耐受俯卧位姿势。

4. 俯卧位通气时间 目前俯卧位通气持续时间尚有争议,建议不小于 12 小时,但当出现明显并发症时(如恶性心律失常或严重血流动力学不稳定)需要考虑随时终止俯卧位通气。

5. 俯卧位通气的并发症及处理 俯卧位通气治疗可能导致一些并发症,规范谨慎的操作及娴熟的团队合作对避免致命性并发症(如各种血管通路意外拔管和撕脱、气管导管移位和阻塞)的发生至关重要。

(1)非计划性拔管:每次翻转前先确认好翻转方向,根据翻转方向将所有导管及设备导线预留出足够长度,妥善固定并暂时夹闭非紧急管道。每日检查导管留置的必要性,及时撤除不必要导管,如果不慎出现某个导管的移位或脱出,应立即评估患者是否存在生命危险,立即处理危及患者生命的情况,病情稳定后将导管回位或重新置管。

(2)血流动力学紊乱:因体位改变、输液及血管活性药物的非计划性中断,实施俯卧位通气时血流动力学往往会受到影响,可能出现血压的急剧波动或新发心律失常等。因此,对患者应进行持续动脉血压、心电图及血氧饱和度的监测。血流动力学不稳定的患者,在俯卧位通气前应充分评估体位改变可能对血流动力学的影响,做好相应准备,如血管活性药物、输液或抗心律失常药物等。在俯卧位通气过程中,若出现危及生命的血流动力学紊乱,应立即进行有针对性的处理,必要时终止俯卧位通气。

(3)压力性损伤:眼部、额部、脸颊、手部、髂部、膝盖、足部、脚趾、肩部、肘部、胸前区、会阴部作为重点减压部位,可选用泡沫型减压敷料,特别要注意保护患者眼部,每 2 小时更换头部方向 1 次。当出现压力性损伤时应增加营养、积极纠正水肿,给予高蛋白质、高维生素、高热量饮食。

(4)其他并发症:可能出现周围神经和视神经损伤、面部水肿、胃肠不耐受性等并发症。周围神经损伤主要是由于外周神经被牵拉或压迫,常见于尺神经。视神经损伤可造成永久性的视损伤,大多为缺血性视神经病和视网膜中央动脉闭塞。为了避免神经损伤可在头部垫减压垫或头枕,留出足够高度,肩部外展小于 90°,上臂避免极度屈肘外旋,前臂以中部为着力点来减少对肘部尺神经的压力。定时更换头颈部方向,交替上下摆放双上肢,对踝关节及腓肠肌等进行按摩,减少镇静药物、肌松剂的用量与时间。俯卧位通气并非肠内营养的禁忌,肠内营养时需注意避免腹部受压,加强胃肠营养耐受性的评估,必要时减缓鼻饲速度及总量。

主编述评

　　食管癌作为发病率及病死率较高的一种病症,对术后患者实施针对性的护理措施是必不可少的。老年患者因肺储备功能及呼吸功能的下降,更易在术后出现并发症,精心的护理可降低术后并发症的发生率,促进患者康复,提高生存质量。俯卧位通气在食管癌术后肺不张患者的应用,能够明显改善患者肺的背段通气,促进肺的复张,再通过有效对症治疗,同时做好患者各项护理及早期康复锻炼,加强呼吸功能锻炼,积极防治肺部并发症,可使原发病得到控制,低氧情况得以缓解,促进患者康复。

(叶佳婧)

参考文献

[1] 郑云鹏,朱望君,冯群英,等.俯卧位通气在新冠肺炎引起的急性呼吸窘迫综合征患者通气策略中的应用[J].齐鲁护理杂志,2020,26(5):19 - 21.
[2] 中华医学会重症医学分会重症呼吸学组.急性呼吸窘迫综合征患者俯卧位通气治疗规范化流程[J].中华内科杂志,2020,59(10):781 - 787.
[3] 中华医学会重症医学分会.中国成人 ICU 镇痛和镇静治疗指南[J].中华危重病急救医学,2018,30(6):497 - 514.
[4] Lucchini, Alberto R N, Bambi, et al. Prone position in acute respiratory distress syndrome patients [J]. Dimensions of Critical Care Nursing, 2020,39(1):39 - 46.
[5] 毛秋瑾,李纯.俯卧位通气患者压力性损伤的发生原因分析及应对措施[J].护士进修杂志,2017,32(8):756 - 758.
[6] 江利冰,张松,高培阳,等.欧洲临床营养与代谢学会 ICU 临床营养指南(ESPEN)[J].中华急诊医学杂志,2018,27(11):1195 - 1197.
[7] Mitchell D A, Seckel M A. Acute respiratory distress syndrome and prone positioning [J]. AACN Adv Crit Care, 2018,29(4):415 - 425.
[8] 赵海红,王瑞云,卓承玉,等.呼吸训练器对老年食管癌切除患者术后肺功能及肺部并发症影响分析[J].中国医学前沿杂志(电子版),2017,9(9):109 - 113.
[9] 陈小蒙,张春旭.俯卧位通气的应用现状与护理进展[J].全科护理,2021,19(9):1181 - 1183.

老年扩张性心肌病合并肝硬化行心肝联合移植术

病史资料

患者,男性,63 岁,因心前区隐痛 6 年,加重 1 年,伴活动后胸闷、气促,为行进一步治疗,门诊拟"冠状动脉粥样硬化性心脏病,不稳定型心绞痛,心功能分级 Ⅱ 级,酒精性肝硬化失代偿期,食管-胃底静脉曲张,食管静脉曲张套扎术后"收入院,患者于 2014 年诊断为酒精性肝硬化,CT 示脾大,门静脉高压并多发侧支循环形成。2016 年起行 4 次食管-胃底静脉曲张手术。患者于 2019 年来我院行肝移植术前评估查心脏超声示左心室射血分数(LVEF) 22%,中度二尖瓣反流,主动脉瓣钙化。

入院诊断

①扩张型心肌病;②肝硬化。

救治过程

患者于 2020 年 5 月 8 日在全麻体外循环下行心肝联合移植术,手术时间 12.25 小时,体外循环时间 260 分钟,主动脉阻断时间 49 分钟。术中留置腹腔引流管 3 根,心包引流管 1 根,纵隔引流管 1 根。患者术后安返监护室,生命体征平稳,经口插管接呼吸机辅助通气,遵医嘱予抗炎、强心、利尿、扩血管治疗。

术后第 1 天,体温最高升至 38.2℃,血培养示鲍曼不动杆菌感染,遵医嘱予头孢哌酮钠舒巴坦钠+万古霉素抗感染。术后查血常规示血小板计数降低 14×10^9/L,且三系均有不同程度减少,予输少浆血 300 mL 和血小板 250 mL 治疗。

术后第 3 天,拔除气管插管,改鼻导管加面罩吸氧。患者术后 LVEF 为 62%,B 超示门静脉、肝静脉、下腔静脉血流通畅。患者术后第 5 天夜间突发谵妄,予奥氮平口服抗精神失常,后好转。术后第 13 天,患者由 ICU 转回普通病房并继续予营养支持等治疗。术后第 53 天,患者出院。

护理体会

1. **容量管理** 心力衰竭是肝移植和心脏移植术后常见的严重并发症,其主要是由容量超负荷导致的肺动脉压力增加、心输出量受限。因此,针对该患者制订的容量管理策略是在保证血流动力学稳定及肾脏血流灌注充足的前提下,尽可能限制输入液量,合理利尿,纠正容量超负荷。患者术前为肝硬化失代偿期,术后控制收缩压在 120 mmHg 左右,平均动脉压 80 mmHg,控制心率低于 120 次/分,中心静脉压 6~10 mmHg,输液速度 60 mL/h,根据患者中心静脉压及血压情况给予利尿治疗,保证平均每小时尿量大于 80 mL,同时监测患者氨基末端利钠肽前体水平。该患者术后前 5 日每日尿量均在 3 000 mL 以上,之后维持在每日

2 000~2 500 mL,术后第 1 天氨基末端利钠肽前体为 1 663 pg/mL,后逐渐升高,在术后第 6 天达到最高值 24 445 pg/mL,之后逐渐下降,转出 ICU 当日为 1 622 pg/mL,该患者术后未出现心率快、呼吸困难、低氧等心力衰竭的表现。

2. 排异反应的护理　严密观察超急性和急性排异反应表现,密切监测抗排异药物血药浓度,密切关注药物不良反应。肝移植排异反应表现为体温升高或降低,随后恢复正常,又突然升高;持续性腹水增加;转氨酶和胆红素上升、黄疸加重,可通过肝穿刺活检确诊或排除急性排异反应。心脏移植术后急性排异反应的临床表现主要为左心室功能不全,一般通过心脏超声辅助判断患者是否存在无症状的左心室功能不全,必要时采用心内膜活检的方法诊断。此外,由于心脏移植排异反应发生后,体循环淤血可能会导致一系列类似肝移植排异反应的消化道症状,因此,对心肝联合移植患者更需要进行综合的评价和判断。该患者实施的抗排异治疗方案为:他克莫司＋吗替麦考酚酯＋甲泼尼龙琥珀酸钠。考虑患者为双器官移植,需每日监测他克莫司浓度,维持服药后 12 小时血药浓度在 3~5 ng/mL,并遵医嘱根据血药浓度调整药物剂量。该患者为老年男性,术前可能已经合并肝肾综合征,且心输出量不足,有严重的肾灌注不良风险,加上药物肾毒性作用极易发生术后肾损伤。因此,我们特别关注该患者肾功能损害情况,密切监测患者尿量、平均动脉压、血肌酐等指标。患者术前肌酐 91 μmol/L,术后第 1 天肌酐为 125 μmol/L,患者住院期间血药浓度稳定,未发生超急性及急性排异反应。

3. 术后并发症的观察与护理

(1) 术后出血:肝移植创面大,患者经历了"无肝期",加上供肝经受低温灌注和保存的损伤,因此移植术后易发生凝血功能紊乱和不同程度的出血,一般在术后 48 小时内,发生率为 20% 左右。此外,术中体外循环全身抗凝、肝脏释放肝素样物质,以及患者既往长期口服抗凝药物等都可能导致患者术后出血。该患者留置一根心包纵隔管,两根膈下引流管,一根肝下引流管,术后 24 小时内每小时观察伤口敷料、皮肤黏膜出血及引流情况。患者住院期间血小板降低,最低至 16×10^9/L,给予输血小板等对症治疗,口腔护理时注意动作轻柔,以免损伤口腔黏膜出血。患者转出 ICU 前血小板为 102×10^9/L。患者术后当天凝血酶原时间 18.1 秒,术后未出现出血情况。

(2) 胆道并发症:胆道并发症是肝移植术后的严重并发症之一,发生率为 7%~30%。使用腔温导尿管实时监测患者体温变化,鼓励患者进食清淡有营养且易消化的食物。肝功能指标并关注血淀粉酶情况,警惕胰腺炎的发生。观察引流液的色、质、量,看是否有胆道出血和胆汁外漏。保持皮肤、床单位的清洁干燥,若出现皮肤巩膜黄染伴有皮肤瘙痒时应做好健康宣教,避免患者用力抓挠皮肤,必要时服用抗过敏药物。患者术后无腹痛表现,引流管颜色无异常,无胆漏表现,未发生胆道并发症。

(3) 感染:感染是移植患者术后早期死亡的主要原因。在所有移植手术中,肝移植患者感染发生率最高,多为肺部感染。该患者感染防控的难点在于免疫抑制剂的应用使得移植受者的感染表现缺乏特异性,且由于目前多重耐药菌感染越来越频繁,在预防细菌感染的同时还要警惕耐药性真菌感染。将患者安置在百级层流空气净化单间,所有医务人员进出房间均进行手卫生、穿隔离衣,每日 2 次使用含氯消毒液对地面、物体表面进行消毒,移植房间的病员服、床单被套等每日更换并送至供应室进行高压蒸汽灭菌,每班紫外线消毒房间 30 分钟。遵医嘱使用抗生素,采用万古霉素＋美罗培南抗感染治疗。患者术后第 4 天引流液培养提示鲍曼不动杆菌感染,分析原因可能是患者本身抵抗力较差,且不排除术前病房感染或皮肤表面定植菌感染的可能。在每日常规皮肤清洁之后,再使用氯己定湿巾进行全身擦浴,清除皮肤表面定植菌,遵医嘱留取血培养、痰培养。患者术后第 9 天后连续 2 次引流液培养结果呈阴性,血培养结果呈阴性。

(4) 神经系统并发症的护理:单纯的肝脏移植患者术后神经系统并发症的发生率约为 30%,远高于心脏移植(4%)和肾移植(0.5%),但目前没有研究报道联合移植术后神经系统并发症的发生率。常见的神经系统并发症包括脑卒中、癫痫、谵妄。肝移植等待患者往往伴随严重的凝血功能障碍和血小板减少,同时心肝联合移植术中低血压、失血及电解质紊乱都可能导致术后脑卒中、颅内或硬膜下出血及蛛网膜下腔出血。因此,所有心肝联合手术患者都应视为术后脑卒中的高危患者。该患者术后血小板最低至 $16 \times 10^9/L$,为早期发现脑卒中的先兆表现,每日监测凝血功能并加强对患者的临床观察。患者麻醉清醒后即刻评估四肢活动情况及指端精细活动情况,嘱患者完成指令性动作,包括点头、眨眼、握手、踝关节及脚趾活动。之后再遵医嘱予镇静治疗,采用镇静躁动评分(richmond agitation sedation scale,RASS)评估并指导镇静治疗,RASS 评分在~1~0 分认为镇静深度合适。之后,每 8 小时由当班护士暂停镇静药后唤醒一次,观察患者意识及四肢活动度等情况。镇静期间,每 2 小时观察患者瞳孔大小及对光反射情况。若发现患者存在肢体活动障碍或瞳孔异常表现时,应立即通知医生,同时做好院内转运检查的准备,一般选择脑 MRI 或 CT 检查,必要时准备早期溶栓治疗。

患者在 ICU 治疗期间易发生谵妄。本例患者为老年心肝联合移植患者,术中行体外循环且原发疾病为酒精性肝硬化,评估为 ICU 谵妄的高危人群。每班采用 ICU 意识模糊评估法(confusion assessment method for the intensive unit,CAM - ICU)评估患者是否发生谵妄。该患者术后第 5 天夜间突发显性谵妄,表现为烦躁不安,时间空间定向障碍,护士安抚解释后仍不配合治疗。评估患者有自伤及非计划性拔管风险,给予患者保护性约束,并通知医生遵医嘱予奥氮平口服抗精神失常,通知家属床旁陪伴,并告知家属术后 ICU 留观导致的谵妄发作是常见的现象,待转出 ICU 后可好转并不留后遗症,家属表示理解。通过护士和家属的积极安抚与陪伴,配合药物治疗,患者谵妄明显减轻。

◎ 知识链接

1. 免疫抑制剂的分类

(1) 皮质激素类免疫抑制剂。

(2) 抗细胞增殖类免疫抑制剂:AZa、环磷酰胺、甲氨蝶呤、MMF、来氟米特、咪唑立宾等。

(3) 对细胞免疫具有相对特异性的免疫抑制剂:CsA、FK506、西罗莫司、FTY - 720 等。

(4) 针对免疫应答过程关键分子的免疫抑制剂:细胞表面分子或细胞因子的单克隆体。

(5) 其他类免疫抑制剂:冬虫夏草、雷公藤等。

2. 急性排异反应的免疫抑制治疗
发生急性排异反应后需要行免疫抑制治疗。皮质激素冲击疗法,选用甲泼尼龙 0.5~1.0 g/d,一次或分次静脉滴注。抗淋巴细胞抗体,ALG、ATG 根据排斥反应程度使用 5~12 天不等,一般先用 1 个疗程,以防再次使用发生过敏反应,将 T 细胞维持在 $(0.05~0.15) \times 10^9/L$。使用 OKT3,对皮质激素及 ATG 治疗不能逆转的严重反应使用,每日剂量 5 mg,维持 10~14 天,使用时停用其他免疫抑制剂或减半。调整 CsA、MMF 及 FK506 量,血药浓度不能维持有效浓度范围时考虑。移植中增加 CsA,FK506 用量可逆转中度急性排异反应,但不可延长甲泼尼龙、ATG 及大剂量 CsA 疗程。如应用 MMF 并未引起骨髓抑制及肝功能损害,可考虑短时间增加剂量,每日 3 g,应密切观察白细胞数量。转换 CsA 为 FK506 治疗,一般在 CsA 最后一次治疗剂量后 12~24 小时切换,根据临床状况确定 FK 开始时间。对于免疫抑制疗效不佳或无效需要采取其他抗排异方法,包括血浆置换术、胸导管引流等,以及最后的抢救措施——器官再次移植。

主编述评

　　双器官联合移植与单器官移植有很多不同,尤其是双器官移植的相关并发症的观察,需要护士具备更加丰富的临床经验和专业知识,并能够早期识别急性排异反应及其他相似的并发症。此外,在免疫治疗等方面也会有更多个性化的方案。此例患者手术成功,术后并发症较少,但大部分多器官移植患者可能还要面临术后体外膜肺氧合支持或者肾脏替代疗法治疗,护理难度也大大增加。随着医疗技术的提高,多器官联合移植患者的数量也会不断增加。

(钟美珺)

参考文献

［1］许娜,邵蕾,许开瑜. 2 例心肝联合移植术的护理配合[J]. 全科护理,2019,17(3):372-373.

［2］Lebray P, Varnous S. Combined heart and liver transplantation: State of knowledge and outlooks [J]. Clin Res Hepatol Gastroenterol, 2019,43(2):123-130.

［3］王文静,郭波,吕毅,等. 目标导向液体治疗在肝移植术后液体管理中的应用[J]. 中华肝脏外科手术学电子杂志,2017,6(4):275-279.

［4］Danforth D, Gabriel R A, Clark A I, et al. Preoperative risk factors for massive transfusion, prolonged ventilation requirements, and mortality in patients undergoing liver transplantation [J]. Korean J Anesthesiol, 2020,73(1):30-35.

［5］中国康复医学会重症康复专业委员会呼吸重症康复学组,中国老年保健医学研究会老龄健康服务与标准化分会,中国老年保健医学杂志编辑委员会,等. 中国呼吸重症康复治疗技术专家共识[J]. 中国老年保健医学,2018,16(5):3-11.

［6］Ayvazoglu Soy E H, Akdur A, Yildirim S, et al. Early postoperative infections after liver transplant [J]. Exp Clin Transplant, 2018,16(Suppl 1):145-148.

［7］Kim S I. Bacterial infection after liver transplantation [J]. World J Gastroenterol, 2014,20(20):6211-6220.

［8］Bodro M, Sabé N, Tubau F, et al. Risk factors and outcomes of bacteremia caused by drug-resistant ESKAPE pathogens in solid-organ transplant recipients [J]. Transplantation, 2013,96(9):843-849.

［9］Weiss N, Thabut D. Neurological complications occurring after liver transplantation: role of risk factors, hepatic encephalopathy, and acute (on chronic) brain injury [J]. Liver Transpl, 2019,25(3):469-487.

［10］Lee H, Oh S Y, Yu J H, et al. Risk Factors of postoperative delirium in the intensive care unit after liver transplantation [J]. World J Surg, 2018,42(9):2992-2999.

第 4 章 泌尿系统危重症

病例 22

严重挤压伤致骨盆骨折伴泌尿系统创伤

◎ 病史资料

患者,男性,52岁,于8小时前在工地不慎被两块数吨重的预制板从左右两侧挤压,持续10余秒,髋部剧烈疼痛不能缓解,被120送至我院急诊就诊。入院查体,意识清楚,双侧瞳孔等大,直径3mm,对光反射灵敏,双上肢肌力正常,右下肢肌力3级,左下肢肌力1级,GCS 14分。腹部压痛,以下腹部为主,骨盆挤压试验阳性,会阴区皮肤瘀紫,阴囊肿胀明显。

◎ 入院诊断

①挤压伤;②骨盆骨折;③膀胱破裂;④前列腺破碎;⑤尿道离断。

◎ 救治过程

患者于入院8小时前在工地不慎被两块数吨重的预制板从左右两侧挤压,下腹部CT平扫:左侧髂骨、骶骨、双侧耻骨及坐骨多发骨折,邻近软组织肿胀,会阴部肿胀,下腹及盆腔血性积液增多。急请骨科、泌尿外科会诊,有急诊手术指征,急诊骨科行"骨盆外固定术",泌尿外科行"膀胱造瘘术＋尿道会师术＋阴囊引流术",术毕入ICU。带入胃管、经口气管插管、右颈深静脉、膀胱造瘘、尿管、阴囊引流管2根、ABP(EV1000监测中)。入ICU后予以机械通气、抗感染、镇静、止痛、护胃、营养支持等对症支持治疗,维持水、电解质酸碱平衡,动态监测患者腹腔出血情况,监测凝血情况,输注凝血底物,避免创伤性凝血病。术后第4天超声示:肠系膜肿胀,脾周肝周积液,予以皮硝外敷,开塞露灌肠,使用大便收集器,拔出阴囊引流管,行膀胱冲洗治疗,术后第5天停用镇静药物,计划早期拔管预防VAP的发生,术后第6天予以脱机拔管,患者出现难以入睡,情绪紧张,有惊恐、噩梦、闪回、回忆受伤时场景,心率增快明显,心理科会诊,诊断为急性应激反应,予以早期心理疏导干预,同时药物对症处理后患者能自主入睡,惊恐噩梦次数减少,情绪逐步趋于稳定。术后第7天,予拔除胃管,给予流质饮食,次日改半流质,进食状况可。患者甲状腺功能低下,请内分泌会诊口服优甲乐治疗。术后第 12 天,CT 示患者骶髂关节错位,骨科行腰骶椎椎体间融合术。入院第 17 天,患者生命体征平稳,下肢肌力改善,骨盆及泌尿道外伤情况稳定,转康复医院康复治疗。

护理体会

1. **妥善固定尿管,做好标识和外露长度标记,班班交接**　此患者膀胱破裂、尿道断裂,术中医生予尿道外口留置 16F 三腔导尿管至盆腔后,并将尿管置入膀胱,40 mL 生理盐水注入固定气囊中,起到牵拉固定导尿管的作用。医生在龟头处予缝线外固定,其主要目的是支撑固定尿道。患者术后返室,要及时做好导管标识,并在导尿管外露的患者端用防水油性笔做好标识,并测量外露长度,班班观察测量,做好交接。一般尿道损伤可保留尿管 2～3 周,待伤处修复愈合,此期间不可更换尿管,以防再次置管失败。因此平时治疗和护理工作时,搬运时、翻身时,应妥善固定该导管,防止导管的滑脱和牵拉,避免造成二次伤害。护理工作中,熟练掌握患者病情,才能给予患者个体化的护理。

2. **做好患者骨盆外固定支架的钉道护理,预防感染,促进康复**　观察外固定支架有无松动,保持钉道口周围皮肤的清洁干燥,定时清除钉道口分泌物能有效防止细菌侵入,预防钉道感染。每日两次钉道护理,用 75% 乙醇纱布或棉球湿敷针眼处。注意钉道周围不要压迫过紧,皮肤张力变大时应在局麻下切开。患者住院期间,未发生钉道感染。

3. **压力性损伤的预防和护理**　该患者有压力性损伤发生高危因素,包括:①患者因骶髂关节错位及神经根性症状,致肛门括约肌松弛,大便失禁,尾骶皮肤易潮湿发红。②患者手术当天平卧制动,不能翻身,防止术后骨盆出血。之后减少不必要搬动,延长翻身时间间隔。③右下肢肌力 3 级,左下肢肌力 1 级,有活动障碍。根据 Braden 评估表(表 22 - 1)为患者进行准确的压力性损伤风险评估,该患者小于 9 分,属于极高危组,予以上报压力性损伤高危,加强监控。大便失禁予留置大便收集器,有效防止大便刺激尾骶皮肤,防止尾骶皮肤的潮红。气垫床使用,定时给予皮肤护理,每 4 小时抬臀透气一次,抬臀时至少由两人分别站在患者两侧,双手平伸入患者臀下同时抬起,使臀部离开床面 5 cm,维持 5～10 分钟,其间可由另一人用温水擦洗臀部,涂爽生粉保持皮肤干燥。每日 2 次在骨隆突处予以液体敷料(赛肤润)涂抹按摩,防止压力性损伤。予以康复科被动活动,防止肌肉萎缩。患者住院期间未发生压力性损伤。

表 22 - 1　Braden 评估表

评分内容	评估计分标准				评分
	1 分	2 分	3 分	4 分	
1. 感知能力	完全受限	大部分受限	轻度受限	无损害	
2. 潮湿程度	持续潮湿	常常潮湿	偶尔潮湿	罕见潮湿	
3. 活动能力	卧床	坐椅子	偶尔步行	经常步行	
4. 移动能力	完全受限	非常受限	轻微受限	不受限	
5. 营养摄取能力	非常差	可能不足	充足	丰富	
6. 摩擦力和剪切	存在问题	潜在问题	不存在问题		

注:压力性损伤评分分级:轻度危险(15～16 分)、中度危险(13～14 分)、高度危险(≤12 分)、极度高危(≤9 分)。

4. 心理护理,帮助患者树立战胜疾病的信心 患者停用镇静药物,意识转清,予脱机拔管,后患者出现难以入睡、焦虑、惊恐、经常回忆起受伤时的场景,请心理科会诊,诊断为急性应激反应。耐心倾听患者主诉,予以疏导解释,给患者讲述战胜疾病康复的病历,帮助患者树立信心。给患者放舒缓的音乐,缓解患者的焦虑情绪,帮助患者睡眠,同时遵医嘱予以药物辅助治疗。经过一段时间的积极治疗,患者能自主入睡,焦虑、惊恐次数较少,情绪逐步稳定,治疗效果可。

知识链接

1. **骨科患者压力性损伤的高危因素** 压力性损伤,又称压力性溃疡,是骨科患者并发症中最常见的一种。资料报道,脊髓损伤患者如果预防措施缺乏,将有的80%患者出现不同程度的压力性损伤。主要的高危因素包括:①骶尾部长期受压。骨科患者多需卧床休息,尾骶骨成为患者身体主要的支撑点,是导致压力性损伤发生的直接原因。②患者自身条件不佳。高龄、瘦弱、肥胖、营养不良、体质虚弱、术后害怕疼痛不敢翻身是压力性损伤发生的高危人群。③体温变化和潮湿。大便失禁或腹泻、伤口分泌物的渗出、发热引起的大汗都会使皮肤处于潮湿的环境中,而这些因素在骨科患者中很常见。④肌力减弱。骨科患者不同程度的脊髓损伤,会导致患者肌力不同程度的减弱,从而患者的自主活动减少,这是导致压力性损伤的常见原因。

2. **急性应激反应** 经历过突发性重大灾难之后容易出现急性应激反应。主要表现为生理、心理及行为等方面的变化,患者可能会出现崩溃、大哭大闹、对生活充满绝望或是盲目的运动兴奋等行为。这些症状在1个月之后可能会发生好转。急性应激反应对家庭和社会产生很大的影响,如不及时治疗,可发展为严重的情感障碍性疾病,故及时治疗护理对家庭社会都具有十分重要的意义。对急性应激反应状态患者实施心理护理干预,明显缩短了住院天数,促进患者病情康复,减轻患者的家庭经济负担,有较好的社会效益。

主编述评

骨盆骨折是指盆壁的一处或多处连续性中断,骨盆骨折常合并严重的并发症,此病例患者合并了尿道损伤、膀胱破裂及神经损伤症状,且卧床时间长,出现创伤后急性应激反应。护理工作中,根据患者的实际情况采取护理措施,促进了患者的康复。同时,对此类患者,护士要密切观察病情变化,熟知其他并发症如出血性创伤性休克、神经损伤、直肠破裂等的症状和体征,掌握抢救时机和各种护理技能,做好患者个性化护理。

(程锋 张琦)

参考文献

[1] 赵柠楠. 循证护理模式在不稳定骨盆骨折患者围手术期护理中的应用研究[J]. 现代医药卫生,2023,39(13):2306 - 2309.

[2] 吴孙莹,孔来法. 外固定支架早期救治血流动力学不稳定骨盆骨折患者的急救护理[J]. 浙江医学教育,2021,20(4):24 - 26.

［3］ 刘燕.心理护理干预创伤后应激障碍焦虑症的护理学研究[J].中外女性健康研究,2023(5):193 - 194,215.

［4］ 潘笑笑,张铃宇,卢敏.骨科卧床患者压疮的预防及护理[J].世界最新医学信息(连续性电子期刊),2020,20(34):279,284.

［5］ 李晓庆,张春.骨科患者并发压疮的原因及护理对策探讨[J].养生保健指南,2020(16):153 - 154.

······ **病例 23** ······

巨大肾结石合并脓毒血症

病史资料

患者,男性,77 岁,因反复出现寒战、高热 3 天,伴腹泻,解大量稀便,急救车送至医院就诊,途中出现烦躁、谵妄症状,拟"脓毒血症,感染性休克"收入监护室。既往双肾结石病史 20 余年,保守治疗,尿潴留病史,予普乐安辅助排尿;高血压病史,口服苯磺酸氨氯地平,血压控制可;活动耐力差,平地行走 30 分钟需休息。

入院诊断

①脓毒血症;②感染性休克;③巨大肾结石。

救治过程

患者入院后意识障碍进一步加重,呼之不应,对疼痛刺激反应差,体温高(39.8 ℃),血压低(63/34 mmHg),尿少,出现下肢花斑。予紧急气管插管接机械通气,予扩容、升压、床旁持续血液透析治疗(continuous renal replacement therapy, CRRT)。CT 示双肾巨大结石,左肾肿大、渗出伴积液,考虑泌尿道来源感染,遂予双侧肾脏造瘘,抗感染治疗。

入院第 2 天,患者出现低体温,波动在 35.5～35.8 ℃,遂于加温毯保温,通过导尿管监测腔温,严密监测患者复温情况,后体温维持在 36.3 ℃以上。

入院第 8 天,痰培养显示真菌感染,血培养提示疱疹病毒感染,患者鼻翼、口唇出现疱疹,予复方多黏菌素软膏外涂,抗感染治疗。

入院第 9 天,拔除口插管,洼田饮水试验 4 级,予面罩吸氧 5 L/min,血氧饱和度维持在 98%～100%。

入院第 13 天,患者再次出现高热、寒战,痰培养提示鲍曼不动杆菌阳性,根据药敏结果予抗感染治疗。

入院第 14 天,患者突发血氧饱和度下降至 80%～90%,双肺可及湿啰音,呼吸浅快,予再次气管插管接呼吸机通气,后血氧饱和度维持在 99%～100%。

入院第 15 天,予气管切开术,接呼吸机辅助通气,予以纤维支气管镜吸痰,胸腔穿刺治疗,口唇部疱疹部分结痂脱落。患者情绪明显低落,悲观消极,不配合治疗,予以约束保护,抗抑郁治疗。

至入院后第 22 天,患者间断脱机接氧气吸氧,直至完全脱机。患者背部、双腋下出现片状红斑,压之褪色,面颊、口唇及鼻部仍可见厚痂,予以甲泼尼龙治疗、丙球冲击治疗 3～5 天后缓解。

入院第 31 天,患者气切接氧气吸氧,情绪稳定,积极配合治疗,鼓励患者早期活动,协助患者行床旁活动,并逐渐过渡到下床活动,患者肌力逐渐恢复。

入院第 38 天，患者予拔除气切置管，予鼻塞吸氧，血氧饱和度维持在 100%，予暂停肠内营养，半流质饮食。

入院第 41 天，患者意识清，生命体征稳定，四肢活动可，鼻翼、口唇部疱疹，以及背部、双腋下皮疹均明显好转，双肾穿刺导管固定妥，予带管转至康复医院进一步治疗。

护理体会

1. **严密观察病情并配合抢救**　患者入院时处于脓毒性休克状态，病情危急。有研究表明，脓毒血症的死亡率高达 51%～55%。密切观察患者病情变化，及时配合医生进行抢救是挽救患者生命的关键。做好紧急气管插管的配合，及时建立静脉通路进行液体复苏，通过有效快速补液，维持组织内的血流灌注，纠正酸中毒。在有效扩容的基础上，予以血管活性药物维持血压，应循序渐进调整药物剂量，避免血压大幅度波动。同时，加强注射部位的观察，防止药物外渗。为精准、动态监测患者血流动力学情况，予股动脉置入 PICCO（pulse indicator continuous cardiac output）导管，应密切观察 PICCO 监测仪的参数变化情况，结合患者血流动力学变化情况调整液体复苏方案，并做好 PICCO 导管的固定，观察穿刺部位有无红肿、渗血，及时更换敷贴。

2. **感染的预防和控制**　考虑泌尿道感染是引发脓毒性休克的主要原因，予以肾造瘘置管引流减压。应保持肾造瘘管引流通畅，以降低肾内压，减少感染的扩散；同时，保持肾造瘘管引流装置的密闭性，使用抗反流引流袋，视情况 3～7 天更换 1 次，严格无菌操作，避免交叉感染。患者在整个治疗过程中反复出现感染，在第一次拔除口插管后 4 天，患者因肺部鲍曼不动杆菌感染再次出现寒战、高热，并出现呼吸窘迫的情况而予以再次气管插管。应做好体温监测，一旦怀疑感染，及时遵医嘱留取培养标本送检，尽快明确感染源并定时予以抗生素治疗。而后又出现疱疹病毒感染，应遵医嘱予以激素冲击疗法。

3. **CRRT 的护理**　CRRT 能够连续、缓慢地清除患者体内的炎症因子和水分，是脓毒症患者常用的治疗手段。掌握 CRRT 的时机至关重要，应密切观察患者的出入水量，精确记录患者尿量，如果成人每小时尿量小于 40 mL，在患者有效循环血容量充足的情况下，要及时提醒医生注意患者发生急性肾衰竭的可能。该患者在治疗过程中两次出现血钾危急值，均得到及时解决。因此，护士要严格记录患者的出入水量，及时调整脱水方案，并注意患者电解质和血气指标改变情况，发现异常及时通知医生。此外，在治疗过程中要保证管路通畅，防止管路出现贴壁、打折、阻塞、渗血等情况。定时监测患者的凝血指标，及时调整抗凝方案，防止形成血栓阻塞管路。

4. **疱疹的皮肤护理**　老年患者抵抗力低下，加上病情危重，易并发病毒感染。患者感染疱疹病毒后，首先出现鼻翼和口唇部的皮肤破溃，并逐渐形成结痂，而后患者的背部、双腋下相继出现大片皮疹。在护理过程中，应注意皮肤保护，防止患者抓挠，并避免摩擦和刺激。给患者着布质柔软的纯棉衣服，帮助患者勤换衣服、被褥，保持皮肤的清洁干燥。针对疱疹部位予以新霉素溶液局部湿敷，采用无菌纱布浸润后覆盖疱疹部位，每日 3 次。同时，予以复方多黏菌素 B 软膏及阿昔洛韦乳膏外涂，并密切观察疱疹变化。配合医生进行激素治疗，逐渐减量，并注意激素不良反应，辅以对症治疗。

5. **体温管理**　休克状态导致患者体温进行性下降，体温过低会导致患者心输出量减少、心律不齐、中枢神经系统衰竭和凝血功能障碍等危害。因此，防止低体温并维持患者正常体温对于休克患者来说至关重要。首先,需要做好持续的核心体温监测,本例患者经由导尿管动态监测腔温,加盖被子以减少散热,同时联合加温毯、鼓风机等设备进行主动复温,根据"逐步复温"的原则调节设备温度。其次,在 CRRT 治疗过程中,通过对血透导管进行持续加温,也能辅助患者升温。

6. 意识与情绪障碍的护理　患者入院前期伴有明显意识障碍,以混合型谵妄表现为主,精神兴奋性和抑郁性表现交替。护士应定时评估患者意识状态,遵医嘱予以相应的干预措施,如约束保护、镇静治疗等,尽可能维持平静的意识状态,避免患者镇静不足或镇静过度。治疗后期,患者意识逐渐恢复正常,但进一步伴发抑郁状态,患者情绪消极,不愿配合康复治疗。应解释安慰,心理疏导,在允许时间内请家人入室陪伴,必要时予以舍曲林药物抗抑郁治疗。

知识链接

1. 肾结石　肾结石在泌尿系统结石中占重要地位,随着人们物质生活水平的提高,营养状况的改善,加重了饮食调配的不合理,高蛋白质、高糖饮食成分的提高,上尿路结石(特别是肾结石)的发病率不断上升。任何部位的结石都可以始发于肾,而肾结石又直接危害肾。结石常始发于下盏和肾盂输尿管连接处,为单个或多发,其大小非常悬殊,小的如粟粒,甚至为泥沙样,大者可充满肾盂和整个肾盏,呈铸形结石。双肾结石占 8%～15%。男女之比为(9:1)～(3:1),中青年占 80%。

2. 肾造瘘术　肾造瘘术是通过穿刺或切开肾实质,把导管送到肾盂内,以行引流。适用于上尿路梗阻、肾积液、肾积脓及肾盂成形等手术后应用,以解决尿液改道,引流脓汁。

3. 肾造瘘术适应证

(1) 严重肾积水或积脓,肾功能严重受损,未能施根治性手术者。

(2) 尿路梗阻性无尿,不能耐受复杂手术者。

(3) 输尿管或肾脏手术需要同时引流尿液者。

4. 肾造瘘术后护理

(1) 术后即将引流管连接到灭菌的胶皮管和导尿袋内,注意妥善固定导管并保持引流管通畅。根据瘘口部位,取仰卧位或侧卧位,防止造瘘管在肾内移位,梗阻或引起出血。

(2) 保持瘘口处敷料清洁干燥,观察有无尿液外漏,如有浸湿,应及时更换,以免刺激瘘口周围皮肤。

(3) 造瘘管引出的尿液沉淀物较多时应进行肾盂尿培养、细菌计数及药物敏感试验。如有堵塞,应遵医嘱定时冲洗。

(4) 拔除导管前,需行:①肾盂输尿管造影,观察肾盂及输尿管有无梗阻,造影剂使用12.5%碘化钠或 15%泛影钠溶液,造影完毕后以生理盐水冲洗并注入 1%新霉素溶液,夹管保留半小时,回病房后,开放导管。②暂时性肾造瘘管拔出之前需先夹管 24～48 小时,在夹管期间,无腰胀、腰酸,亦无发热而膀胱排尿量增多,开放导管后,肾盂残余尿量不多者,可拔除导管。瘘管在 1～2 日内将自行愈合。

主编述评

　　巨大肾结石引发感染并进一步导致全身脓毒性休克是非常危急的临床案例，护士应配合医生做好抢救工作，尤其是液体复苏、抗生素的使用，尽早控制患者休克症状，恢复组织灌注，为后续原发病的治疗争取机会。此外，整个治疗过程中，还应做好感染的控制和预防，尽可能减少多重感染的可能。治疗后期，还应关注患者的康复问题，做好心理护理，鼓励并协助患者进行早期活动，以提升患者生活质量。

（蔡诗凝）

参考文献

［1］Rudd K E, Johnson S C, Agesa K M, et al. Global, regional, and national sepsis incidence and mortality, 1990 - 2017: analysis for the Global Burden of Disease Study［J］. Lancet, 2020, 395(10219):200 - 211.

［2］钱卫红, 张德珍. 经皮肾镜碎石术后并发尿脓毒血症的护理体会［J］. 解放军护理杂志, 2013, 30(24):43 - 44, 47.

［3］戴宁军, 邓素红, 王维红, 等. 连续性血液净化治疗重症脓毒血症的护理［J］. 护士进修杂志, 2012, 27(12):1146 - 1147.

［4］邹琴, 陈吉辉, 项红梅, 等. 1 例带状疱疹合并霍奇金淋巴瘤及糖尿病患者感染伤口的护理［J］. 护理学报, 2017, 24(20):47 - 48.

［5］刘云, 胡海洋, 周博, 等. 低体温对创伤失血性休克病人的影响［J］. 护理研究, 2015(3):341 - 342.

［6］Stollings J L, Kotfis K, Chanques G, et al. Delirium in critical illness: clinical manifestations, outcomes, and management［J］. Intensive Care Med, 2021, 47(10):1089 - 1103.

病例 24

高空坠落伤合并胸腹会阴贯穿伤

◎ 病史资料

患者,男性,33岁,于5小时前因高处坠楼,臀部着地,钢筋(1根)从阴囊处插入胸腹部,伤时意识清楚,无呕吐,工友简单包扎会阴处伤口后立即转送至我院急诊,完善各项检查,诊断为"胸腹盆腔异物贯穿伤,多发伤,多脏器受累"。无既往病史。

◎ 入院诊断

胸腹会阴复合伤。

◎ 救治过程

入院后患者生命体征平稳,急查胸腹部 CT 示:胸腹腔异物贯穿,纵隔少量积气,右侧胸腔积液(血性不除外),右上肺局部损伤,两肺少许渗出,右肺尖轻度气肿。胸腹盆部异物贯穿,肝脏受累,胃受累不除外,前腹盆壁及腹腔积气,腹盆腔积血。因伤势严重,经多科会诊讨论,急诊行胸腹联合探出+异物取出及修补术,手术过程描述:予以全麻后,术中探查见腹腔少许积血,钢筋从阴囊刺入腹壁,在腹直肌表面潜行至脐上缘,进入腹腔,予以阻断肝十二指肠韧带,拔除钢筋,未见胸腹腔大血管受损,胃窦部浆膜擦伤,范围 2 cm×1 cm,行浆膜修补。探查胆囊、脾脏、十二指肠、小肠、整个结肠、膀胱未见明显损伤,见肝左外叶贯通伤,予以行肝左外叶切除术。第一肝门预置阻断带,拔除钢筋后阻断第一肝门,左膈下放置负压引流管一根。钢筋经肝胃间隙,刺破肝左外叶及膈肌,进入右侧胸腔。随即予以取左侧卧位,逐层进胸后探查见胸腔无粘连,可见中量胸腔积血,无明显血凝块,见右上肺肺门处黄褐色锈迹,上腔静脉外软组织及筋膜损伤,但血管壁完好,心包侧壁可见血肿,行食管心脏超声检查后未发现明显心包及心脏受损。予以缝补肺表面裂口,检测无明显肺漏气及渗血,肺复张良好,置入胸腔引流管行闭式引流。泌尿外科予以检查阴囊贯穿伤入口创面,发现阴囊皮肤、肉膜有大小约4 cm 创口,阴囊内容物无损伤,向上探查贯穿伤道均位于皮下浅筋膜层,缝合肉膜和皮肤,创面置皮片一根引流。因考虑患者因多发伤累及多脏器受伤、创伤大、创伤后转运时间长、异物污染等情况,术后转入重症医学科。患者意识清,气管插管接呼吸机辅助通气(SIMV 模式,FiO_2 50%),即时心电监护:心率 76 次/分,血压 153/87 mmHg,SpO_2 100%。双肺呼吸音粗,未闻及未及干、湿性啰音,心律齐。四肢肌力正常。引流管通畅,引流液呈淡血性。入室血气分析:pH 7.23,PaCO_2 62.18 mmHg,PaO_2 158.1 mmHg,HCO_3^- 25.7 mmol/L,BE −1.76 mmol/L。APACHE Ⅱ 评分:18 分。遵医嘱行抗炎、扩容、预防并发症等治疗。

术后第 1 天,患者生命体征平稳,通过 SBT 试验后予以拔除气管插管,面罩吸氧(5 L/min),监护室期间持续监测生命体征,保护心功能;每 8 小时监测血糖以维持血糖平衡;维持水、酸碱、电解质平衡,24 小时出入液量管理;抗感染对症治疗,积极预防肺部感染,使用雾化治疗及支气管解痉药物;完善镇痛,解除患者焦虑;使用药物及物理治疗预防下肢深静脉血栓;早期静脉营养支持。术后第 3 天改为流质饮食,生命体征平稳,转出 ICU,术后 7 天康复出院。

◎ 护理体会

1. **安全转运避免二次损伤** 该患者需要通过急诊转入手术室行急诊手术,医护人员完善转运风险评估,在转运途中有效固定钢筋,避免异物移动所致的二次损伤。转运前确保路线畅通,减少转运时间,通知专用电梯等候,转运过程中医护人员携带转运急救箱,准备抢救用物及药物。持续监测生命体征,保证生命体征稳定,及时倾听患者主诉,如有异常应及时处理。转运人员应包括医生、护士、麻醉医生、工勤辅助人员,并在手术室交换区内做好交接。

2. **多学科团队协同救治** 由医务处统筹协调全院 MDT 管理是确保医院多学科会诊制度落实的有效机制,该病例的成功救治证明了多学科协作救治在严重创伤中的重要作用。在急诊手术前应做好患者的整体管理包括:①呼吸支持,保持患者呼吸道通畅,充分给氧,做好血气分析监测,发生低氧血症时,及时予以机械通气。②循环支持,建立两路静脉通路,予以精准的液体复苏,及时评估循环情况来指导容量管理。做好术前定血型、备血准备。该患者入院后心肌损伤指标均偏高,心肌肌钙蛋白 T 0.074 ng/mL;肌酸激酶 MB 质量16.16 ng/mL;肌红蛋白 1 015.0 ng/mL;氨基末端利钠肽前体 53.7 pg/mL;降钙素原0.45 ng/mL,予以保护心肌治疗后,心肌损伤指标均恢复正常,并准确评估患者外周循环和出入水量的情况。③准确评估有无出血倾向,该患者入院后动态监测血红蛋白和血细胞比容变化,严密观察患者的病情变化,及时发现有无隐匿性的活动性内脏出血。④镇痛镇静管理,该患者因创伤大、疼痛明显,完善各项检查后予以止痛药物,并做好心理护理,保持患者情绪稳定。⑤预防和控制感染,遵医嘱行抗感染治疗,因患者阴囊处有开放性伤口,遵医嘱予以破伤风抗毒素治疗。⑥体位管理,贯穿伤患者体位主要取决于外物穿入部位及穿入途径,该患者予以仰卧位,制动避免损伤重要脏器。

3. **泌尿系统损伤** 该患者虽有会阴贯穿伤,但手术探查后发现阴囊内容物无损伤,贯穿伤道均位于皮下浅筋膜层,因此泌尿系统损伤较轻微。本案例经泌尿外科会诊后,确认无尿道断裂,予以留置导尿。术后应加强观察皮片引流的色、质、量,血尿是泌尿生殖道潜在损伤的一个重要标志物,在液体复苏时可能会导致冲淡血尿,应定期留取尿标本,检验尿常规。做好留置导尿管的护理,避免引起导尿管相关尿路感染。患者因年轻男性,泌尿系统损伤会引起患者的焦虑,做好患者心理护理并告知伤情,避免患者产生悲观情绪。

4. **膈肌损伤** 该患者因钢筋贯穿伤致膈肌损伤,术后应避免腹内压增高因素导致腹腔内容物疝入胸腔。使用机械通气时加强镇静管理,避免人机对抗。呼吸机参数设置合理,加强血气和胸片随访,如出现急性呼吸窘迫综合征(ARDS)应调整呼吸机参数设置,可使用小潮气量、高呼气末正压的设置。拔管前应充分评估患者的氧合指数,血气,呼吸的频率、形态,特别注意有无因膈肌损伤而影响呼吸所致的反常呼吸,术后注重肺康复锻炼及呼吸功能锻炼。有条件可应用 B 超进行膈肌活动评估,及时发现有无膈肌活动受限。

5. **心脏压塞** 该患者术中探查发现心包侧壁血肿,术后应加强观察有无心脏压塞体征,急性心脏压塞体征包括心率增快、血压下降、心音遥远、脉压降低、中心静脉压升高、颈静脉怒张、意识改变、外周灌注减少、尿量减少。心包的弹力有限,急性心包积血达 150 mL 即可限制血液回心和心脏跳动,引起急性循环衰竭,进而导致心搏骤停。必要时予床旁心脏彩色多普勒超声检查,当发生心脏压塞时应立即给予以下措施:①立即给予高流量吸氧,密切监测血压、心率等生命体征,按医嘱给予升压药,提高补液速度。②在床边心脏彩色多普勒超声定位下做心包穿刺。③心包引流是解除心脏压塞症状重要治疗手段,可有效改善血流动力学。心包穿刺用物准备,一次性双腔中心静脉穿刺包、2%利多卡因、一次性引流袋、透明贴膜。具体操作配合:协助患者取半卧位,医生予穿刺点2%利多卡因局部麻醉,穿刺成功后,留置导管插入深度做好标记,用透明贴膜固定,接引流袋持续引流。④一旦出现心脏压塞,停用抗凝药物,对已用的肝素等抗凝药物,遵医嘱使用鱼精蛋白对抗。⑤密切观察病情变化,如出现活动性出血,应及早进行外科手术开胸止血。

6. 肝脏损伤 该患者存在肝左外叶贯通伤,予以行肝左外叶切除术,术中阻断肝门 1 次,约 18 分钟。肝脏是腹部最大的实质器官,血管丰富。肝损伤的治疗主要取决于损伤的性质、肝脏本身的损伤、伴随存在的损伤、损伤前状态及总体损伤严重程度。应注重对肝功能的随访,该患者术后有肝功能指标异常,包括总胆红素增高、结合胆红素增高、白细胞比值增高、丙氨酸氨基转移酶增高、门冬氨酸氨基转移酶增高、乳酸脱氢酶增高;各类凝血指标异常,包括凝血酶原时间延长、国际标准化比值增高、D-二聚体增高。应加强肝损伤的晚期并发症发生的观察和护理,包括感染、血肿、胆瘘及迟发出血。该患者通过加强保肝治疗后肝功能指标逐渐恢复。同时做好胃管和膈下引流管的观察及护理,包括妥善固定,引流管保持引流通畅,加强引流液色、质、量的观察,特别注意引流液有无胆瘘的改变如黄褐色或墨绿色,如出现引流液改变,应立即通知医生及时处理。

知识链接

1. 贯穿伤 贯穿伤是一种机械性损伤,其与钝伤不同,伤口一般不大,但潜行于身体组织脏器之间,会造成多处组织及多个脏器的严重损伤。贯穿伤的严重程度,取决于损伤的部位及深度,如果贯穿伤同时或相继造成两个以上解剖部位或脏器损伤,极易造成多发伤,多发伤伤情复杂、并发症多、病死率高。贯穿伤依据临床表现可分为显著性贯穿伤和非显著性贯穿伤。对于显著性贯穿伤应加强全身系统性的创伤性评估。对于非显著性贯穿伤,应特别注意隐匿性致命损伤的评估。

2. 泌尿生殖系统贯穿伤临床特征 外生殖器贯穿伤的体征可能不明显,包括会阴、阴囊、阴茎或阴唇血肿,或者邻近结构损伤,如大腿近端或臀部。全面查体以发现有无相关和隐匿的损伤。外生殖器贯穿伤可导致白膜破裂,这可引起白膜与鞘膜间血液或液体蓄积,从而分别导致阴囊积血或积液。尿道损伤在男性中常见得多,女性尿道较短,不易发生外伤。损伤体征包括:阴茎尿道口血迹、阴囊肿胀或血肿、会阴瘀斑,以及直肠指诊发现前列腺位置异常。鉴于贯穿伤的临床特征各不相同,尿道周围的组织存在伤口或伤道都应怀疑并筛查尿道损伤。当出现肉眼血尿或膀胱邻近组织有伤道时,需评估膀胱是否破裂。输尿管贯穿伤不常见,且由于症状和体征不明显、无特异性,迟发性表现包括发热、侧腰痛和可触及的腰部肿块(尿囊肿)。

3. 泌尿道生殖系统贯穿伤评估 贯穿伤患者的院前处理重点是从气道、呼吸及循环开始识别和稳定潜在的生命威胁。初步评估重点为快速发现和稳定危及生命的创伤。泌尿生殖系统贯穿伤很少独立存在或立即危及生命,除极少数的肾碎裂伤或肾脏大血管撕裂伴大出血病例。初始评估时应聚焦临床表现,一旦完成紧急生命威胁的救治后,应立即予以相关检查。在此期间,可用敷料覆盖开放性伤口并直接按压止血。遵医嘱给予液体复苏、镇痛剂及破伤风免疫接种。详细询问病史,包括疾病史、手术史、既往史、当前用药、过敏史和破伤风免疫。了解外伤关键病史,包括受伤时间、伤者意识、致伤外物类型(如大小、口径)。在二次评估中应检查腹部、骨盆和外生殖器等部位,避免伤口被皮褶处所掩盖,详细记录伤口的大小、位置及明显伤道。在贯穿伤患者中,直肠指诊的结果具有重要价值,尤其对存在外生殖器、臀部、骨盆、下腹部及大腿上部外伤时。所有骨盆周围贯穿伤女性患者需仔细检查阴道,以评估有无撕裂伤和骨碎片。贯穿伤达到 Buck 筋膜或尿道口有血迹或血肿的男性患者,应考虑共存的尿道损伤。

4. 泌尿生殖系统贯穿伤处理　大多数严重泌尿生殖系统贯穿伤的患者需泌尿科紧急会诊和手术,合并其他贯穿伤需要其他外科医生处理非泌尿系统损伤。除了最浅表的外生殖器贯穿伤,所有损伤都需手术探查,尤其是阴茎海绵体损伤,应尽快再植断裂的阴茎。大多数阴道损伤的患者需要手术修复或冲洗,以防止严重的并发症甚至是死亡。

(1) 尿道损伤:最佳确定性处理取决于几个因素,包括损伤位置(前或后)和程度(部分或完全断裂),最终以维持控尿能力和性功能为目的。主要处理包括:单纯置入导尿管,以利于前尿道部分损伤二期愈合;早期内镜下尿道会师术或延期尿道成形术,通常术中需放置耻骨上膀胱造口引流管,以促进膀胱减压。

(2) 膀胱损伤:大多数膀胱贯穿伤,需要手术修补,依据输尿管损伤的程度和位置,处理方式包括膀胱镜支架置入术或在置入支架的基础上手术修复。

(3) 肾损伤:肾贯穿伤患者,若血流动力学稳定且无进行性失血和尿外渗证据,大多可经非手术处理,除外枪击伤患者。刺伤造成≥Ⅲ级肾损伤,非手术治疗并发症风险较高,应尽早专科会诊处理。

主编述评

贯穿伤常是涉及多个器官系统的复合伤,应针对患者全面、系统性地完善评估,以得到第一时间的救治,使患者获得最佳结局,降低漏诊损伤的风险。创伤中最常见的死亡原因为出血、多器官功能障碍综合征及心搏骤停,创伤的"黄金时间"概念中强调严重创伤后 1 小时内死亡风险升高且应快速干预,这能显著改善创伤患者的预后。创伤患者的最佳治疗更需要多学科团队成员之间高效合作、沟通和明确的职责。护理团队在创伤患者救治的全流程过程中发挥重要的地位和作用,平时应加强护士,包括预见性评估的分析能力、各类抢救配合的实践能力、沟通和协调能力的相关培训。

(潘文彦)

参考文献

[1] 陈凤,刘明,游丛毓,等.颈胸腹骨盆会阴钢筋贯通伤医疗联合体多学科救治一例[J].华西医学,2020,35(08):1018-

1020.

［2］颜艳,翟永华,武霞,等.颅脑颈胸腹骨盆会阴钢筋复杂贯通伤患者的多学科协作救治及护理［J］.齐鲁护理杂志,
2019,25(12):47-49.

［3］曹彩霞,郝璐,朱朝娟,等.钢筋贯通伤患者一例的急救护理［J］.解放军护理杂志,2016,33(03):69-70.

［4］马玉龙,马静.四根螺旋纹钢筋胸腹腔贯通伤多学科联合救治体会［J］.中华急诊医学杂志,2019(02):252-253.

［5］李鹏宇,桑锡光,张源,等.全身钢筋贯通伤救治策略［J］.创伤外科杂志,2017,19(09):715-716.

［6］易云峰,莫群,陈检明,等.胸部创伤急诊手术探讨［J］.创伤外科杂志,2016,18(01):15-17.

［7］周斌,李永智,吕铁辉.损伤控制性手术在严重肝脏外伤治疗中的应用分析［J］.中外医疗,2018,37(07).

［8］Jankowski J T, Spirnak J P. Current recommendations for imaging in the management of urologic traumas［J］.
Urol Clin North Am, 2006, 33(3):365-376.

［9］曾本翠,伍燕萍,陈斌.膈肌超声预测全麻术后拔管结局的临床应用［J］.中华灾害救援医学,2021,9(09):1230-
1233.

［10］彭兴华,钟丰文,杨文凯,等.闭合性重症胸外伤迟发型心脏大血管破裂的临床观察与治疗［J］.现代诊断与治疗,
2018,29(23):3879-3880.

病例 25

肾上腺嗜铬细胞瘤

病史资料

患者,女性,58 岁,因持续性血压升高 2 个月,伴阵发性升高、心率加快,血压最高达 190/120 mmHg,心率达 136 次/分。阵发性升高在劳累后出现,伴有头晕、脸色苍白、冒虚汗,持续 20 分钟后可自行缓解,增加降压药剂量无效。来院行肾脏、肾上腺超声和 CT 检查,右侧肾上腺皮质可见 38 mm×54 mm 肿块,为行进一步治疗,门诊拟“右肾上腺占位,嗜铬细胞瘤可能”收入院。患者既往有原发性高血压病史 10 年,口服氨氯地平 5 mg/d,血压维持在 130/82 mmHg。

入院诊断

①右肾上腺占位,嗜铬细胞瘤可能;②原发性高血压合并继发性高血压。

救治过程

患者入院后,生命体征平稳,完善相关检查。入院第 2 天,患者自诉夜间睡眠不佳,起床后突感胸闷不适、出冷汗,站起时头晕,测血压为 198/118 mmHg,心率 130 次/分,律齐,立刻嘱平躺吸氧,心电监护,静脉使用酚妥拉明控制血压,约 20 分钟后,头晕、胸闷等症状缓解,血压、心率恢复至正常范围。其后,测定患者尿儿茶酚胺(CA)及其代谢产物间甲肾上腺素(MN),间去甲肾上腺素(NMN)和香草基扁桃酸(VMA),尿 CA 达 136 μg/24 h,MN 和 NMN 均明显高于正常值,结合患者临床表现和影像学资料,医生明确该患者诊断为“右肾上腺占位,嗜铬细胞瘤”。遵医嘱服用长效 α 受体阻滞剂酚苄明 2 周,患者血压接近正常,未发生胸闷、心悸、出汗等症状,完善术前检查后,在全麻下行腹腔镜下肾上腺嗜铬细胞瘤切除术,术中血压剧烈波动,波动在(170～200)/(100～140) mmHg,出血约 300 mL,输入血浆 400 mL,手术结束,患者血压在去甲肾上腺素静脉持续维持下转入 ICU 进一步治疗。

在 ICU,患者继续经口气管插管行机械通气,同时监测其有创动脉血压和中心静脉压,以去甲肾上腺素维持血压在 120/78mmHg,并依据中心静脉压给予补充血容量,次日患者生命体征平稳,撤除呼吸机及升压药,患者血压维持在正常范围,后转入普通病房。

护理体会

1. 观察与早期发现病情　分析该患者未能及时发现嗜铬细胞瘤的原因,可能是既往有原发性高血压病史 10 年,未能及时发觉异常,在自行增加降压药无效后才就诊,《嗜铬细胞瘤和副神经节瘤(PPGL)诊断治疗专家共识(2022 版)》中强调,如果患者同时有高血压,直立性低血压并伴有头痛、心悸、多汗三联征时,诊断 PPGL 的特异性为 95%,如果 PPGL 肿瘤突然分泌大量儿茶酚胺,会出现血压骤升甚至高血压危象,严重者可能导致死亡,因此,临床应高度重视。

(1)嗜铬细胞瘤所致高血压危象的早期识别:临床表现为血压急剧升高,短时间内血压突然和显著升高(一般超过 180/120 mmHg),伴心动过速、头痛、苍白、大汗、麻木、手足发冷,发作持续数分钟至数小时,极易引发急性左心衰竭、肺水肿。

(2)嗜铬细胞瘤所致高血压危象的急救

1)绝对卧床休息,保持呼吸道通畅:首先抬高床头 30°,降低颅内压。保持患者情绪稳定,避免患者躁动。高血压危象患者由于头痛、烦躁、呼吸困难或呼吸道分泌物增多,呕吐物可以阻塞气道,故保持呼吸道通畅是抢救成败的关键。昏迷患者立即将头偏向一侧平卧,并清除口鼻腔内分泌物和呕吐物,并制动,避免误吸。

2)迅速降压:降压要做到迅速、安全、有效,至于血压下降程度则不宜过低。选用作用迅速的静脉降压药,血压必须在 1~2 小时内降到安全水平。通常使平均动脉压下降大约 25% 或使舒张压低于 110 mmHg,血压至理想水平后,静脉降压药物逐渐减慢和减少,同时应加服口服降压药,24 小时内使平均动脉压下降 20%。立即静脉缓慢推注酚妥拉明 1~5 mg,同时密切观察血压变化,当血压下降至 160/100 mmHg 左右停止推注,继以酚妥拉明 10~15 mg 溶于 5% 葡萄糖生理盐水 500 mL 中缓慢静脉滴注;也可舌下含服钙通道阻滞药硝苯地平 10 mg,以降低血压。

3)防止脑水肿:用甘露醇、呋塞米等进行脱水治疗。有惊厥者镇静止惊可肌内注射苯巴比妥钠、地西泮或水合氯醛灌肠等。

4)加强监护:患者应入重症监护室(ICU)治疗密切监测血压、脉搏、呼吸、意识、瞳孔及心肾功能的变化。

(3)嗜铬细胞瘤患者的降压原则:嗜铬细胞瘤危象目前无明确的降压目标和降压速度,但周期性释放的儿茶酚胺半衰期短,导致嗜铬细胞瘤患者血压波动较大,降压时必须严密监测,防止低血压发生。推荐嗜铬细胞瘤患者术前 24 小时血压控制在 160/90 mmHg 以下,控制血压首选 α 受体阻滞剂如酚妥拉明、乌拉地尔,也可选择硝普钠、尼卡地平。当合并心动过速和心律失常时可联合应用 β 受体阻滞剂,但不推荐单独使用 β 受体阻滞剂。

2. 嗜铬细胞瘤患者的术前准备　嗜铬细胞瘤手术切除具有一定的危险性,尤其麻醉和手术中挤压肿瘤十分容易造成血压波动,充分做好术前准备和护理是提高高位嗜铬细胞瘤手术成功率、降低死亡率的关键。

(1)心理护理:患者对疾病恐惧、害怕手术及知识缺乏,加上瘤体分泌大量的肾上腺素和去甲肾上腺素,患者情绪波动较大,血压不稳,轻微刺激即可导致血压波动,使血压进一步升高,增加出血等并发症的风险。护理人员应根据患者的心理特点制订个性化护理措施,针对存在的问题进行疏导。此外,为患者做术前宣教,向患者讲述疾病的发生、发展机制和临床症状特点,术前充分准备的重要性,术后的注意事项、可能出现的反应及预后,让患者能有效地配合与预知可能出现的情况,树立战胜疾病的信心。

(2)纠正心律失常:高浓度的儿茶酚胺使心肌缺血,患者常伴有心律不齐、心肌缺氧。可遵医嘱使用倍他乐克纠正心律失常,用药期间严密观察患者心率、心律变化,必要时进行心电监护。

(3)降压扩容:由于瘤体分泌大量的儿茶酚胺,外周血管处于收缩状态,血管床容积减少,使血压升高而血容量不足。而肿瘤切除后儿茶酚胺减少,血管床开放,血容量不足,就成为主要矛盾。术前在控制血压的前提下,预先补充一定的血容量,可使术中血压下降缓慢,术后血压恢复快而稳定。应指导患者正确按时服药,避免间断或擅自停药,定时测量并准确记录患者血压的变化,为药物的调整提供依据,嘱患者服药后应立刻卧床休息,避免突然站立或坐起从而引起直立性低血压,服药期间尽量健侧卧位,禁止撞击按压患侧肾脏预防直立性低血压。

3. 嗜铬细胞瘤患者的术中护理要点

(1) 严密观察患者病情变化:密切监测患者生命体征和疼痛变化,做好抢救嗜铬细胞瘤危象的准备。密切观察患者血压,轻度血压上升不必处理,血压波动大时用 α 肾上腺素能受体阻滞剂酚妥拉明降压,心率快时口服普萘洛尔(心得安)。在向瘤体注射栓塞剂时,血中儿茶酚胺突然降低,大量血管扩张,可导致血压下降,应注意观察心率、血压、呼吸的变化,以及皮肤、面色有无改变,警惕发生过敏症状。一旦有细微病情变化,立即报告医生,紧急处理。

(2) 做好充分护理配合:术中全麻诱导、气管插管、改变体位,手术探查挤压肿瘤时易诱发高血压危象,手术室护士应做好充分的术前准备、术中熟练配合、严密观察病情变化及严格无菌操作,是手术成功的重要保证。巡回护士要熟练掌握各种仪器性能、操作步骤,严格遵守操作规程;器械护士要熟悉手术解剖位置,熟练掌握各种手术器械的名称、功能和使用方法,以保证能迅速正确地传递器械,同时要准备好各种止血材料。手术室护士应与手术医生和麻醉医生积极配合,术中严密观察病情变化,做好充分的应急准备,避免术中并发症的发生。尽可能缩短手术时间,以确保手术顺利进行。

4. 嗜铬细胞瘤患者的术后护理要点

(1) 密切监测患者生命体征:术后 24～48 小时应严密监测患者心率、血压情况。患者术后早期通常血压会下降,使用去甲肾上腺素来维持血压。引起血压下降的原因较多:手术切除肿瘤后,体内儿茶酚胺分泌急剧下降,导致血管失去张力,引起血压下降;术中失血没有完全补充;麻醉药残余作用,以及后续的皮质醇危象都可能导致血压下降。约有20%患者术后依然血压较高,其原因可能是体内多发性肿瘤未切除干净;肿瘤恶性变有转移灶;长期高血压造成肾血管病变产生肾性高血压;肾上腺髓质增生。术后应开放两条静脉通路,一条通路用于补充血容量,另一条通路用于控制血压,避免低血压的发生。

(2) 肾上腺皮质危象的发现和处理:手术有时会损伤肾上腺皮质功能,从而导致肾上腺皮质功能减退,临床表现为血压下降或血压已经恢复者血压再次下降,往往发生在夜间,此时可迅速补充生理盐水,适当补充糖皮质激素,有助于血压维持。

(3) 低血容量性休克的处理:因手术切除分泌儿茶酚胺的肿瘤,导致血压下降,或术中出血未有效补充,此时对侧肾上腺髓质分泌儿茶酚胺功能尚未完全代偿,除外源性给予去甲肾上腺素外,应在反复有效的容量监测下,继续补液扩容,避免发生肺水肿情况。临床常用的容量监测方法包括中心静脉压监测、被动抬腿试验、静脉血氧饱和度监测和下腔静脉变异度等。

(4) 防治低血糖:儿茶酚胺和糖皮质激素都有升高血糖作用,嗜铬细胞瘤切除后,体内分泌骤然减少,可能导致低血糖发生,因此术后应密切监测血糖变化,必要时给予高糖处理。

知识链接

1. 定义 嗜铬细胞瘤是起源于肾上腺髓质产生儿茶酚胺的肿瘤。沿肾上腺外的交感神经链分布并具有激素分泌功能的神经内分泌肿瘤则定义为副神经节瘤。主要引起患者血压升高和代谢性改变等一系列临床综合征,并造成心、脑、肾、血管等严重并发症甚至致死的重要原因。两者合称为嗜铬细胞瘤和副神经节瘤(PPGL)。

2. 病理 嗜铬细胞瘤一般呈圆形或椭圆形,有完整包膜,供应血管丰富而怒张。肿瘤直径一般在 3~5 cm,多数为良性、单个发病,双侧或多发占少数。肿瘤切面呈灰白或棕色,可见灶性出血、中央变性、囊性变,可伴钙化,血管丰富,间质少,有时肿瘤周围可见正常腺体。

3. 临床表现 嗜铬细胞瘤可见于各年龄段,大多发生在 20~49 岁成人,男女发病率大致相等。家族性发病者多见,占 6%~10%。嗜铬细胞瘤临床症状复杂多变,易被误认为其他疾病的表现。

(1) 血压变化:高血压是 PPGL 患者的主要临床表现。①阵发性高血压型:为本病特征性表现,发生率占 40%~50%,患者平时血压正常,发作时(以分泌去甲肾上腺素为主者)血压骤升至 200 mmHg 以上,主要表现为头痛、气促、心悸、大汗,可出现高血压危象,诱发脑出血、高血压脑病、昏迷、抽搐。诱发因素包括精神应激、情绪激动、体位改变、按压肿块、排便、屏气、麻醉、药物等。②持续性高血压型:发生率占 50%~60%,常用降压药(利血平等)效果不佳,对钙通道阻滞剂、α 肾上腺素能受体阻滞剂有效。患者因交感神经过度兴奋可表现为心动过速、出汗等,也伴有高代谢状况如低热、体重下降、一过性高血糖等表现。③并非所有嗜铬细胞瘤患者均表现为高血压,约有 10% 的患者血压正常,老年患者血管壁对儿茶酚胺的敏感性降低,也会造成症状不典型。

(2) 三联征:头痛、心悸、多汗是 PPGL 患者高血压发作时最常见的三联征,对疾病诊断具有重要意义。

(3) 其他特征性表现:①心血管系统:患者高血压发作时可有胸闷、心悸、濒死的恐惧感;也有患者发生心绞痛甚至心肌梗死、低血压休克等。②血液系统:患者可发热、白细胞增多等。③消化系统:恶心呕吐、腹痛,有时出现便秘、肠梗阻等症状。④泌尿系统:血尿、蛋白尿等。⑤内分泌代谢系统:空腹血糖升高、糖耐量降低、脂代谢紊乱、基础代谢率增高,患者出现发热、消瘦、类似甲状腺功能亢进的表现等。⑥神经精神系统:头痛、紧张焦虑,严重者可发生脑血管意外等。

4. 充分术前准备的标准

(1) 对于持续性高血压者血压维持≤140/90 mmHg,阵发性高血压者发作频率减少、幅度降低。

(2) 患者血容量恢复:血细胞比容降低,患者体重增加,肢端温暖,无明显直立性低血压表现。

(3) 糖代谢异常及高代谢综合征有所改善。

(4) 术前药物准备时间存在个体差异,一般为 2~4 周,如伴有严重并发症者,应相应延长。常用治疗药物:①α 肾上腺素能受体阻滞剂:酚妥拉明、酚苄明、乌拉地尔等。②β 肾上腺素能受体阻滞剂:普萘洛尔、艾司洛尔、美托洛尔等。

主编述评

随着手术操作技术的成熟、充分的围手术期准备，嗜铬细胞瘤手术的安全性较既往有了大幅度的提升。围手术期护理应将预防血流动力学改变放于首位。术前护士应充分了解患者嗜铬细胞瘤的原发部位、瘤的活性等，同时通过服用 α 肾上腺素能受体阻滞剂（如合并心率快，应同时服用 β 肾上腺素能受体阻滞剂），以及适度扩容，以保证术中血压的相对平稳及对失血有较好的耐受性，对于患者术后血压的稳定也有较大帮助。此外，术后血压低的原因有多种，如对侧肾上腺髓质儿茶酚胺分泌尚未代偿、有效血容量不足、糖皮质激素水平不足等，应加以区别。

（唐颖嘉）

参考文献

［1］王庭俊，谢良地.《嗜铬细胞瘤和副神经节瘤诊断治疗专家共识（2022 版）》解读［J］. 中华高血压杂志，2021，29（8）：708 - 714.

［2］陈昌珍，王琳，唐玉蓉. 肾上腺嗜铬细胞瘤的围手术期护理［J］. 实用临床护理学杂志，2018，3（24）：131，144.

［3］于利萍，宋晓楠，王栋. 6 例巨大肾上腺嗜铬细胞瘤术前行选择性动脉栓塞的护理［J］. 中华护理杂志，2015，50（8）：1021 - 1022.

［4］王志红，陈斌，文军，等. 腹腔镜下肾上腺嗜铬细胞瘤切除术的围手术期预见性护理［J］. 华西医学，2015，30（6）：1148 - 1151.

［5］喻琼. 腹腔镜肾上腺嗜铬细胞瘤切除术中护理体会［J］. 检验医学与临床，2011，8（17）：2149 - 2150.

［6］陈绵绵，许珊珊，张丽萍. 5 例嗜铬细胞瘤危象患者的术前护理［J］. 中华护理杂志，2013，48（10）：880 - 881.

［7］刘颖姝，李乐乐，实京涛，等，偶发嗜铬细胞瘤患者术中血流动力学变化的相关因素［J］. 中华医学杂志，2018，98（36）：2905 - 2909.

［8］中华医学会内分泌学分会肾上腺学组. 嗜铬细胞瘤和副神经节瘤诊断治疗的专家共识［J］. 中华内分泌代谢杂志，2016，32（3）：181 - 187.

［9］Young W F. Metastatic pheochromocytoma: in search of a cure ［J］. Endocrinology, 2020, 161（3）: bpz019.

［10］崔文广，张丹. 急诊高血压危象的鉴别诊断与处理［J］. 中国临床医生杂志，2019，47（05）：514 - 515.

［11］孙英贤，赵连友，田刚，等. 高血压急症的问题中国专家共识［J］. 中华高血压杂志，2022，30（03）：207 - 218.

［12］Stewart M. H.. Hypertensive crisis: diagnosis, presentation, and treatment ［J］. Curr Opin Cardiol, 2023, 38（4）: 311 - 317.

······▷ **病例 26** ◁······

输尿管支架植入术后合并尿源性脓毒症

◎ 病史资料

患者,女性,55岁,因4个月前无明显诱因下出现血尿,伴疼痛,放射至下腹部和会阴部,4天前发现尿中出现血块、排尿障碍,遂于外院急诊就诊,查CT示:①左侧输尿管上段结石伴肾积水,左肾盂密度增高;②膀胱右后壁处出血灶可能。为进一步治疗来我院就诊,拟"左输尿管结石伴左肾积水"收治入院。

◎ 入院诊断

左输尿管结石伴左肾积水。

◎ 救治过程

患者于入院当日在全麻下行"左输尿管镜检查＋DJ管置入术＋活检术"术后返回病房。患者术后第2天出现高热,体温39℃,心率加快,呼吸急促,重症科医生会诊后考虑急性重症感染,转入ICU继续治疗。患者入ICU后,20:00出现胸闷,血氧饱和度下降,血气分析示氧分压68 mmHg,心率115次/分,血压105/65 mmHg,床边B超示双肺弥漫性肺水肿,考虑患者出现ARDS,行气管插管机械通气。术后第5天患者循环功能改善,全身水肿,考虑容量已超负荷,继续血透治疗,保持液体负平衡。术后第8天患者凝血功能明显改善,血小板逐渐回升,改用低分子肝素抗凝,防止微血栓。术后第17天全院大会诊:目前手术指征不全,暂不行手术治疗,予以经皮肾造瘘留置引流管一根。术后第20天患者感染指标较前好转,PCT 14.22 ng/mL,白细胞17.3×10⁹/L(术后第15天为51.51×10⁹/L)。术后第22天各项检验指标改善:白细胞15.9×10⁹/L,血红蛋白80.2 g/L,血小板180.0×10⁹/L,患者停用镇静药,意识清,调整呼吸机模式为SPONT,择期脱机拔管。患者尿量维持在100 mL/h左右,减少透析时间及超滤量,观察尿量情况。术后第23天患者血气分析结果正常,予停用呼吸机,拔除口插管,双鼻腔高流量湿化吸氧;患者恢复肠鸣音,解便一次,黄色糊状,继续予肠内营养;术后第24天患者呕吐,考虑胃动力不足,请针灸科协助治疗;好转后予以流质饮食,嘱进食缓慢,无胃肠道不适症状。术后第25天患者应用注射用头孢哌酮钠舒巴坦钠＋替加环素＋注射用醋酸卡泊芬净广覆盖抗感染治疗,抗感染治疗后患者仍有发热,考虑发热原因是否与原发肾脏占位病变有关,请泌尿外科会诊符合手术指征,后行膀胱镜下DJ管取出术,解除感染源。术后第29天加强患者康复锻炼,患者可坐床边,自行活动上下肢,遂转入普通病房继续治疗。

◎ 护理体会

1. 密切观察病情变化及控制感染

(1)患者入监护室后出现脉搏快而弱,血压不稳定、脉压小为休克早期,若血压下降,甚至测不到,脉搏细弱均为病情恶化的表现。该患者予以液体复苏和使用血管活性药物,严密监测血流动力学的变化,准确记录出入量,监测每小时尿量在 $10 \sim 70$ mL。早期液体复苏时,护士应着重患者生命体征的监测,遵医嘱严格执行量出为入的液体复苏方式,防止出现液体超负荷。

(2) 患者血氧饱和度下降至 89% 左右,血气分析示氧分压 68 mmHg,为保持呼吸道通畅,建立人工气道行机械通气,按时雾化吸入,进行气道内吸痰,观察痰液的颜色、量、性状。抬高床头 $30° \sim 45°$,呼吸机管路出现污染时及时更换,加强口腔护理,使用复方洗必泰含漱液以抗菌、消炎,每日 3 次口腔冲洗,防止呼吸机相关性肺炎的发生。

(3) 休克最直观的临床表现即为微循环障碍,加强观察患者面色、甲床、肢端皮温皮色,结合患者出现高热,及时合理使用冰毯机,采取局部物理降温的方式,在保证体温正常的情况下,防止微循环障碍。

2. 脓毒症合并肾损伤后 CRRT 管理　患者在充分液体复苏的前提下,尿量仍没有增加,内环境不稳定,及早给予肾功能支持。

(1) CRRT 治疗过程中,应密切监测患者的体温、心率、血压、呼吸、血氧饱和度、CVP,及时发现和处理各种异常情况并观察疗效。由于 CRRT 过程中患者热量损失大,要注意给患者保暖,合理使用复温工具,防止体温不升的发生。

(2) 在治疗过程中,应定时监测患者内环境状况、血电解质及肾功能,根据化验结果及时调整置换液配方,现配现用,以保证患者内环境稳定。严格把控凝血的平衡,患者术后予以抗凝治疗中,CRRT 时也采取肝素化治疗,严密观察患者有无出血情况极为重要。患者口腔护理时应尽量动作轻柔,避免皮肤黏膜破裂出血。患者再进行穿刺、静脉采血等有创操作后应延长按压时间大于 5 分钟。每日监测凝血指标,严格控制抗凝药物用量,掌握患者凝血功能的平衡。

(3) 治疗期间保证透析管路通畅,无脱落、打折、贴壁、漏血等发生;置管处敷料应保持清洁、干燥,潮湿、污染时要及时予以换药,以减少感染机会;注意观察局部有无渗血、渗液、红肿等。

(4) 做好基础护理:做好皮肤管理,保持床单位清洁干燥,使用气垫床及软枕,防止皮肤压伤。

3. 营养支持治疗

(1) 患者进入 ICU $24 \sim 48$ 小时内,在血流动力学稳定、无肠内营养禁忌证的情况下,应早期进行肠内营养支持。若存在休克或使用大剂量升压药等急性复苏早期阶段应先暂缓。

(2) 禁食患者,可先给予 5% 葡萄糖氯化钠进行过渡,耐受后再予营养液鼻饲进行肠内营养。观察患者肠内营养时有无腹胀、腹泻、恶心呕吐的现象及药物影响的腹泻,如有不适,可先暂停肠内营养,并尽早停用药物,考虑添加益生菌。注意输注营养液的浓度、温度及速度,逐渐加量,使肠道有一定的适应过程;避免营养液的污染,每 24 小时更换泵管,严格遵守操作规程。

(3) 控制血糖:密切监测血糖,防止低血糖及高血糖的发生,如有异常及时使用 50% 葡萄糖或胰岛素进行控制。治疗后目标血糖为 $8 \sim 10$ mmol/L。营养液的输入应当注意持续、匀速输注,避免血糖波动。

知识链接

1. 早期液体复苏 目前,尿源性脓毒血症通常采取联合治疗方案而早期、及时、有效的液体复苏(fluid resuscitation)是治疗本病的基本措施和关键环节,其目的主要是通过快速补充液体以纠正血容量的绝对或相对不足,恢复正常的心输出量,继而改善组织器官的低灌注,以及水、电解质的失衡状态,从而保护重要脏器的功能,改善预后。液体复苏目标大致包括:①维持中心静脉压于 $8 \sim 12$ mmHg(1 mmHg = 0.133 kPa);②平均动脉压 $65 \sim 90$ mmHg;③中心静脉血氧饱和度>70%;④血细胞比容>30%;⑤尿量>0.5 mL/(kg·h)。

液体平衡:对初始复苏后仍存在组织低灌注和容量不足的成人脓毒症和脓毒性休克患者,没有足够的证据推荐在复苏的前 24 小时使用限制性液体策略和自由性液体策略。只有当患者有低灌注迹象时,才进行液体复苏。①对成人脓毒症或脓毒性休克患者,推荐使用晶体液作为复苏的一线药物(强烈推荐,中等证据质量)。②对成人脓毒症或脓毒性休克患者,推荐使用平衡盐溶液而不是生理盐水进行复苏(弱推荐,低证据质量)。③对成人脓毒症或脓毒性休克患者,推荐对接受大量晶体液复苏的患者联合使用白蛋白,而非单独使用晶体液(弱推荐,中等证据质量)。④对成人脓毒症或脓毒性休克患者,不推荐使用羟乙基淀粉进行复苏(强烈推荐,高证据质量)。⑤对成人脓毒症或脓毒性休克患者,不推荐使用明胶进行复苏(弱推荐,中等证据质量)。

2. 脓毒症的高危因素 急诊临床应对:①高龄、营养不良;②腹腔、肺部和泌尿系统感染;③恶性肿瘤、免疫抑制、呼吸功能障碍;④心血管功能障碍等基础疾病。这四类高危人群给予高度重视,通过观察临床表现,筛查生物标志物,及早防范脓毒症的发生。

此外,多项研究表明,降钙素原是重症脓毒症患者的早期诊断的有效指标,因此建议将降钙素原作为脓毒症的早期诊断指标。

3. 连续肾脏替代疗法 重症脓毒血症是由感染引起的一种全身炎症反应综合征,在临床治疗当中,只能通过连续血液净化治疗的方式,来清除患者体内的毒素及炎症因子。

并发症的观察及预防:①出血:肾功能不全患者多存在出血或潜在出血,CRRT 中抗凝剂的应用使出血危险明显增加或加重出血。因此,应注意观察引流液、大便、创口、牙龈等出血情况,及时调整抗凝剂的使用或使用无肝素技术。②凝血:患者在行 CRRT 时肝素用量少甚至无肝素,治疗时间长,极易发生体外凝血。如有严重凝血时,应更换滤器及血液管路。③感染:护理人员在进行各项护理操作时须严格执行无菌操作原则。

2021 拯救脓毒运动(SSC):脓毒症和脓毒性休克的管理国际指南对肾脏替代治疗的推荐。对于血流动力学不稳定的脓毒症患者,建议采用连续肾脏替代治疗(CRRT)以便于液体平衡管理。

4. DIC 的抗凝治疗 DIC 不同进程中,其临床表现不同,主要包括出血、器官功能衰竭、休克及微血管病性溶血。在脓毒症预防与阻断行动项目中,专家组认为应重点关注早期高凝现象并给予及时处理。

DIC 的护理如下。

(1)病情观察:早期发现、准确判断是抢救成功的关键

1)微血栓形成的观察:在 DIC 早期(高凝期),凝血因子被激活,凝血过程在进展,血管内产生弥漫性的微血栓沉积,微血栓发生于不同部位临床可见于该组织缺血缺氧的一些症

状,如形成于脑,可有惊厥、昏迷或瘫痪,发生于肾,则有尿少、尿闭等。需注意的是,此期组织缺血缺氧现象不明显,出现的相应临床症状也不典型,需结合检验数据予以确诊。

2) 出血征象的观察:在 DIC 低凝期,因播散性微血栓形成,凝血因子、血小板等被消耗,同时常伴有继发纤溶,此期可见较为明显的出血倾向,如皮下出血点、瘀斑、创口持续而缓慢的渗血、多脏器自发性大出血。

(2) 抗凝治疗

1) 肝素的应用:是 DIC 首选的抗凝疗法。使用指征:DIC 早期(高凝期);血小板及凝血因子呈进行性下降,器官功能衰竭明显的患者;消耗性低凝期但病因短期内不能去除者,在补充凝血因子的情况下使用。

2) 低分子肝素的应用:抗凝作用较稳定,优点是无出血并发症,不需要实验室监测。

3) 肝素监护:密切监测 ACT,如肝素使用过量可用鱼精蛋白中和。

(3) 补充血小板或凝血因子。

主编述评

由于脓毒症多由细菌感染引发,其细菌栓子又会随血液运行到机体其他组织与器官形成新的病灶,进而引发患者出现全身性炎症反应。重症脓毒症患者时常伴有严重的器官功能障碍、组织灌注不良等症状,一旦发病,将会对其身体健康及生命安全造成直接威胁,通过早期干预疾病的病理生理发展进程,实现脓毒症的阻断,进而降低脓毒症的发病率。此外,通过对于围脓毒症期患者的合理诊治,降低脓毒症的病死率。脓毒症的预防与阻断工作还有赖于所有临床工作者和基础研究人员的共同努力,可以相信这是一个好的开端。PSCC 工作的不断深入一定能够取得令人满意的成果,惠及学科,惠及社会,惠及百姓。

(姚晨 张琦)

参考文献

[1] 刘冰瑶,钱建锋,王荣江,等. 液体复苏在尿源性脓毒血症中的研究进展及护理[J]. 全科护理,2020,18(11):1328 - 1332.

[2] 孙啸宇,陆宗庆,张金,等.《拯救脓毒症运动:脓毒症与脓毒性休克治疗国际指南(2021)》摘译与解读[J]. 中国中西医结合急救杂志,2021,28(6):645 - 652.

[3] 马青变,郑亚安. 脓毒症早期抗感染治疗策略[J].《中国医刊》,2017,52(7):8 - 10.

[4] 王紫薇. 连续性血液净化治疗重症脓毒血症患者的护理效果观察[J]. 实用临床护理学电子杂志,2020,5(14):63.

[5] 杨晓玲,原娇娇,袁琪茜,等. 脓毒症液体过负荷与急性肾损伤[J]. 中国中西医结合急救杂志,2021,28(1):119 - 121.

[6] 李洁琼,张蜜,韩娟,等. 2018 脓毒症管理指南更新解读——护理需要关注的变化[J]. 护士进修杂志,2020,35(20):1879 - 1881.

[7] 卜晓红. 整体护理在重症脓毒症患者连续性血液净化治疗中的应用及对并发症发生率的影响[J]. 中国医药指南,2021,19(2):8 - 10.

[8] 王仲,于学忠,陈玉国,等。中国"脓毒症早期预防与阻断"急诊专家共识[J]. 中华危重病急救医学,2020,32(5):518 - 530.

[9] 白云朵,司君利. 抗凝治疗在脓毒症相关凝血病及弥散性血管内凝血中的研究进展[J]. 临床急诊杂志,2021,22(8):558 - 561.

········· **病例 27** ·········

1型糖尿病骶神经调节器置入术

◎ 病史资料

患者,男性,26岁,排尿不畅及尿不尽1月余。现病史:患者患有1型糖尿病10余年,于1个月前突然排尿不畅及尿不尽,在外院B超示:双肾积水,双侧输尿管扩张,尿潴留。于2017年2月28日以诊断"1型糖尿病,神经源性膀胱"收住入院。入院后尿流动力学检查示:残余尿181 mL/L,最大尿流率14 mL/L,平均尿流率3 mL/L。

◎ 入院诊断

①神经源性膀胱;②糖尿病。

◎ 救治过程

患者于植入临时调节器3周后接受骶神经Ⅱ期植入术,术后无感染。术后1个月复查残余尿为80 mL,24小时排尿次数为6~9次,24小时尿急次数为5~9次,每次排尿量为180 mL左右。患者对于该治疗方法的效果较满意,且伤口未发生感染。术后继续予以监测血糖水平,并行抗感染等对症治疗,结合骶神经调节器相应健康教育,3月8日患者出院。

◎ 护理体会

1. **完善术前准备** 患者在入院前即指导其规范地记录24小时尿垫的重量、每天使用的尿垫数量等,并教会其准确记录5~7天排尿日记。以便结合尿流动力学检查及神经电生理测定结果,初步判断是否为接受骶神经调节器治疗的合适人选。

入院经内分泌科会诊后,根据医嘱给予赖浦胰岛素(优泌乐)10 U皮下注射3次/天,观察不良反应并定时监测血糖4次/天,使空腹血糖稳定于9~10 mmol/L。术中随时监控血糖,术后维持术前胰岛素用量,密切观察患者一般情况,防止由血糖过高或过低引发的不良事件。

术中穿刺针进入S3骶神经孔,需连接临时刺激器,测试患者的运动应答和感觉应答,以进一步确定穿刺部位是否正确。术前护士需向患者宣教如何向术者表述S3骶神经对电刺激的典型感觉应答,以便配合术者的定位。

2. **帮助患者顺利度过临时调节器植入期** 糖尿病患者周围血管多病变,外周供血减少,组织修复能力差,局部抵抗力低,骶神经调节器植入术后容易感染。术后立即给予头孢替安2.0 g静脉滴注,密切观察骶神经穿刺点及调节器导线出口周围皮肤情况。伤口处均以无菌纱布包扎并外贴3M敷料。2~3天更换伤口敷料,使用聚维酮碘对伤口及周围5 cm范围内皮肤进行消毒,并观察有无异常情况,若有异常及时汇报医生进行处理。该患者是在经过行为治疗,药物治疗效果不佳后尝试骶神经调节器治疗。患者对治疗效果期望值过高,希望较快出现排尿障碍改善的效果。由于该治疗方法效果在很大程度上取决于患者对治疗的期望和依从性。为了解决患者的心理障碍,在围手术期护理人员详细地向患者及其家属演示骶神经刺激器的工作原理、优势、现有的治疗效果评价,使患者对治疗的风险和负担有清楚的认识。同时安排具有心理咨询资质的护士对患者展开一对一的心理疏导,使患者在术前术后均保持一种平和的心态。在此期间,指导患者术后避免过度弯腰、跳跃等剧烈的体力活动,避免性生活,以免电线过度牵扯致电极移位,避免淋浴,以免淋湿切口敷料、电极线和调节器。

患者在体检治疗阶段时症状改善超过 50%,永久植入才有意义。该患者在骶神经调节器 I 期植入术后 24 小时排尿次数由术前 10~20 次减少至 7~10 次,24 小时尿急次数由术前 10~18 次减少至 6~9 次,每次排尿量由 78.3 mL,增加至 150.6 mL。

3. 严格落实术后随访管理　出院后告知患者注意休息,避免过度扭腰、伸腰、举重物。注意保护骶神经的电极和调节器。避免发生意外损害电极和骶神经调节器。若出现骶尾部疼痛、调节器移位等,及时复诊。告知患者在骶神经调节器植入后,患者仅能接受场强不高于 1.5 的头部 MRI 扫描。术后一般 2 周、3 个月、6 个月各随访 1 次,之后每 6 个月 1 次。但由于患者病情特殊,我们安排专职护士对患者第 1 个月每 2 周进行 1 次随访,第 2~3 个月每个月安排 1 次。每次随访涵盖体格检查、排尿日记、程控刺激参数检测和(或)调整、骶尾部 X 线正侧位片,同时关注患者精神心理状态。

知识链接

1. 骶神经调节术　骶神经调节术(sacral neuromodulation,SNM)是利用介入技术将低频电脉冲连续施加于特定骶神经,以此兴奋或抑制神经通路,调节异常的骶神经反射弧,进而影响并调节膀胱、尿道/肛门括约肌、盆底等骶神经支配靶器官的功能,从而达到治疗效果。随之医疗技术的发展,SNM 逐渐成为治疗难治性排尿障碍患者的治疗手段之一。

2. 骶神经调节术适应证　难治性膀胱过度活动症(OAB)、非梗阻性尿潴留(NOR)和大便失禁。我国专家将 SNM 探索性应用于神经源性下尿路功能障碍(NLUTD)、间质性膀胱炎/膀胱疼痛综合征(IC/BPS)及其他排便功能障碍。

主编述评

SNM 在治疗下尿路排尿障碍的功能逐渐得到认可,临床上的使用率越来越高,与常规治疗不同,SNM 的治疗需要患者的参与度较高,其正确的表达、客观的数据记录是该治疗方式成功的关键,因此应与患者建立长期互信的护患关系,才能帮助患者在该治疗中获得最大的收益。

(孟宪丽)

参考文献

[1] Steele S S. Sacral nerve stimulation: 50 years in the making [J]. Can Urol Assoc J, 2012,6(4):231-232.
[2] Kacker R, Das A K. Selection of ideal candidates for neuromodulation in refractory overactive bladder [J]. Curr Urol Rep, 2010,11:372-378.

［3］吴孟超,吴在德. 黄家驷外科学［M］. 北京:人民卫生出版社,2013:420.

［4］陈国庆,宋勇,丁留成,等. 骶神经调节术临床应用中国专家共识［J］. 中华泌尿外科杂志,2014,35(1):1-5.

［5］Daniels D H, Powell C R, Braasch M R, et al. Sacral neuromodulation in diabetic patients: success and complications in the treatment of voiding dysfunction ［J］. Neurourol Urodyn, 2010,29(4):578-581.

［6］Haraway A M, Clemens J Q, He C, et al. Differences in sacral neuromodulation device infection rates based on preoperative antibiotic selection ［J］. Int Urogynecol J, 2013,24(12):2081-2085.

［7］Booth J, Connelly L, Dickson S, et al. The effectiveness of transcutaneous tibial nerve stimulation (TTNS) for adults with overactive bladder syndrome: A systematic review ［J］. Neurourol Urodyn, 2018,37(2):528-541.

［8］楚艳,黄懿,卫中庆. 骶神经调节治疗慢性排尿功能障碍患者的围手术期护理［J］. 中华护理杂志,2014,49(8):931-933.

第 5 章　神经系统危重症

病例 28

严重颅脑外伤多发颅内出血

◎ 病史资料

患者,男性,63 岁,因骑电动车摔倒致伤头部,路人拨打 120 送至我院。急诊头颅 CT 示:双侧额颞部、顶部、枕部脑挫裂伤伴右侧额部血肿破入脑室,外伤性蛛网膜下腔出血,脑肿胀,侧脑室、三脑室缩小,环池少量积血,中脑轻度受压。急诊拟"重型颅脑外伤"收治入院。入院查体:体温 37.5 ℃,脉搏 58 次/分,呼吸 12 次/分,血压 178/100 mmHg。患者意识呈浅昏迷状态,GCS 评分:7 分,鼾式呼吸,反复恶心、呕吐,双侧瞳孔等大形圆,直径约 2.5 mm,对光反射迟钝,四肢刺痛可见定向回缩。既往有高血压病史。

◎ 入院诊断

①重型颅脑外伤(双侧额颞部、顶部、枕部脑挫裂伤伴右侧额部血肿破入脑室);②颅底骨折;③外伤性蛛网膜下腔出血;④高血压。

◎ 救治过程

患者入院后完善术前准备,剃头、备血、药敏试验,急诊在全麻下行颅内血肿清除＋去骨瓣减压＋脑室外引流＋颅内压测压管植入术。术后转入专科重症监护室,给予镇静、止血、抗炎、抑酸、脱水、颅内压监测等治疗。带回血肿腔引流管一根接引流袋,脑室外引流管一根接脑室引流管。带回经口气管插管置入 23 cm,接呼吸机辅助呼吸,维持 $SpO_2 > 95\%$, $PaO_2 > 80$ mmHg, $PaCO_2$ 维持在 $35 \sim 45$ mmHg,给予抬高床头 $30° \sim 45°$,妥善固定气管插管,每 6 小时用洗必泰溶液进行口腔护理,术后第 1 天,胸部 CT 提示:双肺散在渗出。予留置胃管,首日输注速度 30 mL/h,术后第 2 天,患者出现了右侧瞳孔变大,直径约为 4 mm,对光反射消失,左侧瞳孔直径约 2.5 mm,对光反射迟钝,予行急诊头颅 CT,排除颅内出血及脑疝,考虑为脑水肿。予 20% 甘露醇 125 mL 快速静脉滴注,30 分钟后右侧瞳孔直径恢复至 2.5 mm,对光反射迟钝。患者第 3 天仍处于镇静、镇痛状态,但患者颅内压持续增高,最高时达 30 mmHg。头颅 CT 提示：右侧额叶脑肿胀，三脑室、双侧侧脑室显露良好。血压 178/112 mmHg，静脉泵入尼卡地平降压，收缩压控制在 120 mmHg 左右。为避免气管插管长时间放置引起喉头水肿，痰液堵塞，给予气管切开，保持吸入气体在 Y 形管处相对湿度 100%，温度 37 ℃。予异丙托溴铵 0.5 mg 每日 2 次雾化吸入，静脉注射盐酸氨溴索 30 mg 每日 2 次祛痰。每 2 小时翻身、叩背、按需吸痰，预防肺部感染及压力性损伤的发生。预防重型脑损伤后继发神经源性肺水肿引起急性心功能受损伤，予留置 PICC 置管监测中心静脉及心功能，术后第 5 天，患者体温升至 39.1 ℃，留取脑脊液常规、脑脊液生化检验，培养阴性，排除颅内感染，考虑中枢性高热，予冰毯物理降温，体温波动在 37.8～38.0 ℃，左侧脑脊液耳漏，予万古霉素抗感染。术后第 5 天下午患者骨瓣减压处脑膨出，喷射性呕吐胃内容物 300 mL，颅内压监测为 35 mmHg，复查头颅 CT 提示：广泛性脑组织肿胀，中线右移，遵医嘱予甘露醇 250 mL 静脉滴注，每 6 小时 1 次，增加白蛋白注射液 50 mL，每日 2 次，呋塞米 10 mg，每日 2 次静脉推注。术后第 7 天，GCS 评分 12 分，行 CT 提示：双肺散在渗出较前吸收自主咳痰良好，予脱机，使用高流量呼吸湿化治疗仪吸氧，调节氧流量为 10 L/min，吸入气体湿度为 95%～100%，温度为 37 ℃。术后第 9 天予夹闭脑室引流管，次日拔除头部伤口无渗出。术后第 14 天，患者生命体征稳定，遵医嘱转康复医院康复。

护理体会

1. **体位** 术后予去枕平卧，头偏向健侧，注意保护骨窗，避免头部压向去骨瓣处。病情稳定后抬高床头 30°，有利于呼吸及脑静脉血回流，降低脑水肿。

2. **病情观察** 安置于监护病房，心电监护，每 30 分钟观察患者意识、瞳孔、生命体征及神经功能情况。收缩压维持 110 mmHg 或以上，当收缩压 > 160 mmHg 或平均动脉压 > 110 mmHg，可引起血管源性脑水肿，并使颅内压增高。高血压往往是对颅内低灌注的生理性反射，在原因未能去除前，不要盲目降血压，以免恶化脑缺血，除非收缩压 > 160 mmHg 或平均动脉压 > 110 mmHg。当患者在严重颅内压增高时，早期表现为脉缓而洪大，呼吸深而慢，血压升高，应予警惕。晚期出现脉搏快而弱，呼吸缓慢，血压下降。在护理观察中发现患者血压升高、脉缓或不规则，呼吸深而慢要引起重视，警惕病情继续发展，出现脑干功能衰竭。严密观察瞳孔变化，发现一侧瞳孔或双侧瞳孔不等大、瞳孔对光反射由迟钝变成消失，应警惕脑组织受压或脑疝的可能；双侧瞳孔散大、眼球固定并伴有深昏迷、出现两慢一高（呼吸慢、心率慢、血压高），警惕脑疝发生，以上情况均提示病情危重，及时汇报医生处理。

3. **呼吸道护理** 患者意识呈浅昏迷状态，排痰能力明显降低，气道容易积聚黏稠的痰液且排出不畅，严重时可形成痰痂使气道梗阻。采用镇静、镇痛保证患者机械通气和自主呼吸的协调。留置人工气道期间，护理上加强翻身、拍背、吸痰等基础护理，每日动态评估人工气道的位置、气道通畅度、固定是否可靠等情况，每 4 小时监测气囊压力，气囊压力维持在 25～30 cmH$_2$O，防止胃内容物反流到气道，鼻饲前应进行吸痰，避免在鼻饲后 30 分钟内吸痰，以免痰液过多引起呛咳造成食物反流。加强口腔护理，每 6 小时用 0.2% 洗必泰溶液进行口腔护理，保持口腔卫生。

4. **引流管护理** 血肿腔引流管是颅脑手术后，在颅内残腔内放置引流管，引流手术残腔的血性液体和气体，减少局部积液。放置点低于或平行于额头，一般在手术后 2～3 天拔除。脑室引流瓶应悬挂于床头，引流管最高点高于侧脑室平面 10～15 cm。保持引流管在位通畅,防止扭曲打折或脱管。翻身、治疗、护理时,动作轻柔、缓慢,移动患者或变动体位时,需先夹闭并妥善固定好引流管,防止引流管脱落及气体进入。保持伤口敷料清洁干燥,严格无菌操作、避免引流管漏液和反流、防止引流管外口与脑脊液收集瓶中的液体接触等,预防感染。根据患者颅内压情况控制全天引流量,24 小时引流液控制在 200～300 mL,每日要记录引流液的色、质、量。正常脑脊液无色透明,无沉淀。手术后 1～2 天脑脊液可略带血性,以后转为橙黄色。若手术后脑脊液中有大量鲜血,或手术后血性脑脊液的颜色逐渐加深,常提示有脑室内出血,需立即手术止血。

5. **营养支持**　早期肠内营养支持疗法可显著改善机体的代谢平衡,防止发生水、电解质紊乱,调节钾、钠离子平衡。通过观察血红蛋白、白蛋白及血清总蛋白等生化指标评价肠内营养支持治疗期间营养状况改善情况,和医生共同制订调整营养支持方案。肠内 EN 营养剂的使用时注意先低渗后高渗,喂养速度先慢后快,首日输注速度 20～50 mL/h,次日后可调至 60～100 mL/h,使用专用加温胃肠营养泵。每 4 小时检查胃管位置,抽吸胃液检查潴留情况,如果抽吸胃液>200～250 mL,结合当日喂养总量、颜色和性状及患者情况,可暂停喂养。鼻饲第 3 天,胃管中抽出咖啡色胃内容物 50 mL,及时检测患者的红细胞计数、血红蛋白正常,胃液及大便潜血试验阴性,排除了上消化道出血。

6. **并发症预防护理**

(1) 脑出血:术后 24～48 小时是脑出血的高峰期。保持病室安静,各种操作尽量集中进行,动作轻柔。严密观察意识、瞳孔、四肢肌力、生命体征、血氧饱和度变化。患者躁动,遵医嘱使用镇静剂,保持患者处于安静状态,控制收缩压在 110 mmHg 左右。观察头部敷料有无渗血及引流管引流液体的性质、颜色和量,淡红色为正常引流液,若为大量新鲜血样液体提示有活动性出血。该患者术后 24 小时内出现瞳孔不等大,及时复查 CT,排除脑出血。

(2) 脑水肿:一般在术后 5 小时出现,48～72 小时达到高峰,维持 5～7 天,20～30 天可恢复正常。严密观察病情,动态监测血压和颅内压,抬高床头 30°～45°,遵医嘱给予 20%甘露醇、呋塞米、白蛋白等脱水药物。并注意监测电解质情况。患者体温高,予物理降温仪积极降温,防止机体代谢增高加重脑缺氧。同时予生理盐水 50 mL＋丙戊酸钠 1 200 mg 以 2 mL/h 微泵预防癫痫发作。

(3) 脑血管痉挛:其发病机制较多,如血管活性物质的作用、血块压迫、血流对血管壁的机械刺激、血管营养障碍、血管壁炎症、免疫反应、颅内压增高、过度脱水治疗导致血容量不足等。其主要临床表现为病情稳定后再次出现神经系统定位体征和意识障碍,且腰穿和(或)头颅 CT 检查无再出血的表现。该患者通过留置脑室引流管,早期释放蛛网膜下腔血性脑脊液,促进脑脊液循环,预防交通性脑积水,其间患者未发生脑血管痉挛。

(4) 颅内感染:颅内感染多发生于术后 3～7 天,该患者颅底骨折,左侧脑脊液耳漏,护理上严格无菌操作,注意头偏向左侧,禁止填塞、冲洗,防止脑脊液反流引起颅内感染。

知识链接

1. **颅内压**　颅内压(intracranial pressure,ICP)是指颅腔内容物对颅腔壁所产生的压力。颅内容积增加的总和超过颅腔代偿容积(8%～10%)时,颅内压超过 15 mmHg 时,称为颅内压增高。颅脑损伤后,多种因素均可导致 ICP 增高,常见因素有颅内血肿、脑挫裂伤、脑水肿、脑积水、颅骨凹陷引起颅腔容积减少、脑血流量异常增加、静脉回流障碍、癫痫发作等。

2. 正常颅内压参数及异常颅内压分级

(1) 成人静息状态下正常颅内压为 5.26～15.00 mmHg,平卧位时颅内压持续超过 15 mmHg 为颅内压增高。

(2) 颅内压增高的临床分度为:轻度 15～20 mmHg;中度 21～40 mmHg;重度＞ 40 mmHg。持续颅内压＜5.26 mmHg 为低颅内压。

3. 颅内压增高的控制策略

(1) 一般处理原则:抬高头部或者床头抬高 30°,保持头颈部的轴线位置,减少颈部过度屈曲或旋转。处理发热,保持正常体温。

(2) 气道管理:保持气道通畅,必要时气管插管,维持正常二氧化碳水平,防止缺氧、误吸导致的继发性脑损害。预防呼吸机相关性肺炎的发生;必要时给予暂时性过度通气。

(3) 渗透性治疗:肾功能正常的患者可选用甘露醇、甘油盐水、高渗盐水等制剂,渗透性治疗要维持有效循环血容量,避免肾脏损伤及心力衰竭。

(4) 镇静镇痛:适当镇静状态可减少代谢需求、非同步通气、静脉淤血,以及高血压和心动过速的交感神经反应来降低颅内压,对有气管插管的患者要予以适当的镇痛治疗。在应用镇静镇痛药物的同时应避免低血压。

(5) 低温治疗:有关研究提示,低体温可减少脑细胞代谢,降低脑血流量和颅内压,可能会改善患者结局。也有观点建议控制体温于正常水平或轻度低体温(亚低温治疗)。低体温疗法的不良反应包括心律失常、寒战、肺部易感染和凝血功能障碍。鉴于治疗性低体温仍存争议,这种治疗应仅限于临床试验或其他方法无效的颅内压增高患者。

(6) 脑脊液外引流:当颅内压增高合并脑积水,或者病情需要进行颅内压监测时,可通过脑室外引流来辅助控制,需注意脑脊液外引流量和速度,同时预防感染等并发症。

(7) 去骨瓣减压手术:去骨瓣减压能够降低颅内压、改善脑组织氧合。但要综合考虑手术致感染、迟发血肿、硬膜下积液、脑积水等风险。

4. 使用甘露醇降低 ICP 注意事项

(1) 首选甘露醇降低颅内压治疗,甘露醇脱水治疗对低血压的患者可引起不良后果,需注意及时补充丢失的电解质和血容量。

(2) 长期大剂量应用甘露醇可引起急性肾衰竭,应注意监测肾功能。

(3) 对于长期使用甘露醇脱水的患者要密切监测血浆渗透压,血浆渗透压＞ 310 mmol/L 时甘露醇脱水效果有限,且可使肾功能损害的概率增加。此时宜改用甘油果糖、白蛋白、呋塞米等其他脱水药物。

(4) 大量或长期脱水患者,尤其是老年和儿童患者,应监测血容量、电解质水平及心脏功能。应特别关注低血容量引发的脑缺血、甘露醇快速静脉滴注引发的心功能不全,以及高剂量脱水药引起的电解质紊乱。

主编述评

　　重型颅脑创伤是严重的创伤性疾病,具有急、危、重的特点。颅脑损伤后直接造成继发性损害是颅内高压,致残率、病死率高达 50%。脑外伤多发颅内出血开颅术后可出现脑出血、脑水肿、脑血管痉挛、颅内感染等并发症,严重者可危及生命。

护士应严密监测患者病情,充分掌握脑外伤手术后病情观察及并发症预防,提供预见性护理,确保患者生命安全。

（甘丽芬　李冬梅）

参考文献

[1] 中国神经外科重症管理协作组.神经外科脑脊液外引流中国专家共识[J].中华医学杂志,2018,98(21):1646-1649.
[2] 刘俊超,刘关政,李建,等.腰大池持续外引流治疗重型颅脑创伤的时机探讨[J].中国实用神经疾病杂志,2018,21(23):2599-2604.
[3] 凌晓阳,赵鹏来,薛元峰,等.有创颅内压监测在中重型颅脑创伤中的应用价值[J].临床神经外科杂志,2018,15(3):208-212.
[4] 中华医学会神经外科学分会,中国神经外科重症管理协作组.中国神经外科重症管理专家共识(2020版)[J].中华医学杂志,2020,100(19):1443-1458.
[5] 中华医学会神经病学分会,中华医学会神经病学分会脑血管病学组.中国脑出血诊治指南(2019)[J].中华神经科杂志,2019,52(12):994-1005.
[6] 《加重继发性脑损伤危险因素防治专家共识》专家组.颅脑创伤后加重继发性脑损伤的危险因素防治[J].临床神经外科杂志,2020,17(3):241-253.
[7] 张伟英,叶志霞.外科护理查房[M].2版.上海:上海科学技术出版社,2017:326-352.
[8] 中华医学会神经病学分会神经重症协作组.难治性颅内压增高的监测与治疗中国专家共识[J].中华医学杂志2018,98(45):3643-3652.

病例 29

脑外伤合并急性呼吸窘迫综合征

病史资料

患者,男性,77 岁,因外力挤压,机械冲撞头部出现意识不清,伴呕吐,CT 示小脑出血破脑室、脑积水、蛛网膜下腔出血,在外院行"双侧脑室外引流术",治疗期间发生误吸,患者家属为求进一步治疗,由平车推入收治我院,评估患者意识为浅昏迷,双侧瞳孔等大等圆,直径为 5 mm,对光反射无。入院时体温 38.8 ℃,脉搏 120～130 次/分,血压 125/80 mmHg,SpO_2 70%～75%,发育未见异常,营养良好,被动体位,呼吸窘迫,无法自主排痰。既往有高血压、糖尿病病史。

入院诊断

①颅脑外伤;②肺挫裂伤。

救治过程

患者入院即转入 ICU 实施救治,立即予床旁行气管插管术,经口气管插管 23 cm 在位接呼吸机辅助呼吸,模式 SIMV,参数:VT 500 mL,f 15 次/分,吸入氧浓度 40%,PEEP 5 cmH_2O,双侧脑室引流管接引流袋,胃管 50 cm 在位接胃肠减压器,尿管在位接引流袋持续引流。右锁骨下静脉置管 16 cm 在位接液体顺滴,ICU 监护期间予镇静镇痛、抗感染、维持重要脏器功能、维持电解质平衡、降低颅内压、营养支持治疗。

入院第 2 天,留置左手臂 PICC 置管在位接液体静脉滴注,拔除右锁骨下静脉置管,抽血查血气:PaO_2 为 97 mmHg,$PaCO_2$ 为 49 mmHg,遵医嘱予呼吸机氧疗模式吸入,吸入氧浓度为 50%。其间予以翻身、吸痰、及时复查血气等处置,但患者血氧饱和度仍呈逐步下降趋势。

入院第 3 天,患者血氧饱和度突然下降至 68%,体温 38.5 ℃,辅助检查结果:白细胞 35.67×10^9/L,淋巴细胞 0.89×10^9/L。抽血查血气示:PaO_2 为 36 mmHg,$PaCO_2$ 为 69 mmHg。此时患者氧合指数为 72 mmHg,考虑急性呼吸窘迫综合征,行胸部 X 线检查示:双侧肺弥漫性浸润,成斑片状阴影,边缘模糊。床旁行紧急气管切开术,予气管切开处接呼吸机辅助呼吸,模式 SIMV,参数:VT 500 mL,f 15 次/分,吸入氧浓度 60%,PEEP 5 cmH_2O,其间加强患者呼吸道管理。

入院第 4 天,予多次床旁纤维支气管镜下吸痰,氧合指数仍未有明显改善,波动在 80～90 mmHg。

入院第 5 天,考虑患者持续顽固性低氧血症,且符合俯卧位通气实施指征,医生指示间断予俯卧位通气,首次实施俯卧位通气后发现患者面部受压,予赛肤润涂抹、美皮康保护后逐渐恢复。

入院第 6～10 天,继续予俯卧位通气治疗,并逐步延长俯卧位通气时间,锻炼患者呼吸功能,患者在第 10 天实施俯卧位通气时氧合下降,心率加快至 139 次/分,予迅速转换回仰卧位,生命体征平稳后继续俯卧位通气治疗。

入院第 11～15 天,多次间断更改呼吸机机械通气模式为 CPAP 模式,锻炼患者呼吸功能,并进行俯卧位通气治疗。

入院第 16 天,复查胸片,提示两肺散在浸润较前片好转。辅助检查结果:白细胞 16.29×10^9/L,淋巴细胞 3.06×10^9/L。血氧饱和度维持在 92%～95%,吸入氧浓度 40%,血气分析结果示:PaO_2 为 89 mmHg,$PaCO_2$ 为 38 mmHg,医生指示无须继续俯卧位通气。

入院第 17～19 天,予更改呼吸机机械通气模式为氧疗模式,同时对患者采取肺康复呼吸训练。

入院第 20 天,医生更换一次性气管切开套管为金属套管,予以氧气 3 L/min 经气管切开处吸入＋鼻导管 2 L/min 氧气吸入。血氧饱和度维持在 93%～95%,抽血查血气示:PaO_2 为 102 mmHg,$PaCO_2$ 为 39 mmHg。

入院第 25 天,患者生命体征基本稳定,带管转至康复医院继续治疗。

护理体会

1. 安全有效实施俯卧位通气　在实施俯卧位通气时,患者出现氧合下降,心率加快至 139 次/分,予迅速转换回仰卧位,待生命体征平稳后才继续俯卧位通气治疗,后分析原因考虑为患者痰液堵塞气道。因此提示责任护士在实施俯卧位通气前应充分吸出患者气管内的痰液或分泌物,避免因痰液堵塞,导致呼吸道不畅引起人机对抗,造成生命体征异常,如心率加快等,会为治疗带来错误导向,使医生误以为发生俯卧位通气并发症从而被迫停止。责任护士可在俯卧位通气过程中做好叩背护理,有利于痰液排出。在必要的时候,为患者翻身,以此提升患者的吸氧浓度。并且,俯卧位通气开始转换体位前要先夹闭各个管路,防止反流,妥善连接中心静脉导管、固定各引流管道,在改变患者体位之后,也要对各种管道进行检查与整理,对管道的扭曲、滑脱及移位等情况进行检查。还要选择最适当的翻身方法,确保有足够的护理人员,保护好患者。转换体位后观察是否压迫导管引起输液不畅,定时冲管以防深静脉导管堵塞,及时开放各管路,保持通畅。

2. 做好机械通气的护理　ARDS 致病因素千差万别,ARDS 异质性和肺部病变的多形性也提示单一的机械通气策略并不适合于所有患者,因此应严格遵医嘱依据病理生理特点进行个体化肺保护性机械通气。患者因为长期受到机械通气的影响导致 VAP 发病率增高,肺功能逐渐减弱丧失,不利于病情好转,故在为 ARDS 患者开展俯卧位通气的时候,关键是做好机械通气的护理。俯卧位通气前,需要提前停止鼻饲,借助固定夹夹闭鼻空肠管或胃管的方式,起到预防反流的作用。同时,对固定气管导管位置进行检查,清理患者气道、口咽部位的分泌物。在每次改变体位前遵医嘱调整呼吸机参数,氧浓度调至 100%,待体位更换完毕生命体征稳定后调节回原参数,以减少患者缺氧风险。必要时调整镇静药物剂量,防止患者在治疗过程中出现躁动不安。加强患者胃肠营养耐受性的评估,必要时暂时夹闭胃肠营养管或减缓鼻饲速度及总量。在改变体位前,先观察患者的各项生理指标,俯卧位治疗期间更应该加强监测患者的 HR、BP、RR、SpO_2 等。定时监测动脉血气分析,根据血气分析结果对呼吸机参数进行调节。根据痰液性状选择湿化程度,湿化液迅速弥散在各段支气管,使痰液稀释,加上叩背与有效吸痰,使排痰较彻底,预防肺不张,减少了肺部并发症的发生。机械通气期间若气道湿化不够,易引起肺不张、继发下呼吸道感染,因此,湿化疗法也是机械通气中保持呼吸道通畅,防止和减少并发症的一个重要措施。

3. **做好俯卧位皮肤的护理**　在进行第一次俯卧位通气时,由于经验不足,患者面部发生压力性损伤,后期予赛肤润涂抹,美皮康保护后好转。责任护士吸取经验教训在此后俯卧位实施过程中,确保俯卧位通气时翻身、软枕支垫等使用方法正确,避免患者胸腹部受压,取硅胶软枕保护患者面部颧骨处、双肩部、胸前区、髂骨、膝部、小腿部及其他骨隆突俯卧位易受压处。其间定时检查巡视患者各易受压部位放置的硅胶软枕是否妥当,并间隔 2 小时对身体受压点缓解压力。在后期护理患者期间,按照规范化流程推进俯卧位治疗的正确实施,使患者在实现治疗目的的同时避免压力性损伤的进展。

4. **有效清除呼吸道分泌物**　因患者颅脑外伤合并肺挫裂伤呼吸道常有大量分泌物,且由于体位引流作用,俯卧位通气时患者呼吸道分泌物也会增加,加之患者在外院保守治疗期间又发生误吸,故保持患者呼吸道通畅尤为重要。患者昏迷,建立人工气道,无法自行咳痰,护理人员每班按需吸痰,严格无菌操作,保持呼吸机正常运转,及时处置呼吸机的高压报警等。在实施俯卧位通气前,责任护士充分吸除气管内、口咽部分泌物,必要时增加吸痰次数,以避免气道堵塞增加护理风险。

5. **积极采取早期肺康复锻炼**　进行早期分阶段肺康复锻炼时,及时帮助患者做相应的训练,提高患者肺部呼吸的能力,且根据病情变化对患者训练时间逐渐增长,以达到更加良好的护理效果。此种护理方法减轻患者的临床症状,以期达到治愈的目的,本次护理方式主要采取俯卧位通气训练等,提高患者肺部呼吸功能的恢复能力。提示今后的护理工作中,应尽早为 ARDS 患者进行早期肺康复管理,包括肺康复启动标准及脱机标准、呼吸目标训练、运动目标训练、目标镇痛镇静。能有效缩短呼吸机依赖患者的脱机进程,改善患者的肺功能和活动功能,为今后临床护理实践提供强有力的指导。

知识链接

1. **ARDS 及俯卧位通气**　急性呼吸窘迫综合征(ARDS)是由心源性以外的各种肺内外致病因素导致的急性进行性缺氧性呼吸衰竭,是一种以呼吸窘迫、进行性低氧血症为主要临床特征的急危重症。

俯卧位通气是 ARDS 患者进行机械通气后仍无法改善低氧血症时采取的一种治疗措施,可促进患者背部肺泡复张,调节前胸壁灌注,改善肺内分流及通气血流比例,从而提升患者的氧合指数及血氧饱和度。

2. **ARDS 分型**

(1) ARDS 严重程度分型:严重程度,以氧合指数 = PaO_2/FiO_2 进行划分:轻度($200\,mmHg < PaO_2/FiO_2 \leqslant 300\,mmHg$)、中度($100\,mmHg < PaO_2/FiO_2 \leqslant 200\,mmHg$)、重度($PaO_2/FiO_2 < 100\,mmHg$)。

(2) 按照 ARDS 原发疾病部位分型:根据原发病部位可将患者分为直接损伤型 ARDS 和间接损伤型 ARDS。直接损伤型大多数是由肺炎、误吸和肺挫伤引起的,而间接肺损伤大多数是由非肺源性的脓毒症、非胸部创伤和输血引起的。

3. **俯卧位通气实施指征**　中/重度 ARDS 顽固性低氧血症,当呼气末正压(PEEP)≥

$5\,cmH_2O(1\,cmH_2O=0.098\,kPa)$，氧合指数$\leqslant150\,mmHg$ 时应积极行俯卧位通气。此病例在救治过程中予持续机械通气支持、纤维支气管镜下吸痰等治疗，氧合指数仍未有明显改善，波动在 $80\sim90\,mmHg$，是重度 ARDS 顽固性低氧血症，其符合实施俯卧位通气治疗的指征。

4. 俯卧位通气实施相对禁忌证　俯卧位通气无绝对禁忌证，相对禁忌证包括：①严重血流动力学不稳定；②颅内压增高；③急性出血性疾病；④颈椎、脊柱损伤需要固定；⑤骨科术后限制体位；⑥近期腹部手术需限制体位者或腹侧部严重烧伤；⑦妊娠；⑧颜面部创伤术后；⑨不能耐受俯卧位姿势。

此患者由于肺挫裂伤，误吸导致急性呼吸窘迫综合征，胸片示双侧肺弥漫性浸润，氧合指数波动在 $80\sim90\,mmHg$，且患者术后颅脑外伤专科病情稳定，无俯卧位通气实施相对禁忌证，需采取俯卧位通气改善患者低氧血症。

5. 俯卧位通气对 ARDS 的治疗作用

(1) 改善氧合：俯卧位通气可改善 $70\%\sim80\%$ ARDS 患者的氧合，氧合指数平均升高 $35\,mmHg$。氧合改善的主要机制是降低肺内分流。

(2) 改善高碳酸血症：俯卧位通气主要通过减少腹侧区域肺泡死腔，改善高碳酸血症。

(3) 利于肺保护性通气策略的实施：俯卧位通气通过改善 ARDS 患者肺通气的均一性，更有利于肺保护性通气的实施。

(4) 改善右心功能：俯卧位通气以改善急性右心功能衰竭。

6. 俯卧位通气撤离指征

(1) 原发病未控制、俯卧位通气指征选择不恰当等，导致俯卧位通气后患者氧合指数及病情未改善或恶化。

(2) 评估俯卧位通气治疗的弊大于利，出现明显的俯卧位通气并发症等。

(3) 患者病情改善，恢复仰卧位后氧合指数$>150\,mmHg$ 且持续 6 小时以上，无须继续进行俯卧位通气。

主编述评

如患者在治疗过程中并发 ARDS，应尽早采取积极的治疗措施，防止病情进一步恶化。本案例针对患者发生 ARDS，医护人员掌握其应用指征，实施积极措施，充分利用团队协作推进俯卧位通气治疗的实施，按照规范化流程实施操作是救治该患者的关键所在。俯卧位通气在中/重度 ARDS 治疗中发挥至关重要的作用，其操作看似简单，实则细节众多且决定成败。

（杨光　彭琳）

📚 参考文献

［1］中华医学会重症医学分会重症呼吸学组.急性呼吸窘迫综合征患者俯卧位通气治疗规范化流程［J］.中华内科杂志，2020,59(10):781-787.

［2］曹龙兴.颅脑外伤合并肺挫伤进展至急性呼吸窘迫综合征的危险因素分析［J］.华南国防医学杂志，2014(2):123-125.

［3］解立新,王颖.呼吸力学指导下的急性呼吸窘迫综合征个体化机械通气策略［J］.中华医学杂志,2018,98(34):2703 - 2705.

［4］周晓霞,王杰萍,张淼淼.肺康复训练在慢性阻塞性肺疾病全球倡议肺功能Ⅱ级和Ⅲ级 COPD 稳定期患者中的疗效分析［J］.中国医刊,2023(6):663 - 667.

［5］葛兴然.ARDS 患者俯卧位机械通气的护理效果分析［J］.中文科技期刊数据库(文摘版)医药卫生,2023(6):0099 - 0101.

［6］袁珊珊,崔宇妮.俯卧位通气在 ARDS 患者护理中的应用进展［J］.中文科技期刊数据库(全文版)医药卫生,2023(7):0106 - 0109.

［7］王雅鑫.肠内营养支持在 ARDS 俯卧位通气患者中的护理效果分析［J］.中文科技期刊数据库(引文版)医药卫生,2023(4):0126 - 0129.

［8］郭风,卢敏.重症监护病房护理风险管理对急性呼吸窘迫综合征患者呼吸机相关性肺炎的影响［J］.临床医学研究与实践,2023,8(7):123 - 125.

［9］彭娟,蒲海宁.全面护理对重症急性呼吸窘迫综合征患者血气指标的调节作用［J］.临床医学研究与实践,2023,8(12):120 - 122.

［10］刘毅,钮晓颖.早期分阶段肺康复锻炼在重症急性呼吸窘迫综合征患者护理中的应用［J］.中国国境卫生检疫杂志,2021,44(S01):56 - 57.

［11］何彬,杨郑,莫蓓蓉,等.护士主导肺康复管理方案在呼吸机依赖患者中的应用研究［J］.中华护理杂志,2023,58(15):1802 - 1808.

病例 30
脑出血行脑室外引流术后合并颅内感染

病史资料

患者，男性，68 岁，突发意识不清伴有恶心、呕吐，送入医院，急诊头颅 CT 提示：右侧基底节出血破入脑室合并脑积水，出血量约 35 mL，拟"脑出血"收入院。患者意识浅昏迷，双侧瞳孔等大等圆，约 3 mm，对光反射迟钝，血压 175/105 mmHg，脉搏 110 次/分，呼吸 23 次/分，有自主呼吸，呼吸急促，无力排痰，患者左侧肌力 0 级，右侧肌力 1 级，既往有高血压 Ⅱ 级病史。

入院诊断

①右侧基底节出血；②脑积水；③高血压 Ⅱ 级。

救治过程

患者在急诊全麻下行右侧脑室外引流术，术后意识浅昏迷，双侧瞳孔等大等圆，约 2.5 mm，对光反射迟钝，患者左侧肌力 0 级，右侧肌力 1 级，带入一根脑室外引流管、经口气管插管、导尿管、锁骨下中心静脉置管均在位通畅，遵医嘱转至术后监护病房，经口气管插管处接呼吸机辅助呼吸，特级护理，测意识、瞳孔、血压、脉搏、呼吸每小时一次，记 24 小时出入量，术后给予头孢曲松钠 2 g，每 12 小时一次抗感染、甘露醇 125 mL 每 8 小时一次脱水降低颅内压、遵医嘱生理盐水 50 mL 加丙戊酸钠 1200 mg 泵入，泵速 2 mL/h，抑酸护胃、止血、神经营养等对症治疗。术后第 2 天床旁行气管切开术，接呼吸机辅助呼吸，患者血氧饱和度维持在 96%～99%。术后第 5 天行腰大池引流管置管术，术程顺利，压力 300 mmH$_2$O，颜色为血性，密切观察腰大池引流液的量、性质、颜色，遵医嘱每日引流液量控制在 100～150 mL，引流速度控制在 4～7 mL/h。抬高脑室外引流管 1～2 cm，患者生命体征平稳，第 2 天试夹闭脑室外引流管，患者无颅内压增高症状，予术后第 3 天，复查 CT，脑室无扩大，无梗阻，拔除脑室外引流管，切口敷料清洁干燥。患者当日体温波动 37.8～39.0 ℃，遵医嘱予冰袋物理降温，观察局部皮肤情况，密切监测体温变化，遵医嘱留取痰培养送检，结果显示：痰培养见金黄色葡萄球菌，遵医嘱停头孢曲松钠 2 g 每日 2 次静脉滴注改美罗培南 1 g 每日 3 次＋万古霉素 1000 mg 每日 3 次。术后第 7 天最高体温 39.8 ℃，遵医嘱抽血常规及血培养、脑脊液送检、留取痰培养结果显示：血常规的 C 反应蛋白 168.52 mg/L，白细胞 21.86×10^9/L，血培养未见异常，脑脊液总蛋白 3.10 g/L，葡萄糖 1.2 mmol/L，痰培养见金黄色葡萄球菌，腰大池管放置第 4 天开始脑脊液呈黄色，有少量絮状物，脑脊液送检结果显示：总蛋白 4.21 g/L，葡萄糖 2.27 mmol/L，脑脊液潘氏试验为阳性，血常规显示：白细胞 18.32×10^9/L，C 反应蛋白 13.52 mg/L，术后第 10 天患者持续高热，并且骨窗压力增高，腰大池引流不畅，引流出絮状分泌物增多，在无菌操作下更换腰大池引流管，脑脊液呈黄色混浊状，血常规检查：白细胞 18.50×10^9/L，患者高热不缓解，遵医嘱予万古霉素注射液 5 万单位溶予 0.9% 氯化钠溶液 5 mL 中,腰大池引流管鞘内给药,夹闭腰大池引流管,1 小时后再开放引流,观察患者意识、瞳孔、生命体征变化,患者有无癫痫发作情况。患者生命体征平稳,体温波动在 37.2～38.0 ℃。3 天后,患者意识改变,意识谵妄,双侧瞳孔等大等圆,约 0.25 cm,对光反射迟钝,脑脊液检查:总蛋白 2.25 g/L,葡萄糖 2.0 mmol/L,连续腰大池引流管 7 天内给药,血常规检查:白细胞 10×10^9/L、C 反应蛋白 11 mg/L,脑脊液检查:总蛋白 0.5 g/L,葡萄糖 2.2 mmol/L,患者体温 37.5 ℃。术后第 21 天行血常规检查:白细胞 9.8×10^9/L,C 反应蛋白 10 mg/L,脑脊液检查:总蛋白 0.45 g/L,葡萄糖 2.5 mmol/L。经过一系列的治疗及护理措施,患者白细胞 9.5×10^9/L、C 反应蛋白 10 mg/L,体温波动 36.3～37.0 ℃,患者谵妄,双侧瞳孔等大等圆直径约 2 mm,对光反射迟钝,患者左侧肌力 0 级,右侧肌力 2 级,予术后 35 天带气管切开转康复医院进行高压氧等继续治疗。

◎ 护理体会

1. **颅内感染诊断标准**　依据《医院感染诊断标准(试行)》中的相关规定,至少符合下述 5 条方可诊断:①具有颅内感染的临床症状及体征,如发热、头痛、意识障碍及脑膜刺激征等;②感染指标升高,如白细胞计数>9.5×10^9/L、C 反应蛋白>8.2 mg/L 或降钙素原>0.25 ng/mL 等;③脑脊液检查显示总蛋白>0.45 g/L;④头颅 CT 或 MRI 检查显示脑炎、脑脓肿、硬膜积脓或硬膜脓肿;⑤脑脊液引流混浊;⑥脑脊液涂片找到病原菌;⑦脑脊液细菌培养阳性。

2. **术后颅内感染的因素**
(1) 手术时间较长,平均 3～6 小时,手术时间超过 4 小时者颅内感染率为 21.32%。
(2) 脑脊液漏是感染的高危因素。
(3) 术后颅内积血的残留。
(4) 头部引流管的留置。
(5) 开颅术后患者免疫功能低下。
(6) 开放性颅脑损伤术区受到污染。
(7) 侵入性操作时注意手卫生标准。

3. **颅内感染行腰大池置管鞘内给药的护理**
(1) 严格无菌操作,注射过程中为患者创造安静的治疗环境,配合安置患者体位,护士在配合医生操作时要注意药物的剂量,严格核对配制药物的浓度、注射药物的速度,协助医生使药物缓慢注入,观察 5～10 分钟,患者无特殊不适,再缓慢注入药物,可加速药物在脑脊液中的扩散,降低局部药物浓度。
(2) 密切观察患者意识状态,观察有无恶心、呕吐,注意患者有无异常表现,及时发现躯体不适症状,做好安全护理措施,防止各种管道脱管现象,加强对各个环节的管理。
(3) 为防止患者出现进一步的交叉感染情况,护理人员对该患者进行床旁隔离,保持室内通风,光线适宜,护理患者严格手卫生,操作前后戴手套、洗手,严格执行消毒隔离制度。定时翻身扣背,促进痰液的排除,防止肺部感染的发生。

知识链接

1. 什么是腰大池引流管

（1）将引流管放置到腰大池内引流脑脊液，可减轻血性脑脊液对脑和脑膜的刺激，促进脑脊液的循环和吸收，缓解脑血管痉挛，改善脑缺血状态，减轻脑水肿和脑梗死的发生。

（2）腰大池引流的目的是排出血性脑脊液、缓解脑血管痉挛，改善脑缺血症状，减轻脑水肿，降低颅内压。

（3）穿刺部位是在第 3～4 腰椎或第 4～5 腰椎椎体间穿刺置管于蛛网膜下腔。

2. 腰大池引流置管的适应证

（1）蛛网膜下腔出血。

（2）颅内感染。

（3）脑脊液漏。

（4）术后残血引流。

（5）蛛网膜下腔出血（SAH）。

3. 腰大池引流置管的禁忌证

（1）躁动不能配合的患者。

（2）有脑疝倾向的患者。

（3）脑脊液黏稠不适于引流的患者。

（4）梗阻性脑积水致椎管内脑脊液不通者。

（5）穿刺部位皮肤感染的患者。

4. 腰大池引流管护理的要点　控制腰大池引流量及速度，防止并发症的发生，行腰大池持续引流时，每日引流量及引流速度严格控制，每天引流量控制在 200～250 mL，引流速度控制在 6～10 mL/h 为宜，引流瓶高度随着床的高度同时调整，过高易引流不畅，过低易引流过度。引流过快或过多会引起急性硬膜下血肿、低颅压头痛，甚至有可能发生脑疝。引流量不能过少，否则达不到治疗的效果，感染得不到控制。

5. 腰大池引流管鞘内给药的作用　腰大池置管可方便鞘内给药，增加脑脊液内药物浓度，通过腰椎穿刺将药物注入鞘内可避免血脑屏障对药物的拦截作用，注入较小剂量的药物可获得较高局部浓度的药物，从而增强抗感染效果。

6. 腰大池引流管鞘内给药注意事项

（1）严格执行手卫生标准。

（2）腰大池持续引流符合神经系统感染诊治的原则，有积极的治疗作用，但同时置管成功即表明蛛网膜下腔与外界相通，有发生逆行感染的可能。以下几个环节中易发生：①引流袋位置过高，脑脊液反流；②通过引流管与引流袋的接口处采集脑脊液送检及鞘内注药时未严格执行无菌操作；③引流管滑脱现象；④穿刺点脑脊液外漏。若以上环节中的任何一项发生，加之患者感染的症状加重，高热不退现象，脑脊液检查明显恶化，要高度怀疑逆行感染，应及时汇报医生并相应处理。

7. 腰大池引流不畅的原因

（1）颅内感染者脑脊液蛋白含量和白细胞数量明显增加，使脑脊液的凝固性增加。

（2）引流导管蛛网膜下腔端口被纤细的马尾神经根末梢或其他纤维组织堵塞，可以通过将引流导管退出 0.5～1.0 cm,使纤维组织和管口分离,解决堵塞问题。

(3)检查引流管是否有受压、打折、脱落等情况,并做相应处理,排除外在因素仍堵管应考虑引流管堵塞,及时汇报医生做相应处理。

8. 腰大池拔管的指征 腰大池引流管连续放置不超过 2 周,易发生二次感染。若此时感染尚未控制,可选择另外的椎间隙重新置管。拔管指征为:患者 3 日正常体温,无颅内感染引起的头痛及脑膜刺激征,脑脊液连续 3 天细胞计数、蛋白正常或脑脊液细菌培养 3 次均为阴性。拔管后应对皮肤创口处观察,若发现脑脊液漏,应立即缝合。

主编述评

脑室外引流术是经颅骨钻孔行脑室穿刺后或在开颅手术中,将带有数个侧孔的引流管前端置于脑室内,将脑脊液引出体外的一项技术,但由于引流管与外界相通,易发生颅内感染。且会随着抗菌药物的使用,菌群耐药性会持续提升。其中持续性腰大池引流,能够刺激机体形成更多量的脑脊液,脑脊液对病原菌及其代谢产物起到一个冲洗的作用,促进脑脊液循环,有利于炎性组织及坏死物排出;能动态观察脑脊液的变化,方便鞘内给药,降低药物使用强度,避免反复腰穿给患者带来的痛苦,更能及时掌握病情变化,从而减少并发症的发生;有效降低颅内压,有效控制血压。通过持续腰大池引流治疗,疗程明显缩短,操作简便,效果满意。在治疗过程中有效、确切护理是治疗成功的保障。

（梁慧）

参考文献

［1］中国医师协会神经外科医师分会神经重症专家委员会,北京医学会神经外科学分会神经外科危重症学组. 神经外科中枢神经系统感染诊治中国专家共识(2021 版)[J]. 中华神经外科杂志,2021,37(1):2 - 15.

［2］中华人民共和国卫生部. 医院感染诊断标准(试行)[S]. 2001(5):314 - 320.

［3］汤海彬,张国英,赵晔. 细节化护理管理干预在神经外科护理中的应用[J]. 中国保健营养,2021,31(23):176.

［4］谢朝云,李耀福,蒙桂鸾,等. 颅骨钻孔侧脑室引流术后颅内感染影响因素分析[J]. 中华医院感染学杂志,2020,30(2):212 - 215.

［5］陈丽霞,龚国梅,黄东红,等. 神经外科颅脑手术患者颅内感染危险因素分析[J]. 中国城乡企业卫生,2019,34(12):11.

［6］李育苏,谭丽品,陈香凤,等. 腰椎穿刺术鞘内注射万古霉素治疗颅内感染致精神症患者的护理[J]. 中华现代护理学杂,2014,20(12):1428 - 1429.

［7］陈伟朝,李少鹏,刘斌. 开颅手术后常规腰大池引流对防治颅内感染的作用[J]. 中国现代医生,2013,51(04):37 - 38＋41.

［8］顾征,徐爱民,孙永权. 持续腰大池引流脑脊液的安全性及临床的探讨[J]. 脑与神经疾病杂志,2004,12(1):61 - 63.

［9］廖光查. 神经外科术后颅内感染诊治研究进展[J]. 临床医药文献电子杂志,2018,5(75):194,196.

［10］孙守家,黄齐兵. 神经重症病人颅内感染的诊治进展[J]. 临床外科杂志,2020,28(10):988 - 990.

病例 31

儿童颅咽管瘤术后并发尿崩症

病史资料

患儿,女性,13 岁,左眼视物模糊 2 年,呈进行性加重 2 个月。当地垂体磁共振成像(MRI)检查提示鞍上区占位,大小约 29 mm×30 mm×24 mm,考虑颅咽管瘤,为进一步治疗收入院。患儿生长发育迟缓,身高 140 cm,体重 32.6 kg。入院后患儿生命体征平稳,视力检查:双眼视敏度下降,左眼 0.1、右眼 1.0。

入院诊断

鞍区、三脑室占位,颅咽管瘤可能。

救治过程

患儿入院后完善检查,头颅 MRI 提示鞍上区可见团块状混合信号,边界清,增强后病变实质部分呈明显不均匀强化,大小约 34 mm×25 mm×27 mm,周围脑实质受压移位,病变破入三脑室。明确诊断后制订手术方案,在全麻下经神经内镜行鼻蝶窦扩大入路肿瘤切除+脑脊液漏修补术。术后带回气管插管接呼吸机辅助呼吸、桡动脉置管持续有创血压监测、腰大池引流管压力监测;予止血、抗感染、激素替代等对症治疗;密切监测水、电解质平衡。术后第 1 天起,遵医嘱使用氢化可的松静脉滴注,当日 24 小时尿量为 1 280 mL。术后第 2 天起尿量逐渐增多,第 3 天的尿量达 9 360 mL,后有 3 天出现尿量超过 10 000 mL。遵医嘱予药物控制尿量并纠正电解质水平,静脉推泵垂体后叶素,最多用量 930 U/d,口服醋酸去氨加压素片,最多 16 片/天,尿崩时间近 9 天。患儿生命体征平稳,于术后第 11 天转出 ICU,术后第 20 天出院,遵医嘱居家使用小剂量药物继续控制尿崩,加强随访。

护理体会

1. 颅咽管瘤的诊断与评估

(1)影像学评估:颅咽管瘤好发于鞍区和鞍上部位,侵袭生长,常与周围神经血管结构粘连,术前完善影像学检查尤为重要。

(2)内分泌评估:包括泌乳素、睾酮、雌二醇、黄体生成素、卵泡刺激素、皮质醇、甲状腺功能、生长激素和胰岛素样生长因子-1 等,以此评估垂体和肾上腺皮质功能是否存在减退。

(3)其他脏器评估:心肺功能评估、视力视野检查、评估有无出血风险、有无合并其他严重的系统脏器功能不全。

(4)患儿认知及心理评估:带领其参观术后留观的 ICU 环境,缓解其紧张不安的情绪,并建立与护士阿姨的友谊。

2. 术后精细化护理

（1）密切监测病情，做好并发症的预防和护理

1）预防颅内感染：密切监测患儿心率、血压、体温变化。妥善固定腰大池引流管并保持引流通畅，密切监测颅内压力值，观察脑脊液颜色是否清亮、鼻腔是否填塞在位。

2）尿液情况及生化指标监测：针对术后可能出现的尿崩及电解质失衡，该患儿术后即使用精密尿袋，每小时监测尿量；遵医嘱予每 2 小时进行床边血气分析，监测血钾、血钠值；每天监测血浆渗透压、尿渗透压、尿钠指标，结合中心静脉压、床边心脏超声检查结果共同评估机体容量情况，有异常及时汇报医生，动态调整用药剂量或治疗策略。

（2）准确并翔实记录护理文书：除常规《ICU 护理记录单》外，为了保证出入量结果更加直观、实时可查，方便医生动态调整治疗方案，以及确保特殊治疗、处置按时执行，责任护士另设《24 小时床边记录单》，每小时记录静脉补液量、鼻饲（口服）量、尿量、血气分析结果、中心静脉压值、抗利尿激素及糖皮质激素的使用时间、剂量等，每 12 小时总结出入量一次。

（3）精准用药：严格按照药品使用频次、时间、剂量给药，做好双人核对。使用激素替代治疗或补充电解质前需确认最近一次的血检验指标，结合中心静脉压值及尿量情况，遵医嘱动态调整药品剂量，观察并记录疗效。

3. 团队合作

（1）医护同行，确保信息共享：在重患者管理中，护士需及时、准确提供患者的监护数据。自身对疾病围手术期管理有所认识，有自己的评估和判断，多跟主管医生交流患者病情。对非常规医嘱或不确定医嘱，必须反复确认。建立沟通群，及时反馈患者情况。

（2）关注患者情绪：本病例的患儿非常坚强，配合度也比较高。术后 6 天，因不能与家人相聚出现一些情绪改变，表现为紧张、焦虑、默默哭泣，也可能与下丘脑综合征有关系。主管医生和责任护士应主动与患儿交流，赠送长毛绒玩具协助入睡，听音乐，增加餐饮品种，适当安排母亲进入 ICU 喂饭的机会等。

》 知识链接

1. 术后尿崩的诊断和治疗 颅咽管瘤术后尿崩发生率较高，与术中下丘脑、垂体柄和垂体后叶的牵拉或损伤有关，是最常发生和最应及时处理的下丘脑综合征和内分泌功能障碍。儿童发生率近 80%～90%，临床表现为口渴、精神萎靡、皮肤干燥缺乏弹性和尿色淡白等。

（1）诊断：同时满足以下 2 个条件：①血浆渗透压＞300 mOsm/L，同时尿渗透压＜300 mOsm/L。②连续 2 小时尿量＞4～5 mL/(kg·h)即可诊断尿崩。颅咽管瘤患者术后由于损伤及体内代偿情况不同，可以表现为持续性尿崩、迟发性尿崩及三相性尿崩。其中三相性尿崩的表现为：术后尿崩期（术后 1～3 天）、低钠血症期（抗利尿激素假性分泌异常，术后 3～9 天）、长期尿崩期（术后 7～9 天）。

（2）治疗：①控制尿量：正常成人尿量应维持在 50～200 mL/h，儿童尿量应维持在 1～3 mL/(kg·h)。轻度尿崩：无须药物治疗；中度尿崩：肌内注射垂体后叶素或口服去氨加压素或双氢克尿噻、卡马西平治疗；重度尿崩：持续经静脉微泵注入去氨加压素、垂体后叶素，或经鼻腔喷入去氨加压素。②维持容量平衡：行中心静脉压监测或有创血流动力学监测，量出为入，维持容量正常，避免低血容量休克或急性肾损伤。③维持水盐平衡：颅咽管瘤术中

极可能导致下丘脑及垂体柄损伤,从而引起代谢紊乱,尤其是钠平衡失调。高钠血症患者多为抗利尿激素缺乏所致,应予以补液、控制钠摄入及尿崩治疗,绝大多数可以纠正治愈。术后低钠常因脑性盐耗综合征(cerebral salt wasting syndrome,CSWS)、抗利尿激素分泌不当综合征(syndrome of inappropriate antidiuretic hormone secretion,SIADH)及尿崩症引起,鉴别原因至关重要。CSWS着重补液、补钠,SIADH在补钠基础上适当限水和利尿。

2. 重点药物

(1) 垂体后叶素:含缩宫素和抗利尿激素。抗利尿激素又称加压素,是由下丘脑视上核分泌的一种环状肽激素。其生理功能是增强肾远端小管和集合管对水的重吸收,起抗利尿作用。常用的方式为静脉注射、肌内注射。

(2) 醋酸去氨加压素片:商品名为弥凝,用于治疗治疗中枢性尿崩症。服用后可增加尿渗透压,降低血浆渗透压,从而减少尿量。初始剂量为每次 0.1 mg,根据疗效调整。若不限制饮水,可能会引起水潴留、低钠血症,伴有头痛、恶心等。

(3) 糖皮质激素:应用于颅咽管瘤术后患者激素替代治疗,常用药包括氢化可的松、地塞米松等。颅咽管瘤术后因下丘脑和垂体受损导致 ACTH 分泌减少,糖皮质激素的生理分泌量会下降 25%～90%,患者表现为精神萎靡、食欲不振、抵抗力低等症状。一般要求患者术前开始口服糖皮质激素类药物,术后静脉给予足量糖皮质激素 1 周后,改为口服并逐渐减量至停药。

3. 尿液标本的留取

(1) 24 小时尿皮质醇:准备一个洁净干燥的带盖广口瓶,3～5 L,无须加防腐剂。患者于 7:00 将尿排尽后开始留尿,至次日 7:00。混匀尿液,测量尿液总量(mL)并记录于送检标本条码上,取 10～20 mL 尿液置于清洁干燥的试管中送检。注意留尿过程中,容器应始终置于 2～8 ℃ 保存。

(2) 24 小时尿液醛固酮:第一次排尿后,在集尿容器内添加防腐剂浓盐酸 10 mL。其余同前。

(3) 24 小时尿液 17 -羟类固醇、17 -酮类固醇:第一次排尿后,在集尿容器内添加防腐剂浓盐酸 20 mL,取出 40～50 mL 送检。其余同前。

主编述评

　　尽管颅咽管瘤属于良性肿瘤,手术全切可获得治愈,但因其毗邻下丘脑、垂体柄等重要结构,而肿瘤本身有实质性、单纯囊性和囊实混合性之分,全切除术非常困难,部分次全切除术后还需辅以放疗。颅咽管瘤术后并发症多、发生率高、病情重、变化快,要求护士不但要具备足够的专业知识,还应有敏锐的观察能力,及时评估病情变化,有效预防并发症,切实提高患者的救治成功率。

（徐励）

参考文献

[1] 颅咽管瘤治疗专家共识编写委员会,中华医学会神经外科学分会小儿神经外科学组.颅咽管瘤围手术期管理中国专家共识(2017)[J].中华医学杂志,2018,98(1):5-10.

［2］牛洪泉,赵恺,陈娟,等.儿童颅咽管瘤的临床分型和手术治疗[J].中华小儿外科杂志,2020,41(12):1095-1099.

［3］漆松涛,彭俊祥,潘军,等.不同生长方式颅咽管瘤患者垂体功能减退模式[J].中华医学杂志,2018,98(1):19-24.

［4］颅咽管瘤治疗专家共识编写委员会,中华医学会神经外科学分会小儿神经外科学组.颅咽管瘤患者长期内分泌治疗专家共识(2017)[J].中华医学杂志,2018,98(1):11-18.

病例 32

脑出血术后合并神经源性肺水肿

病史资料

患者,男性,60 岁,178 cm,75kg。于入院前 2 小时无明显诱因下突发意识不清伴右侧肢体乏力,送至本院急诊救治,查体:意识昏迷,GCS 8 分(E2 - V2 - M4),查体不合作;双侧无眼睑肿胀,左瞳 3 mm,对光反射迟钝,右瞳 2 mm,对光反射存在;右侧肢体偏瘫,左侧肢体可见活动。右侧巴宾斯基征(＋)。头颅 CT 示:左侧基底节出血。头颅 CTA 示:①颅内动脉粥样硬化性改变;②附见:左侧基底节区及侧脑室旁血肿。急诊予抗炎、止血、神经营养、脑保护、脱水、抑酸、对症支持治疗,收入院后,急诊行"颅内血肿清除术＋去骨瓣减压术＋脑室穿刺外引流术"。术后患者带气管插管转入 NICU。既往有高血压病史 10 余年。

入院诊断

①左侧基底节出血;②高血压 3 级(极高危)。

救治过程

术后第 1 天,患者口插管接 Maquet-s 呼吸机辅助呼吸,予 SIMV - V 模式,FiO₂ 55％,PEEP 5 cmH₂O, Vt 550 mL;GCS5 分(E1 - V1 - M3)、双瞳等大 2 mm,对光反射存在;痛刺激左侧肢体屈曲活动,右侧肢体偏瘫,右侧巴宾斯基征(＋);心率 130 次/分,ICP 23 mmHg 左右,留置鼻胃管,启动肠内营养。术后复查血气 pH 7.50 左右,B 型钠尿肽前体(pro BNP)逐日升高。第 5 天因查血小板 68×10⁹/L(↓),暂缓气管切开、深静脉穿刺等有创治疗,予血小板输注,强心、扩冠、止血、神经营养、脑保护、预防癫痫、预防感染等对症治疗,向家属告病危。

术后第 6 天 pH 7.58(↑),二氧化碳分压 25.0 mmHg(↓),氧分压 69.0 mmHg,B 型钠尿肽前体 4 406.00 ng/L(↑),降钙素原 8.040 ng/mL(↑)。B 型钠尿肽(BNP)539.00 ng/L 调整呼吸机参数,提高 FiO₂ 70％,PEEP 12 cmH₂O,为降低误吸风险,改置鼻肠管。术后第 7 天血小板 120×10⁹/L,行气管切开、锁骨下静脉穿刺术。气管切开术后 1 小时,患者呼吸急促 35 次/分,血压 180/90 mmHg,心率 130 次/分,呼吸机高压报警。查气道畅,可吸出少量血性液。尝试后,予患者丙泊酚镇静,呼吸机调整为 VCV 模式,FiO₂ 70％,PEEP 15 cmH₂O, f 16 次/分,Vt 500 mL,加强气道分泌物和呼吸机人机配合的观察。2 小时后基本稳定,血气指标可。术后第 10 天接危急值:肌钙蛋白- I 1.176 μg/L(↑),且 CKMB 0.8 μg/L,肌红蛋白 119.4 μg/L(↑),B 型钠尿肽 612.00 ng/L(↑)。呼吸机调整为 SIMV(V)-PS 模式,其余参数未变。

术后第 13 天患者无诱因下出现意识变差,GCS 5 分(E1 - V1 - M2),呼吸困难 35～40 次/分,血氧饱和度 92％～94％,双眼球结膜水肿,气道内涌出粉红色泡沫痰,呼吸机频繁高压报警。血气检验:pH 7.41,二氧化碳分压 55.0 mmHg(↑),氧分压 39.0 mmHg,B 型钠尿肽前体1 422.00 ng/L(↑),降钙素原2.500 ng/mL(↑),胸片报告示两肺多发渗出。考虑神经源性肺水肿,予丙泊酚镇静,调整呼吸机为VCV模式,FiO₂100%,PEEP 15 cmH₂O,调高触发灵敏度,并加强利尿、减轻组织水肿,加强气道护理、人机配合度。术后第16天氧浓度渐减至80%。肌钙蛋白-I危急值8.013 μg/L;CKMB 2.5 μg/L,肌红蛋白837.0 μg/L(↑),B型钠尿肽282.00 ng/L(↑),B型钠尿肽前体1 115.00 ng/L(↑),心内科会诊后予阿托伐他汀、酒石酸美托洛尔。术后第18天血气pH 7.51(↑),二氧化碳分压42.0 mmHg,氧分压124.0 mmHg(↑),肌钙蛋白-I危急值3.902 μg/L(↑)。呼吸机氧浓度渐减至70%,降低触发灵敏度。术后第20天患者生命体征平稳,意识状况较前好转,GCS 7分(E2 - V1 - M4),肌钙蛋白-I 2.301 μg/L(↑),CKMB 1.1 μg/L,肌红蛋白1 204.5 μg/L(↑),B型钠尿肽492.00 ng/L(↑),呼吸机予SIMV(V)- PS模式,氧浓度渐减至60%,PEEP渐降至10 cmH₂O。第23天予拔除锁骨下静脉,改置右侧贵要静脉PICC穿刺。

术后第28天下午患者再次无诱因下出现呼吸困难,粉红色泡沫痰,呼吸机高压报警。血气检验:pH 7.42,二氧化碳分压43.0 mmHg,氧分压75.0 mmHg(↓),B型钠尿肽前体2 078.00 ng/L,肌钙蛋白-I 0.414 μg/L(↑),CKMB 1.1 μg/L,肌红蛋白236.4 μg/L(↑),B

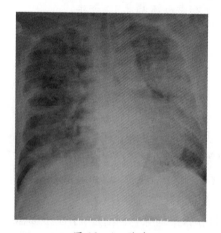

图32-1 胸片

型钠尿肽706.00 ng/L(↑),调整呼吸机VCV模式,FiO₂90%,PEEP 15 cmH₂O,并予利尿剂。次日上午患者呼吸平稳,SIMV - P模式,氧浓度渐减至60%,PEEP渐降至10 cmH₂O。术后第30天血气检验:pH 7.46(↑),二氧化碳分压48.0 mmHg(↑),氧分压113.0 mmHg(↑)。术后第45天,患者GCS 10分(E4 - V1 - M5),肌钙蛋白-I<0.001μg/L,CKMB 0.6 μg/L,肌红蛋白21.6 μg/L,B型钠尿肽206.00 ng/L(↑),B型钠尿肽前体1 261.00 ng/L(↑)。

术后第52天肌红蛋白10.5 μg/L(↓),B型钠尿肽131.00 ng/L,开始脱机训练,予自主呼吸氧射流。术后第59天一般情况稳定,转康复医院继续治疗。

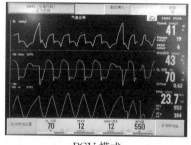
PCV模式

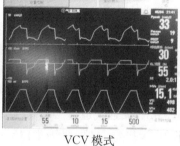
VCV模式

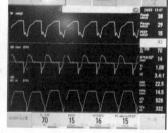
SIMV(V)- PS模式

图32-2 呼吸机图形

◎ 护理体会

1. **气道管理** 一旦发现神经源性肺水肿(neurogenic pulmonary edema, NPE),应及早

进行干预,采取积极治疗措施如行气管切开、呼吸机辅助通气,改善低氧状态,加强气道管理。通常维持正常的动脉二氧化碳分压(35~40 mmHg)。呼吸机的参数设置中适当的呼吸末正压通气(positive end expiratory pressure,PEEP)和吸入氧浓度的调节通常能有效缓解NPE 患者的低氧血症。因过高的 PEEP 会导致颅内压增高,降低平均动脉压,影响脑组织灌注,因此一般 PEEP 值设在 15 cmH$_2$O,有利于防止肺泡塌陷,减少肺毛细血管渗透,改善通气/血流比值,也不会对中枢神经系统静脉回流造成影响。如采取以上措施病情无缓解,可考虑采用反比通气。

2. 机械通气患者的护理病情观察

(1) 呼吸功能:观察呼吸节律、呼吸深度、有无呼吸困难、人机对抗等。

(2) 循环功能:机械通气可使胸腔内压升高,回心血量减少,可出现低血压、心律失常、尿量减少等。

(3) 意识:若意识障碍程度加重,应考虑呼吸机支持是否得当或患者病情发生变化,应及时告知医生。

(4) 血气分析:根据患者病情严密监测,若治疗无效,血气分析结果显示无改善或继续恶化。

(5) 体温:观察气道分泌物量、色、性状,评估肺部感染变化情况,若体温异常改变,应及时报告医生。

(6) 其他:机械通气患者上消化道出血发生率为 6%~30%。

◎ 知识链接

1. 神经源性肺水肿(NPE)　神经源性肺水肿是指在无原发性心、肺和肾脏疾病情况下,由颅脑损伤或中枢神经系统其他疾病引起突发性颅内压增高,出现急性肺水肿为特征的一种临床综合征,是由颅内压增高、肺间质或肺泡液体渗出而导致的肺功能障碍,其可产生严重的低氧血症,继而导致组织器官缺氧并增加二次损伤风险。又称脑源性肺水肿、中枢性肺水肿。主要见于脊髓损伤、颅内出血、癫痫持续状态、脑膜炎、蛛网膜下腔出血、延髓病变等中枢神经系统病变。其特点是起病急骤、进展快、治疗困难、病死率高(60%~100%)。NPE 被认为是一种压力依赖性肺水肿,有两种不同的临床类型。早发性 NPE 最常见,其特点是在神经损伤后几分钟至数小时内出现症状,而迟发性 NPE 是在中枢神经系统损伤后12~72 小时内出现。

2. 神经源性肺水肿成人诊断标准　NPE 临床表现以急性呼吸困难及进行性低氧血症为突出特征。早期仅有烦躁、心率增快、血压升高及呼吸急促等异常表现。胸部 X 线检查常无明显异常或仅有双肺纹理增粗模糊,早期诊断较困难。当出现较典型临床表现,如发绀、呼吸窘迫、双肺满布湿啰音、粉红色泡沫痰、严重低氧血症及肺部 X 线见大片浸润影,血气分析有严重的 PaO$_2$ 下降和升高,可诊断,但此时抢救成功率极低。NPE 早期发现是抢救成功的关键。NPE 成人诊断标准如下:

(1) 双侧肺部浸润性病变。

(2) PaO$_2$/FiO$_2$<200 mmHg。

(3) 除外左心房高压。

(4) 存在中枢神经系统病变(病情足够严重以至于颅内压增高)。

(5) 除外其他导致急性呼吸系统疾病或急性呼吸窘迫综合征(ARDS)的常见原因(如窒

息、大量输血、脓毒败血症等）。

3. 有创呼吸机的常见并发症预防及护理

（1）通气过度：是指机械通气治疗时，由于潮气量和通气频率调节不当或辅助通气时，患者自主呼吸增强而机器辅助参数未及时做出合理调整，使 CO_2 排出过度，血气分析结果表现为 $PaCO_2$ 下降的临床状况。处理：如果肾脏来不及代偿，将导致呼吸性碱中毒。在监护中，应根据病情和血气结果及时调整呼吸机参数，如可酌情降低潮气量或通气频率等。

（2）通气不足：最常见的原因有呼吸道分泌物积滞、呼吸机管道漏气、气道痉挛、使用镇静剂及肌松剂不当抑制了自主呼吸，或呼吸机参数设置不当等。血气分析结果主要表现为 $PaCO_2$ 增高。处理：如未及时发现和纠正，呼吸性酸中毒和低氧血症将得不到纠正，或纠正后重新出现，使病情加重。应认真查找原因及时处理，如为通气量不足，可增加潮气量或通气频率等。

（3）循环功能障碍：机械通气属于正压通气，如同时应用 PEEP 将使胸内压进一步增加，阻碍了外周静脉回流，使回心血量减少，心输出量减少，而使患者血压下降、脉率增加、尿量减少，甚至原来清醒的患者出现意识模糊等表现。处理：可调整上述参数，补充体液或血容量，必要时应用升压药物。

（4）气压损伤：气压损伤可以由吸气峰压过高、PEEP 值过大、流速过快、吸气时间过长等原因引起。处理：机械通气治疗中，预防气压伤的主要措施是防止气道压过高。设定呼吸机通气参数时，应根据肺的顺应性调节吸气压和 PEEP 值。同时防止在吸痰、咳嗽、深吸气过程中，气道内压突然升高。

（5）呼吸道感染：使用机械通气治疗特别是长时间使用者，由于机体抵抗力下降，人工气道的建立使正常呼吸道的防御功能被破坏，气道内分泌物积聚及吸痰等原因，均可引起肺部感染。处理：护理上应保持呼吸道通畅，及时清除呼吸道分泌物，注意呼吸道湿化及无菌操作等，同时呼吸机通气管道及时更换与消毒等也是预防呼吸道感染的有力措施。

（6）呼吸机肺：长期使用高 FiO_2、潮气量过大或吸气压力过高等因素，造成肺毛细血管通透性增加、肺间质水肿、表面活性物质活力降低、肺顺应性下降、肺泡进行性不张、纤维组织增生，以及肺透明膜形成等，最终导致严重的换气功能障碍。处理：早期选用合适的潮气量或吸气压力、适当的 FiO_2 进行机械通气，尽可能控制 FiO_2 在 50% 以下，以预防氧中毒。患者病情稳定后，应尽早采用辅助通气模式，加强呼吸肌的功能锻炼，争取尽早撤机。

主编述评

　　神经源性肺水肿为中枢神经系统疾病，属于临床常见疾病，所有患者均无原发性的心脏、肺部、肾脏疾病，一旦出现对患者的生命会造成严重威胁。神经源性肺水肿早期往往并无明显临床表现，且症状出现几分钟到几小时后可迅速消退，因而不少不显示心动过速、呼吸急促、呼吸困难等预期症状，易导致治疗时机的延误，临床治疗存在较大的难度，病死率高。一旦发现神经源性肺水肿，应及早进行干预，采取积极治疗措施治疗原发症并加强气道管理，改善氧合。

（唐雯琦　邵小平）

参考文献

［1］Lo-Cao E, Hall S, Parsell R, et al. Neurogenic pulmonary edema［J］. Am J Emerg Med, 2021, 45: 678. e3 - 678. e5.

［2］Zhao J, Xuan N X, Cui W, et al. Neurogenic pulmonary edema following acute stroke: the progress and perspective ［J］. Biomed Pharmacother, 2020, 130: 110478.

［3］谢思宁,吴震. 神经源性肺水肿的研究现状［J］.临床神经外科杂志,2018(02):158-159.

［4］杜绍楠,刘志. 脑出血后神经源性肺水肿的相关因素分析［J］.中国医科大学学报,2018,47(03):256-259.

病例 33
颅内静脉窦血栓突发肺栓塞

病史资料

患者,男性,25岁,因"头痛、呕吐9天,加重伴四肢抽搐、反应迟钝3天"。外院MRV示右侧横窦、乙状窦未显影,急诊拟"颅内静脉窦血栓形成"收入院。入院后意识清楚,精神萎靡,胃口欠佳,双侧瞳孔等大等圆,对光反射灵敏,既往有脑炎病史。

入院诊断

①颅内静脉窦血栓形成;②脑炎;③肺栓塞。

救治过程

患者入院时意识清楚,双瞳等大等圆,对光反射灵敏,行脑动静脉CT增强造影检查提示右侧横窦、乙状窦及颈内静脉内血栓形成,治疗上予低分子肝素钙抗凝,20%甘露醇、甘油果糖脱水,血栓通活血,丙戊酸钠抗癫痫,头孢曲松抗感染等治疗。

入院第4天,患者下床排便后突然出现胸闷、气促、呼吸困难,汇报医生,即刻安置患者绝对卧床、制动,面罩吸氧6～8 L/min,予心电监护、血压、SpO_2监测,配合麻醉师经口气管插管,开放两路静脉通道,遵医嘱给予生理盐水250 mL加注射用甲泼尼龙200 mg静脉滴注,20%甘露醇250 mL加地塞米松5 mg快速静脉滴注,呋塞米20 mg静脉推注,急查床边心电图示:窦性心动过速,急查肌钙蛋白及肌红蛋白值均升高,急查血浆D-二聚体显著升高为6.63 μg/mL,急查血气分析氧分压81 mmHg,二氧化碳分压52 mmHg,高度怀疑急性肺栓塞,经充分准备,安全转运至影像楼,急查胸部CTA提示右肺动脉主干及两侧肺动脉分支栓塞。确诊后给予抗凝治疗,动态监测凝血象,设专人护理,每10分钟记录1次生命体征,同时观察患者呼吸困难、口唇发绀等症状。

入院第16天,患者意识清醒,双侧瞳孔等大等圆,直径2.5 mm,对光反射存在。查INR 1.93,D-二聚体2.23 μg/mL,予转当地医院呼吸科继续治疗,出院1周后回访患者恢复好,出院2周后回访患者已康复回家。

护理体会

1. **肺栓塞的急救护理** 急性肺栓塞是临床常见的危重急症,临床特点都是在患者较长时间卧床后下床活动或排尿排便时突然头晕、晕厥、休克、呼吸困难、面色发绀、深大呼吸,继而呼吸循环衰竭。该患者下床排便时突然出现气促,主诉胸闷、呼吸费力困难,立即予卧床休息、制动、面罩给氧,同时遵医嘱监测血压、心率、心律、SpO_2、呼吸,并立即开放两条静脉通道,予吸痰,保持呼吸道通畅,抢救车推至床边,简易呼吸器床边备用,呼吸机一台调试为待机状态床边备用。麻醉科紧急气管插管,予气管插管内氧气吸入。行床边心电图检查及实验室检查。

2. **密切观察病情**　肺栓塞急性期患者严格卧床休息,可取半卧位,减少肢体活动,预防栓子再次脱落。气管插管,6~8 L/min 氧气持续吸入。严密观察患者的生命体征,心电监护,每 30~60 分钟巡视患者,密切观察患者心率、血压、呼吸、血氧饱和度、体温及意识状态,每小时记录患者生命体征。

3. **气道的管理**　卧气垫床,翻身 3~4 小时/次,两人协助变换体位,动作轻柔。指导患者勿用力咳嗽,按需吸痰,尽量减少刺激。每次吸痰,密切观察患者面色、SpO_2、呼吸情况,以及痰液的量、颜色及性状。检查患者气管插管的气囊压力 4 小时/次,患者气囊压力维持在 25~30 cmH$_2$O。每小时检查患者气管导管的位置及深度、听诊双肺呼吸音,患者经口气管插管在位,置入 24 cm 固定牢固。经口气管插管 24 小时后,患者意识清醒,双侧瞳孔等大等圆,直径 2.5 mm,对光反射存在,询问患者无胸闷、呼吸困难,观察患者无气促症状,呼吸 16~20 次/分,SpO_2 96%~99%,配合医生拔气管插管。

4. **抗凝治疗的护理**　本病胸部 CTA 检查确诊 PE 后,立即给予抗凝治疗,皮下注射低分子肝素钙 2500 U,8 小时/次,3 天后改为皮下注射低分子肝素钙 5000 U,12 小时/次,加用华法林 3.75 mg 每晚口服。每次低分子肝素钙腹部皮下注射后快速拔针,3 个手指按压针眼 5 分钟,力度为皮肤下陷 1 cm,不揉搓。华法林遵循每天同一时间服药的原则,发药到口,告知患者切不可擅自停用药物。抗凝治疗主要的并发症是出血,偶见变态反应。因此,该患者抗凝治疗期间,每 30 分钟巡视病房 1 次,观察询问患者有无头晕、头痛、低血压、变态反应、恶心、呕吐、发热等不良反应;观察患者皮肤、口腔黏膜、牙龈有无出血情况及穿刺部位有无淤血、瘀斑、硬结等情况;观察患者每次大小便的颜色、性状;观察患者意识、瞳孔、肢体活动及生命体征的变化,高度警惕颅内出血。

5. **心理护理**　由于此种疾病发病较为凶险,多数患者均存在胸痛、呼吸窘迫及濒死感,极易产生焦虑、不安、恐惧心理。因此,护理人员要语言温柔、操作熟练,同时主动增强与患者的沟通交流,耐心安抚患者不良情绪,关心、鼓励、支持患者,对患者进行心理疏导。在患者病情稳定后,分享现实成功案例,提高患者战胜疾病的信心;同时做好患者家属工作,减轻患者心理精神负担,提升患者依从性与配合度。

6. **合理饮食**　饮食以清淡、易消化为主,宜食用蛋白质、维生素、纤维素含量高的食品,少食用油腻、高胆固醇的食物,禁辛辣食物,保持平衡膳食和良好的饮食习惯,牢记高脂饮食和富含维生素 K 的食物,如卷心菜、菜花、绿萝卜、洋葱、鱼肉等,可以干扰华法林的药效,因此,在口服抗凝药物期间应减少使用富含维生素 K 的食物和蔬菜,保证疾病恢复期的营养。

◎ 知识链接

1. **颅内静脉系统血栓形成的定义**　颅内静脉血栓形成(cerebral venous thrombosis,CVT)是指由各种病因引起的颅内静脉或静脉窦血栓形成,使血液回流受阻或脑脊液循环障碍,导致颅内高压和局灶脑损害为特征的一类脑血管病,占所有脑血管疾病的 0.5%~1%。肺栓塞是深静脉血栓最严重的并发症,在深静脉血栓形成后 1~2 周内最不稳定,栓子极易脱落,脱落的栓子随静脉回流入肺动脉,可导致肺栓塞。

2. **肺栓塞定义**　急性肺栓塞(APE)是指由内源性或外源性栓子导致的肺动脉堵塞,进而引起血流动力学等一系列病理生理改变的疾病。因肺血栓栓塞(PTE)是最常见的 APE

类型,因此通常所称的 APE 即指 PTE。其发病率高、复发率高及致残率高,预后不佳。如及时有效的治疗,可显著改善预后,使死亡率由 25%～30% 降至 2%～8%。

3. **APE 患者的溶栓治疗** 在 APE 患者的治疗过程中,抗凝治疗及溶栓治疗为最常应用的治疗手段,其目的均为预防早期死亡和深静脉血栓(VTE)复发。

(1) 依据国内外相关指南,均建议先对 APE 患者进行基于死亡率的危险分层。既往国外指南认为:①高危患者住院或 30 天死亡率 >15%,其指征为存在休克或低血压。此类患者应采取溶栓治疗。②中危患者住院或 30 天死亡率为 3%～15%,在排除高危患者的基础上伴有右心室功能障碍和(或)心肌损伤。此类患者应给予抗凝治疗,是否溶栓治疗则存在争议。③低危患者住院或 30 天死亡率 <1%,是指不存在低血压或休克,同时没有右心室功能障碍及心肌损伤。此类患者可早期出院,单纯抗凝治疗。

(2) 溶栓治疗时间窗因肺组织存在肺动静脉,支气管动静脉双重供血,因此 APE 患者发生肺梗死的概率并不高。APE 患者溶栓治疗主要目的是早期开通血管,恢复肺动脉内皮功能。因此,与急性心肌梗死类似,应建议早期溶栓治疗。最好于发病 48 小时内即开始行溶栓治疗,以便取得最大疗效。

主编述评

　　颅内静脉窦血栓形成主要与下列情况有关:炎症、外伤、过敏反应等造成血管壁的损伤;血压低、心脏疾患、全身衰竭等导致血流缓慢;血液成分改变,包括血黏度增加、血小板增多、真性红细胞增多症等,临床表现多样如不及时治疗将危及患者生命。本例患者青年男性头痛、呕吐、继发癫痫,经脑动静脉 CT 增强造影提示右侧横窦、乙状窦及颈内静脉内血栓形成。肺栓塞又是一种极严重而少见的并发症,该病在我国误诊及漏诊率高达 70%。通过该案例的临床分析,急性肺栓塞患者的救治需早期识别,而早期识别的前提又依赖于准确的评估,由于该患者呕吐、胃口欠佳,再加上使用脱水剂,其静脉血栓发生危险增加,使用血栓量表评估患者风险时还需结合患者的基本情况综合评估,若风险高需进一步选择检查手段进行明确诊断。早期血栓形成发生脱落的风险高,在离床活动时更需小心谨慎。黄金时期及时有效的抢救可提高抢救成功率,改善转归。

(于龙娟)

▤ 参考文献

［1］王伟伊. 一例老年糖尿病患者置 PICC 出现上肢静脉血栓继发肺栓塞的护理［J］. 护士进修杂志,2018,33(2):181 - 183.

［2］美国心脏协会卒中委员会. 美国卒中协会/美国心脏协会脑静脉窦血栓形成诊断和管理指南［J］. 中国脑血管病杂志,2019,16(8):443 - 448.

［3］缪亚,王华,顾羊林. 循证护理方案在肺栓塞非急性期患者中的应用效果［J］. 国际护理学杂志,2019,38(19):3192 - 3195.

［4］曹益瑞,吴波.《中国颅内静脉系统血栓形成诊断和治疗指南 2019》解读［J］. 中华神经科杂志,2020,53(09):648 - 663.

［5］王全华,王占宇,孙红伟. 责任制护理在急性肺栓塞溶栓治疗护理中的作用及对患者呼吸动力学的影响［J］. 国际护理学杂志,2021,40(9):1687 - 1690.

[6] Stein P D, Kayali F, Olson R E. Estimated case fatality rate of pulmonary embolism [J]. Am J Cardial, 2004, 93 (9):1197 - 1199.

[7] Torbicki A. Guidelines on the diagnosis and management of acute pulmonary embolism: the Task Force for the Diagnosis and Management of Acute Pulmonary Embolism of the European Society of Cardiology (ESC) [J]. Euro Heart J, 2008, 29(18):2276 - 2315.

[8] 中华医学会心血管病学分会肺血管病学组. 急性肺血栓栓塞症诊断治疗中国专家共识[J]. 中华内科杂志, 2010, 49 (1):74 - 81.

病例 34

颅内动脉瘤介入术后突发心搏骤停

病史资料

患者,女性,69岁,因言语不利、行走不稳于外院行 DSA 示"左侧大脑中动脉分叉部动脉瘤"。门诊以"大脑中动脉动脉瘤"收入我院。患者意识清楚,问答切题,双侧瞳孔等大等圆,直径 3mm,对光反射灵敏,四肢肌力、肌张力正常,生理反射存在,病理征反射未引出。既往有高血压、冠状动脉粥样硬化性心脏病及脑梗死病史。

入院诊断

①左侧大脑中动脉分叉部动脉瘤;②高血压;③冠状动脉粥样硬化性心脏病;④脑梗死后遗症。

救治过程

患者入院后完善相关术前检查,次日 8:00 在全麻下行"脑血管造影＋支架辅助弹簧圈动脉瘤栓塞术",13:30 术后返回病房,予以心电监护,显示窦性心律、律齐,心率78次/分,血压 120/80mmHg,予吸氧、补液治疗。当日 13:55 患者出现血压下降至 90/32mmHg,13:56 患者突然出现心率减慢,血压无法测出,呼之不应,颈动脉搏动消失,立即予胸外心脏按压、面罩加压给氧,肾上腺素 1mg 静推,予以去甲肾上腺素 2mg＋生理盐水 20mL 以 2mL/h 微泵维持,2分钟后患者意识恢复,能遵嘱,四肢活动可,复测血压 100/62mmHg。立即以床旁心电图和头胸腹部 CT 检查,心电图示:窦性心律,Q-T 间期延长。头部 CT 未见明显异常,胸腹部 CT 示:右侧结肠旁沟及盆腔积液积血。考虑患者存在腹腔出血,不排除术中损伤血管出血,立即予以复查 DSA,DSA 未见股动脉、髂动脉、肾动脉明显出血点。患者转入监护病房,心内科、血管外科会诊后完善相关检查,持续补液治疗。18:30 左右患者再次出现血压下降至 67/47mmHg,患者主诉右下腹疼痛不适,伴有贫血貌,急查血常规:血红蛋白 109g/L,红细胞 3.23×10^9/L,凝血酶原时间 11.2 秒,白蛋白 34g/L。腹部 CT 示:盆腔出血,后腹膜血肿。予患者卧床制动、腹带加压包扎腹部压迫止血、补液、输血、多巴酚丁胺持续泵入升压治疗。术后第 1 天,患者间断性谵妄,精神可,腹部轻压痛,肠鸣音较弱,复查血常规可见白细胞升高,中性粒细胞比例升高,并伴有高热,不排除感染可能。术后第 2 天,患者精神较亢奋,间断性谵妄,予以镇静治疗,持续腹部加压固定。术后第 4 天,患者意识清楚,病情稳定,血压波动正常,腹部压痛减轻,腹肌紧张减弱,血检验值均处于正常范围,盆腔出血好转,予以解除腹带固定。术后第 12 天,患者病情较前好转,患者出院,定期门诊复诊。

护理体会

1. **病情判断** 判断心搏骤停的原因,如患者术前是否存在精神紧张、出汗多进食少、入液量少等情况,了解术中、术后出血量是否正常,穿刺、拔管是否顺利,排除血管迷走神经反射是引起低血压和休克的原因。患者本身存在高血压病史,排除术中使用血管活性药物,使血管扩张、回心血量减少,而导致低血压和休克;患者既往有冠状动脉粥样硬化性心脏病,可以通过监测心电监护上心电图表现,排除患者是因出现心律失常而导致心脏血流动力学紊乱引发心搏骤停。

排除以上原因,护士通过患者术中存在股动脉穿刺困难,反复穿刺因素,查体右腹部腹肌紧张,以及腹部 CT 结果,初步怀疑患者出现了后腹膜血肿,失血性休克引起心搏骤停。

2. **快速复苏** 后腹膜血肿常伴随出血性休克,甚至在短时间内引起心搏骤停而死亡,因此,争分夺秒的高效急救和妥善处理病情变化是抢救成功的关键。该患者出现心搏骤停后,医务人员立即进行心肺复苏、建立静脉通道,予肾上腺素 1 mg 静推,去甲肾上腺素 2 mg＋生理盐水 20 mL 以 2 mL/h 微泵以维持血压,面罩加压给氧等措施,患者在 2 分钟之内复苏成功,这对患者的预后尤为重要。

3. **严密观察生命体征及病情变化** 患者发生后腹膜血肿时,应严禁搬动,避免剧烈活动,以免引起血肿破裂出血。给予心电监护,保证患者呼吸道通畅,吸氧 5 L/min。护理上要时刻关注患者有无血压下降及脉压减少、脉搏细弱、尿量减少等早期休克表现;严密观察患者意识情况(意识清楚但伴有焦躁痛苦表情-意识淡漠-意识模糊甚至昏迷);加强腹部情况观察,是否有腹胀、腹痛、腹肌紧张情况发生。建立中心静脉置管,监测中心静脉压,快速补液,输注红细胞悬液 600 mL 及新鲜冰冻血浆 200 mL,提高血容量,维持正常血压,保持有效的脑灌注。该患者发生后腹膜血肿后腹部用腹带加压包扎压迫止血,同时遵医嘱暂停抗血小板聚集药物,以免加重腹腔内出血。

4. **血流动力学监护** 患者后腹膜血肿,腹内压升高,下腔静脉受压会引起下肢静脉和门静脉回流受阻,回心血量明显减少,心输出量减少,从而导致各器官系统低灌注。心输出量和外周灌注是评价心血管系统功能的主要指标,护理上通过监测患者血压脉搏数值、皮温、中心静脉压、血乳酸等指标,以评估循环功能及复苏后的心肌功能状态。患者术后出现了低血压,给予液体复苏,维持中心静脉压在 8～12 cmH$_2$O。复苏后通过正性肌力药物多巴酚丁胺升高血压及改善心功能。患者心肺复苏后 30 分钟内进行血压管理,使血压维持稍低水平(90～100 mmHg)既能保证对心、脑、肾重要器官的灌注,又不会导致缺血的血管血流突然过度增加导致高灌注的发生,随后逐渐升高血压,使血压维持在 140～150 mmHg,保证患者正常脑灌注压,既要避免持续高血压状态,使缺血的脑组织负荷过重引起脑出血,也要防止持续低血压,使脑缺血区域无法恢复血供,导致神经功能的损伤加重。

5. **神经功能监护** 缺血缺氧性脑病是心搏骤停患者死亡和神经功能预后不良的主要原因。护理上需动态评估患者的神经功能状态,查体包括意识状态、双侧瞳孔对光反射,以及使用格拉斯哥昏迷评分量表(Glasgow coma scale,GCS)通过评估患者的睁眼、言语、运动反应评估患者的意识障碍程度。患者术后第 1 天,出现了间断性谵妄,与患者积极沟通,查找造成患者疼痛或各种不适的原因,安抚患者情绪,给予奥氮平缓解患者出现的继发性情感症状,评估药物效果,同时要注意患者安全措施的落实,避免坠床、意外拔管或损伤的发生。

知识链接

1. **心搏骤停的诊断** 心搏骤停时患者全身血液循环突然停止,临床出现的症状和体征以神经和循环系统的症状最为明显,依次为:①心音消失。②意识突然丧失或伴有短阵抽搐。抽搐常为全身性,持续时间长短不一,可长达数分钟。多发生于心搏骤停后 10 秒以内,有时伴有眼球偏斜。③脉搏触不到、血压测不出。④呼吸断续,呈叹息样,以后即停止,多发生在心脏停搏后 20～30 秒。⑤昏迷,多发生于心脏停搏后 20～30 秒。⑥瞳孔散大,多在心脏停搏后 30～60 秒内出现。临床上只要表现出深度昏迷和触及不到大动脉搏动即可做出心搏骤停诊断,立即进行抢救。

2. 心肺复苏　心肺复苏是指对呼吸、心搏骤停者实施人工呼吸及胸外按压的急救技术,患者心搏骤停后,经心肺复苏等抢救措施后恢复自主心律及循环。心搏骤停发生 4 分钟内为抢救的黄金时期,机体长时间处于低灌注,会产生不可逆损害,所以对心搏骤停患者尽早实施心肺复苏有助于提高救治成功率。

3. 心搏骤停后综合征　心搏骤停后综合征分成 4 个病理损伤过程:①心搏骤停后脑损伤。②心搏骤停后心肌功能障碍。③全身缺血-再灌注损伤。④持续致病性病因和诱因等。

主编述评

　　本病例术后突发血压下降后心搏骤停,护士及时发现行心肺复苏,为后续救治创造了条件。后证实为后腹膜血肿引起失血性休克导致心搏骤停。后腹膜血肿发生率虽低,却具有潜在致命性,其发生部位较深,临床早期症状不典型,一般表现为胃肠道症状、腹痛或背痛,出血量大出现低血压甚至低血容量休克时才引起重视,所以危险性较高,要引起医护人员的重视。要求医务人员能够正确评估高危因素,及时发现先兆,尽早诊断,及时处理。

（李潇洁　甘丽芬）

参考文献

［1］程守全,王诚,张庆桥,等.穿刺致腹膜后血肿支架治疗1例［J］.中国介入心脏病学杂志,2021,29(03),178-180.

［2］陈海彬,周红光,李文婷,等.网络药理学——中药复方作用机制研究新视角［J］.中华中医药杂志,2019(7):2873-2876.

［3］李孟泰,崔燕,赵双全,等.心搏呼吸骤停患者复苏后神经系统恢复预后的影响因素［J］.现代仪器与医疗,2018,24(4):28-30.

［4］王群,刘斌,李奇林,等.精细调控血压联合乌司他丁对心肺复苏后脑复苏的疗效观察［J］.中国急救医学,2014,34(6):502-505.

［5］中华医学会急诊医学分会复苏学组,中国医药教育协会急诊专业委员会,成人心脏骤停后综合征诊断和治疗中国急诊专家共识组.成人心脏骤停后综合征诊断和治疗中国急诊专家共识［J］.中国急救医学,2021,41(7):578-587.

［6］中华医学会神经外科学分会,中国神经外科重症管理协作组.中国神经外科重症管理专家共识(2020版)［J］.中华医学杂志,2020,100(19):1443-1458.

［7］朱虹,谭丽萍.多发伤合并巨大后腹膜血肿患者一例的系统监护［J］.解放军护理杂志,2012,29(10B):69-70.

病例 35

免疫缺陷患者颅内感染

病史资料

患者,男性,37 岁,反复头痛伴发热 2 周,最高体温 39.7 ℃,因头痛加剧伴意识改变、胡言乱语,定向力、计算力下降,急诊以"脑疝、中枢神经系统感染"收入院。后患者呼之不应,昏迷,双侧瞳孔不等大,对光反射消失。既往有骨髓增生异常综合征。

入院诊断

①隐球菌性脑膜炎;②颅内压增高;③骨髓增生异常综合征。

救治过程

患者入院后查体提示颈抗,脑膜刺激征阳性,经脱水、降低颅内压治疗后意识较前好转,但很快转致昏迷。头颅 CT:左侧小脑半球可疑低密度影,大脑大静脉池变窄,予降低颅内压对症支持,抗生素广谱覆盖抗感染。请神经内科、血液科、五官科会诊。完善脑脊液病原学检查、腰椎穿刺引流脑脊液检查。入院第 2 天患者脑脊液涂片见隐球菌,隐球菌性脑膜炎诊断明确,予对症使用两性霉素 B 脂质体抗感染。患者呼吸、心率增快,氧合下降至 88%,体温升高至 38 ℃,患者系骨髓增生异常综合征,平素血红蛋白、血小板均低下,予以面罩吸氧,加强翻身拍背,输注成分血。经各项处置后,患者化验指标相对稳定,生命体征中,血氧饱和度时有波动。治疗过程中患者前 4 天颅内压大于 40 cmH$_2$O,经反复治疗性腰椎穿刺放脑脊液,以及加强脱水降颅压药物治疗,颅内压维持 25~30 cmH$_2$O。后患者出现氧合下降,床边急行经口气管插管术,接呼吸机辅助通气。由于早期及早识别隐球菌性脑膜炎;联合用药,逐步加量;创造条件行腰椎穿刺治疗及颅内压的有效管理,患者意识清,生命体征平稳,入院第 28 天转至血液科病房继续治疗,等待骨髓移植。

护理体会

1. **识别与管理颅内高压**　颅内高压导致的头痛、呕吐是本病最常见的症状,因此应密切观察患者有无剧烈头痛、喷射状呕吐、视神经乳头水肿等颅内高压症状,以及瞳孔的变化;随着病情进展,患者可出现不同程度意识障碍,头痛可逐渐加重,表现为持续性精神异常、躁动不安;随时观察患者意识、瞳孔、血压、呼吸、脉搏等的改变,注意有无偏瘫、失语、抽搐等脑组织损伤症状,如出现脑疝立即通知医生,建立静脉通路,快速静脉滴注脱水剂,保持呼吸道通畅。对于呼吸骤停者,在迅速降低颅内高压的基础上按脑复苏技术进行抢救,保持呼吸道通畅和循环支持。脑疝危及生命,关键在于及时发现和处理。此外,应准确记录患者出入量,维持水、电解质平衡。

2. **使用特殊药物注意事项**　两性霉素 B 是治疗隐球菌脑膜炎首选药物,对于隐球菌有强大的抗菌作用,但其有一定的肝肾损害和破坏外周血细胞的不良反应。尤其患者有骨髓增生异常综合征病史,更应特别监测血指标。输液操作中对未冲配的两性霉素 B 药品需要5～10 ℃冷藏保存,使用时现配现用,用避光输液器静滴。为减慢脂质体变性速度,其 pH 为5.5,不能用生理盐水冲配,使用 5% 葡萄糖溶液稀释。每次滴注持续时间大于 6 小时,滴注过快,可能会出现不良反应。因此在输液中,要加强对患者的观察,及时发现异常反应并给予正确处置。

3. **腰椎穿刺的护理**　腰椎穿刺放脑脊液是降低颅内压的常用方法,患者因骨髓增生异常综合征,血小板低,穿刺有颅内压增高甚至发生脑疝的风险,但经权衡其相对危险度与潜在获益,诊断与治疗罕见病原体引起的脑膜炎至关重要。因此,穿刺前输注血小板,创造条件进行治疗性的反复腰椎穿刺。操作时应严格无菌操作,予以患者行保护性隔离,过程中密切关注患者的意识和生命体征变化。

4. **高热护理**　发热会导致脑水肿加剧,加重脑组织缺血、缺氧,遵医嘱采取物理降温和药物降温。物理降温时将冰袋置于腋下、腹股沟处,及时更换冰袋和病衣裤;患者大剂量使用脱水剂,其间及时补充水分,准确记录出入量,定时复查电解质,保持出入量均衡,防止电解质紊乱。

5. **预防感染**　感染是骨髓增生异常综合征患者死亡的主要原因,结合患者隐球菌性脑膜炎,早期对患者进行感染风险评估后,予以患者单间保护性隔离,加强手卫生,各种侵入性操作的无菌观念,输注血小板外以创造条件为患者进行多次腰椎穿刺的治疗与护理等,做好感染的早期监测与预防。嘱患者注意保暖、预防感冒;注意房间通风;出现肺部感染时,应遵医嘱给予抗生素治疗;对痰多、不易咳出者,遵医嘱给予雾化吸入,指导患者呼吸、咳痰训练,必要时给予叩背协助排痰;对意识障碍、气管插管患者,要按需及时吸痰,严格注意无菌操作,可遵医嘱给予脂肪乳、免疫球蛋白等支持治疗,提高患者抵抗力,避免肺部感染进一步恶化。

◎ 知识链接

1. **隐球菌性脑膜炎的临床表现**　不同易感人群有不同的隐球菌像脑膜炎的临床特征,取决于患者初始病原体负荷、免疫功能状况和种族等因素。

(1) 主要以慢性脑膜炎症状和体征为主,超过一半患者伴有发热。免疫正常者较迟出现脑疝、癫痫等严重神经系统并发症;免疫缺陷者则更常出现高热和脑实质病变。全身真菌播散性感染严重,这种现象可能与宿主免疫应答有关。

(2) 男性多于女性,这可能与女性患者巨噬细胞吞噬致病菌能力更强有关。职业多为易接触致病菌的农民和工人;绝大多数患者缺乏明确的流行病史;免疫功能正常感染者年龄通常小于免疫功能缺陷者,并且确诊需要更长的时间。

2. **隐球菌性脑膜炎的治疗**　根据患者的不同特点划分为 3 类人群,即 AIDS 患者、实体器官移植患者、其他人群,以实施不同治疗方案,隐球菌性脑膜炎治疗分 3 期,分别为急性期的诱导治疗、稳定期的巩固治疗及慢性期的维持治疗。主要药物为两性霉素 B、氟康唑、氟胞嘧啶。

3. **颅内高压的观察要点**　"头痛、恶心呕吐、视乳头水肿"为颅内高压的三联征,但有时只在晚期才出现,也有始终不出现者。除了三联征,颅内高压还可引起复视、意识模糊、昏迷、智力减退、情绪淡漠、尿便失禁、脉搏缓慢、呼吸深大及血压升高等现象,应重点观察患者的意识状态、生命体征、瞳孔和肢体活动的变化。在观察病情时采用的具体措施如下。

(1) 判断患者的意识,如呼叫患者名字、轻拍面颊、观察有无睁眼或肢体运动等反应。

(2) 观察双侧瞳孔大小、形态和对光反射,如果出现两侧瞳孔大小不一,提示出现脑疝前驱症状。

(3) 观察患者的呼吸情况,注意观察呼吸的节律和深浅度变化。呼吸变慢为颅内压增高的征象,呼吸节律不规则,说明病情严重。

(4) 观察患者的呕吐情况,包括量、性质,如为喷射性呕吐,提示颅内压增高。

4. 腰椎穿刺适应证

(1) 诊断性腰穿:颅内或椎管内疾病的诊断及一些不明原因昏迷、抽搐等疾病的鉴别诊断。

(2) 治疗性腰穿:注药治疗颅内感染或放出炎性、血性脑脊液。

5. 腰椎穿刺禁忌证

(1) 颅内压增高已发生脑疝者。

(2) 颅内占位性病变已有明显颅内压增高者穿刺部位有感染。

(3) 开放性颅脑损伤有脑脊液漏。

(4) 全身严重感染、休克或躁动不安不能配合者。

(5) 高位颈椎肿瘤。

主编述评

隐球菌性脑膜炎救治过程中,早期、精准诊断有助于及早抗真菌治疗,并选择合适的抗真菌疗程。本案例中患者既往骨髓增生异常综合征病史,抗真菌感染中联合用药、逐步加量,要求护理工作细微、精准,颅内高压的早期识别和管理,对于患者疾病结局和预后有着决定性的意义,因此病程中有效、精确地病情观察,以及及时采取相应的护理措施至关重要。

(黄小雪)

参考文献

[1] 杜锦霞,温海,廖万清,等.危重隐球菌性脑膜炎患者的护理[J].中国真菌学杂志,2015,10(6):371-372.
[2] 王佳颖.隐球菌性脑膜炎合并肝硬化患者的护理[J].护士进修杂志,2020,35(13):1235-1238.
[3] 杨洋,曾静,画伟,等.隐球菌性脑膜炎的诊疗现状[J].中华传染病杂志,2019,37(11):692-695.
[4] 龚婧晔,肖志坚.骨髓增生异常综合征患者危险感染因素及预防[J].临床血液学杂志,2021,34(1):65-70.
[5] 鲁梦舒,胡思靓,李丹妮,等.影响艾滋病合并隐球菌性脑膜炎患者临床预后的因素分析及护理对策[J].护士进修杂志,2019,34(19):1780-1783.
[6] 朱利平,翁心华.非艾滋病相关隐球菌脑膜炎的再认识[J].中华传染病杂志,2021,39(10):583-586.
[7] 钱援芳,万如.1例妊娠末期合并松果体细胞瘤术后颅内高压及精神分裂症的护理[J].中华护理杂志,2018,53(1):120-122.
[8] 邢小微,张家堂.隐球菌性脑膜炎的诊断进展[J].中国真菌学杂志,2020,15(6):378-380.

第 6 章　免疫系统危重症

······ **病例 36** ······

免疫性 Stevens-Johnson 综合征

◎ 病史资料

患者,女性,63 岁,入院前 1 个月,患者曾因"咳嗽、咳痰伴发热"住院治疗,其间行抗感染、保胃药物治疗,因出现轻度皮肤瘙痒、少量红色斑疹,患者自行使用鲁米松软膏外涂,皮疹稍有减退但仍反复出现。入院前 1 周因头晕、头痛伴体温升高至我院就诊,考虑上呼吸道感染,予阿比多尔口服,症状有所缓解,但因患者自觉服药不适,遂自行停药。入院前 2 天患者因皮肤瘙痒加重,四肢、躯干出现散在红色斑疹,伴小便颜色加深、呈酱油样,门诊拟"药物性肝损害"收治入院。既往有支气管扩张病史 5 年余。

◎ 入院诊断

①药物性肝损害;②药物性皮疹;③支气管扩张。

◎ 救治过程

患者入院后前 3 天,反复出现高热,体温最高 38.7 ℃,皮肤瘙痒加剧,皮疹加重,白细胞、CRP、降钙素原、白细胞介素 6 等炎症指标均有不同程度升高,考虑为药物性皮疹所致,予甲泼尼龙消炎、吲哚美辛栓退热等对症处理后好转。

入院第 9 天,患者再次出现发热,体温最高 38.4 ℃,肝功能恶化,已停用致敏药物 2 周,面黄、巩膜轻度黄染,全身可见散在性红色斑丘疹,以双下肢为甚,腹部超声提示肝门处有数枚肿大淋巴结,胆囊壁增厚,脾脏偏大,考虑患者肝功能进行性恶化,且随时可能出现急性肝衰竭,遂转至 ICU 进一步监护治疗。予护肝、抗炎、补充球蛋白、甲泼尼龙、人免疫球蛋白等对症支持治疗。密切监测血常规、肝肾功能、电解质、DIC 等指标变化;患者出现凝血功能障碍,给予新鲜冰冻血浆、凝血酶原复合物等。患者入院后体温与血常规变化如图 36-1。

于 ICU 住院第 2 天,肝酶及胆红素较前进行性升高,行右侧股静脉穿刺血滤管置管术,行血浆置换,TPE 模式,血流量 120 mL/min,置换总量 2 600 mL/h,置换液流速 1 200 mL/h,

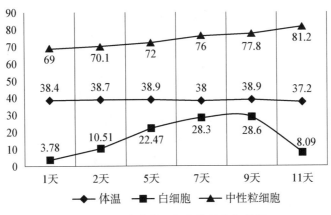

图 36-1　患者体温与血常规变化趋势

肝素泵 2 mL/h。血浆置换 2 小时下机。患者行血浆置换后胆红素及肝酶较前下降,血小板较前进行性下降,考虑 Stevens-Johnson 综合征相关,继续予甲泼尼龙、丙种人血球蛋白、升血小板治疗。

于 ICU 住院第 3 天,患者下肢水肿程度较前日明显缓解,患者出现口腔黏膜破溃,诉口服钾剂疼痛难忍,改氯化钾片剂口服。

于 ICU 住院第 5 天,患者皮疹较前明显好转,肝功能指标较前好转,拔除血滤管。但患者血色素较前下降,血红蛋白测定 62.0 g/L,予以输血治疗,同时继续予保肝、退黄、化痰、护胃、补充纤维蛋白原、甲泼尼龙、丙种球蛋白,抗感染等治疗,激素缓慢减量,患者生命体征平稳。

于 ICU 住院 21 天后转回普通病房继续治疗。后患者出现三系降低,请血液科会诊,送检噬血因子综合征相关指标(如 NK 因子活性、sCD25 等)及 ADAMDS 试验等,行骨髓穿刺及骨髓活检,并予重组人促红素、重组人血小板生成素升血小板等治疗,患者三系逐渐恢复,患者先在 ICU 住院 21 天,后在病房住院 25 天出院,出院时激素用量改为甲泼尼龙 40 mg/d。

护理体会

1. 预防控制感染　免疫性 Stevens-Johnson 综合征(Stevens-Johnson syndrome,SJS)是一种急性重症皮肤疾病,绝大多数因药物或感染所致,以水疱和泛发性表皮松解为特征,属于迟发性变态反应。消毒隔离是预防控制感染的有效手段。做好病室环境消毒,定时通风,2 次/日,每次 30 分钟;使用紫外线空气消毒机消毒,2 次/日,每次 60 分钟。保持病室温湿度适宜,调节病室温度 24～26 ℃,湿度 50%～60%。病室内地面及物表采用 1 000 mg/L 含氯消毒液擦拭,2 次/日。各项操作集中进行,严格无菌操作,加强手卫生,医护人员应戴无菌手套接触患者。遵医嘱按时使用抗生素、糖皮质激素等药物,控制感染。

2. 皮肤护理　加强皮疹期护理,瘙痒时用温湿毛巾轻拭后涂抹药膏,加强患者及家属健康宣教,嘱切忌抓挠,不得随意使用易致敏的药物。水疱期应尽可能避免创面机械性损伤,预防感染并促进新组织生成。若皮疹融合形成水疱且渗出较多,应严格无菌操作,使用无菌注射器抽出疱液,避免损伤创面基底,尽可能完全吸出疱液。水疱较小或渗出液不多时较少,可采用"十字对穿法"用无菌针头刺破疱膜,使用无菌棉球吸取疱液并保持局部干燥,无菌纱布包裹。皮肤消毒时应使用棉签轻轻擦拭。由于患者皮肤表层处于松解状态,应采用绷带固定敷料,避免使用胶布。水疱结痂脱落时,嘱患者着宽松衣物并使用支被架,防止损伤新生皮肤,必要时适当涂抹鱼肝油,保持皮肤湿润,缓解不适感。

3. 口腔黏膜护理　约93%的免疫性Stevens-Johnson综合征可累及口腔黏膜。患者转入ICU第3天出现口腔黏膜破溃,遵医嘱予复方氯己定含漱液漱口,等渗盐水浸湿无菌纱布后覆盖口唇部以保持口唇湿润,避免痂皮撕脱出血。口服药物补充电解质时,应及时与医生沟通,避免直接服用高浓度电解质,以免刺激口腔黏膜。若口腔黏膜破溃严重且渗液较多,应于颌下铺无菌巾,嘱患者头偏向一侧,及时清理渗液,及时更换无菌巾,避免污染面颊及颈部皮肤。

4. 眼部护理　约78%的免疫性Stevens-Johnson综合征可累及眼部黏膜,可导致眼睑、结膜和角膜损伤,重者甚至导致全眼球炎或失明。使用生理盐水冲洗结膜囊,温度以35～40℃为宜,压力不宜过大,冲洗高度以3～4 cm为宜。热敷双眼眼睑以软化睑板腺开口,温度以手腕掌侧面测试不烫为宜,5分钟更换毛巾,热敷20分钟,3次/日。用玻棒沿着睑缘由外向内按摩睑板腺,以排出分泌物,注意避免损伤角膜。遵医嘱滴眼药水,如妥布霉素地塞米松眼药水抗炎、环孢霉素眼药水抑制免疫或抗炎、玻璃酸钠眼药水或牛碱性成纤维细胞生长因子眼用凝胶滋润眼结膜保湿等。同时使用多种眼药水时,间隔至少5分钟。指导患者转动眼球,避免发生睑球粘连,双眼向上、下、左、右全方位转动,20下/次,4次/日。

5. 血浆置换护理　血浆置换时,血浆需采用干式加温后方可输注。治疗前应进行血常规、血浆蛋白、血生化、肝肾功能、凝血指标及疾病相关特异性检查。治疗开始时速度宜慢,观察2～5分钟,无不良反应后调整至正常速度运行,治疗中血流速度不可超过150 mL/min,观察患者生命体征和血浆置换机器运行情况,包括全血流速、血浆流速、动脉压、静脉压、跨膜压变化,血浆置换达目标量后回血,观察患者的生命体征,记录血浆置换治疗参数、结果及患者病情变化。密切监测病情,若出现低血压,先减慢分浆速度并加快补浆速度促使血压回升,症状不缓解时则停止分浆。置换结束后测量生命体征,嘱患者卧床休息30分钟,下床时动作缓慢勿用力过猛。

知识链接

1. 免疫性Stevens-Johnson综合征　免疫性Stevens-Johnson综合征(SJS)是一种急性重症皮肤疾病,绝大多数因药物或感染所致,以水疱和泛发性表皮松解为特征,属于迟发性变态反应。目前认为SJS与中毒性表皮坏死松解症(toxic epidermal necrolysis,TEN)同属一疾病谱,SJS为轻型(表皮松解面积<10%体表面积),TEN为重型(表皮松解面积>30%体表面积),而重叠型SJS-TEN(表皮松解面积达10%～30%体表面积)介于两者之间。SJS/TEN会继发一系列系统症状,包括脓毒血症、败血症和多器官功能衰竭,病死率约22%,幸存者常发生严重的长期并发症。

(1)临床病理特征及鉴别诊断:皮损的类型及受累情况差异较大,早期皮损多初发于躯干上部、四肢近端和面部,为靶型或紫癜样表现,逐渐扩散至躯干和四肢远端,严重者可出现水疱、大疱甚至大面积融合成片的表皮松解。大面积表皮松解可导致真皮外露形成大片糜烂、渗出,易导致出血和感染。眼、口、鼻及生殖器黏膜损伤是SJS/TEN的临床特征之一,可出现黏膜侵蚀、糜烂和出血。SJS/TEN皮损组织病理学表现为角质形成细胞凋亡到大面积表皮坏死等不同程度的表皮损伤。临床上,SJS/TEN需与表现为皮肤或黏膜水疱、溃疡的疾病相鉴别。

(2) 治疗

1) 管理及支持治疗:SJS/TEN患者出现的大面积表皮松解可导致体温调节功能紊乱、体液丢失及血容量变化等,皮肤感染导致的败血症是其最常见的死因。因此,建议患者在超净病房或单间隔离治疗,密切监测体温变化。注意对皮肤糜烂面进行清洁,糜烂及溃疡区进行封包处理,对已坏死的表皮进行局部清创处理。

2) 补液和营养原则:大面积表皮松解、糜烂导致体液丢失,同时经口摄入量减少,SJS/TEN患者需补液,以预防外周组织器官低灌注及休克。补液量取决于表皮松解的体表面积,其标准略低于烧伤补液量,可借鉴烧伤患者的补液标准,计算补液量。此外,SJS/TEN患者应尽早开始营养支持治疗,以保证代谢平衡、减少蛋白质流失并促进愈合。

3) 系统性治疗方案:对于SJS/TEN的系统性治疗效果,目前尚缺乏明确的高级别循证医学证据。

基于SJS/TEN的免疫学机制,临床上常将糖皮质激素、静脉注射免疫球蛋白(IVIG)、环孢素及TNF-α拮抗剂作为SJS/TEN的系统性治疗方案。①系统应用糖皮质激素会增加败血症的发生风险,其对SJS/TEN的疗效及能否降低死亡率仍存在争议。但由于早期大剂量系统应用糖皮质激素可有效抑制炎症反应,且大部分病例队列研究证明,糖皮质激素在治疗中有益于SJS/TEN患者。推荐早期足量系统应用糖皮质激素控制病情进展。对于中重度SJS/TEN患者,可给予$1.5\sim2\,mg/(kg \cdot d)$起始量(泼尼松当量),一般$7\sim10$天,控制病情后可逐渐减量。②基于前期临床经验,应用IVIG治疗SJS/TEN可降低糖皮质激素的用量,有益于SJS/TEN的治疗。结合国内相关临床研究,推荐剂量$400\,mg/(kg \cdot d)$,连用$3\sim5$天。③临床中常联合应用以上几类药物治疗SJS/TEN,如系统应用糖皮质激素联合IVIG或TNF-α拮抗剂。

2. 血浆置换的适应证

(1) 风湿免疫性疾病:系统红斑狼疮、类风湿关节炎、系统性硬化症等。

(2) 血液系统疾病:多发性骨髓瘤、冷球蛋白血症、巨球蛋白血症、溶血性尿毒症、淋巴瘤、白血病等。

(3) 神经系统疾病:重症肌无力、急性炎症性脱髓鞘性多发性神经病、慢性炎症性脱髓鞘性神经病等。

(4) 肾疾病:抗肾小球基底膜病、急性肾小球肾炎、系统性小血管炎等。

(5) 自身免疫性皮肤疾病:Stevens-Johnson综合征、大疱性皮肤病、天疱疮等。

(6) 代谢性疾病:纯合子或半纯合子家族性高胆固醇血症。

(7) 其他:器官移植前去除抗体、移植后排异反应、药物过量与蛋白质结合的物质中毒。

主编述评

　　免疫性Stevens-Johnson综合征是临床严重、可损害皮肤、威胁患者生命的急性化脓性炎症,其主要的死因是败血症。在救治过程中,需严格落实消毒隔离措施,减少感染的机会避免感染。SJS后遗症极其严重,应特别注意眼部的护理,防止感染或角膜损伤。加强皮肤护理,避免进一步损伤并促进新生和愈合。规范血浆置换护理,预防导管相关性血流感染。

(吕剑虹)

参考文献

［1］何月希.68例Stevens-Johnson综合征和中毒性表皮坏死松解症患者合并细菌感染的回顾性分析[D].山东:山东大学,2021.

［2］夏爱梅.1例Stevens-Johnson综合征患儿皮肤黏膜的护理[J].中华护理杂志,2014,49(1):23-25.

［3］刘雪珍,谢王芳.大面积皮肤黏膜损伤Stevens-Johnson综合征患儿1例的护理[J].护理与康复,2020,19(10):89-90.

［4］中华医学会皮肤性病学分会药物不良反应研究中心.Stevens-Johnson综合征/中毒性表皮坏死松解症诊疗专家共识[J].中华皮肤科杂志,2021,54(5):376-381.

［5］梅康康,詹迪迪,罗志红,等.丙戊酸钠口服液致幼儿Stevens-Johnson综合征[J].药物不良反应杂志,2021,23(9):500-502.

［6］Mockenhaupt M. The current understanding of Stevens-Johnson syndrome and toxic epidermal necrolysis [J]. Expert review of clinical immunology, 2011,7(6):803-815.

［7］韩锋,张静静,侯彦丽,等.单纯单次血浆置换疗法治疗17例中毒性表皮坏死松解症临床观察[J].中华皮肤科杂志,2018,51(12):896-898.

［8］Yamane Y, Matsukura S, Watanabe Y, et al. Retrospective analysis of Stevens-Johnson syndrome and toxic epidermal necrolysis in 87 Japanese patients-treatment and outcome [J]. Allergol Int, 2016,65(1):74-81.

病例 37

免疫性间质性肺炎

◎ 病史资料

患者，女性，68 岁，于 1998 年体检发现肺间质改变，未特殊处理，定期随访。2020 年 10 月，患者因咳嗽、胸闷、气促加重，至华山医院就诊，诊断为肺纤维化合并肺气肿综合征，对症治疗后缓解。2021 年 2 月，患者因病情急性加重伴感染合并结缔组织病间质性肺病可能，经积极抗感染、机械通气等治疗后好转出院，予以制氧机长期吸入，基本卧床。2021 年 12 月，患者为求进一步治疗，由急诊拟"肺间质纤维化伴感染"收入我科。患者意识清楚，生命体征暂平稳，自诉口干、眼干、皮肤干化症状 3 年余，既往有糖尿病、冠心病病史。

◎ 入院诊断

①肺间质纤维化伴感染，肺大疱形成；②结缔组织病；③2 型糖尿病；④冠状动脉粥样硬化性心脏病 PCI 术后。

◎ 救治过程

入院胸部 CT 示两肺间质性肺炎，肺气肿，纵隔左偏，见肿大淋巴结。化验示支原体抗体阳性，血沉加快，KL-6 升高，抗核抗体、抗线粒体抗体、Ⅲ 型前胶原 N 端肽、类风湿因子阳性，肿瘤标志物 CA19-9、CA72-4、CA125、HE4、绝经前罗马指数、绝经后罗马指数、CY211、NSE、SCC 升高。肺功能示轻度混合性通气障碍、重度弥散功能降低。心脏超声示左心室下壁及后壁中上段运动减低。

疑难病例讨论意见：患者肺间质改变是以双下肺为主、胸膜下分布为主的蜂窝肺，需要鉴别特发性肺纤维化（idiopathic pulmonary fibrosis，IPF），但该"蜂窝"内有肺大疱，不符合 IPF 表现。患者右肺未受累部分肺内无囊性变，接近正常肺表现，不符合肺淋巴管肌瘤病（lymphangioleiomyomatosis，LAM）、淋巴细胞性间质性肺炎（lymphocytic interstitial pneumonia，LIP）等弥漫性囊性肺疾病表现。故首先需鉴别 BHD（Birt-Hogg-Dube）综合征，完善症状询问、查体、基因检测。排除 BHD 综合征后需主要鉴别 CTD-ILD［结缔组织病（connective tissue diseases，CTD）-间质性肺病（interstitial lung diseases，ILD）］。治疗方面，首先积极抗感染、预防并发症，其次干细胞治疗对于该患者而言预计疗效不佳，需考虑积极进行肺移植的准备。

经过疑难病例讨论意见后，治疗包括：抗感染：比阿培南 0.3 g，每 12 小时静脉滴注；解痉平喘：左沙丁胺醇＋布地奈德＋乙酰半胱氨酸，雾化吸入 bid；止咳：孟鲁司特。请内分泌科会诊调整血糖用药，予维格列汀 50 mg bid 控制血糖，请风湿免疫科会诊，建议必要时腮腺造影、唇腺活检除外干燥综合征，患者拒绝活检。建议可加用硫唑嘌呤 50 mg qd 或 bid，或羟氯喹（hydroxychloroquine，HCQ）0.2 g bid；帕夫林 0.3 g tid，观察肝功能及红细胞沉降率

(erythrocyte sedimentation rate，ESR)变化。2021 年 12 月 10 日,痰培养检出真菌,遂应用卡泊芬净,现患者治疗抗感染平喘等治疗好,病情稳定,转入呼吸与危重症医学科继续治疗。

◎ 护理体会

1. 氧疗护理 氧疗有利于提高动脉血氧分压、纠正缺氧、改善呼吸功能等。在氧疗过程中,应保证供氧的连续性,及时检查吸氧装置密闭性、鼻导管是否通畅,外出检查使用转运呼吸机或氧气袋供氧。观察氧疗效果,关注患者面色、意识、呼吸、血氧饱和度等情况。

2. 呼吸功能锻炼 呼吸困难是间质性肺疾病最常见的首发症状。呼吸功能锻炼有利于降低呼吸肌氧耗量、清除气道分泌物、增强呼吸肌收缩度、改善肺通气和换气功能。结合患者结缔组织病的临床表现,对其实施全身性呼吸体操,即将腹式呼吸、缩唇呼吸、扩胸、伸展等动作相结合的锻炼方法。嘱患者取立位或坐位,放松全身肌肉,先平静呼吸,后通过鼻子慢慢吸气,吸气时上腹部尽量隆起;嘴唇缩起成口哨形状,缓慢呼气,使肺部充分扩张。保持呼气时间长、吸气时间短,时长(3～2):1。每日早晚各练习 1 次,每次 10～15 分钟。病情较重时不建议训练。

3. 口腔护理 患者因原发性免疫系统疾病导致免疫力下降,易发生口腔溃疡和机会致病菌、耐药菌感染。指导患者使用软毛刷刷牙,进食及雾化后,遵医嘱使用西吡氯氨漱口液漱口。密切观察口腔黏膜及舌苔情况。

4. 皮肤护理 皮肤干化症状是本病典型的临床表现,需保持皮肤清洁干燥,使用温水擦洗,忌用碱性肥皂,洗澡后可用润肤露涂抹。切忌挤压皮肤皮疹,防止皮肤破溃引起感染。

5. 眼睛护理 干眼症状也是本病的临床表现,需消除诱因,治疗原发病,使用免疫抑制剂。采用人工泪液等替代治疗。注意用眼卫生,避免长时间看手机、电视等,避免眼睛疲劳。

6. 用药护理 输液速度不宜过快,避免引发肺水肿或加重呼吸困难。皮下注射胰岛素结合口服降糖药降血糖时,用药前需监测血糖值,预防低血糖的发生,注意经常更换注射部位,避免局部红肿硬结的发生。遵医嘱使用糖皮质激素和免疫抑制剂治疗时,护士需做好用药指导,密切观察皮肤皮疹、口腔黏膜溃疡等情况。考虑到部分药物可能会抑制骨髓造血,使白细胞低下而极易引发感染,因此需定时检测血检验指标,尤其是血常规。密切观察患者意识、血压、血糖、体温等变化,关注是否有水肿等。

7. 心理护理 患者患病时间长,心理负担重,常有焦虑和抑郁情绪,继发肺纤维化后,呼吸困难进行性加重、活动无耐力,病情急性期患者多有濒死感。护士应将心理护理贯穿于整个治疗周期,密切观察患者的心理状态,适时给予心理疏导,鼓励患者正确面对疾病,正向引导,树立患者战胜疾病的信心。

8. 并发症的护理

(1)呼吸衰竭:长期间质纤维化会引起肺通气血流失调、气体弥散障碍,导致单纯性缺氧,需纠正低氧血症,吸氧方式根据患者病情和动脉血气分析结果决定,选择双腔鼻导管、面罩进行持续低流量或间断的高流量吸氧。高流量吸氧期间注意观察患者有无氧中毒的症状,缺氧无法改善者改为无创呼吸机辅助通气治疗。

(2)肺动脉高压:长期肺纤维化常伴有慢性缺氧和二氧化碳潴留,控制不良会诱发小动脉广泛狭窄反应,肺循环阻力显著增加,从而引起肺动脉高压,建议早期进行干预治疗。

(3)气胸:肺间质纤维化伴感染患者,常因剧烈咳嗽、屏气或运动而使肺内压力骤然升高,肺大疱破裂,肺内气体进入胸膜腔导致气胸发生。需重点观察患者有无胸痛、喘憋及呼吸困难等症状,听诊时若出现呼吸音减弱或消失,予调节氧流量,必要时行胸腔闭式引流术。

9. 健康教育

(1) 加强健康宣教:让家属了解疾病发生发展的原因、治疗方案及预后情况等。

(2) 加强出院指导:使用家用呼吸机时,指导家属密切观察患者呼吸功能情况,备便携式血氧饱和度仪。指导患者正确呼吸,避免张口呼吸,密切观察其有无胃胀气等症状,观察患者面罩处有无压伤等。

(3) 饮食宣教:嘱咐家属准备高热量、高蛋白质、易消化营养饮食,保证机体细胞的代谢。

(4) 功能锻炼宣教:①注意保暖防湿,预防感冒,适当运动,调整机体免疫力。②尽量避免日光直射,外出时打伞,穿长袖衣裤,戴帽等。③注意个人卫生,保持皮肤清洁,避免使用化妆品或碱性肥皂,禁用染发剂。④保证充足睡眠,保持心情舒畅,避免过度劳累,劳逸结合。⑤规范用药指导,重点强调药物不得随意停药或减量。⑥指导患者正确进行呼吸功能锻炼。⑦定期门诊随访,当出现咳嗽、咳痰较前加重、发热、呼吸困难加重时,应及时到医院就诊,加强自我保护意识,采取各项保健措施,控制病情发展。

◎ 知识链接

1. 结缔组织病(connective tissue disease, CTD) 是一种可累及全身多器官、多系统的自身免疫性疾病,主要包括类风湿关节炎、系统性红斑狼疮、多发生肌炎等疾病。肺脏含有丰富的血管、胶原蛋白及纤维结缔组织等,是CTD最易受累的器官,有研究指出80%的CTD患者会发生肺部受累,其中以间质性肺病(ILD)最为常见。ILD通常以肺间质发生不同程度的炎症和纤维化为主要特征,最终进展为弥漫性肺间质纤维化,会影响患者的肺功能,严重时会引发肺部功能障碍和呼吸衰竭,从而导致患者死亡,是CTD患者最主要的死亡风险因素。CTD-ILD的发病机制尚不明确,目前认为主要是由自身免疫系统紊乱所致,当CTD所致的免疫复合物沉积在肺组织时,能够诱发炎性细胞弥漫性浸润,导致间质细胞及胞外基质成分在肺间质大量沉积,损伤肺泡及毛细血管,肺间质组织反复的修复及损伤导致肺结构重塑,最终引发肺纤维化。

环磷酰胺是目前用于治疗自身免疫性疾病所致肺间质病变的主要药物,其免疫抑制机制主要表现为减少淋巴细胞的数量、降低其抗原敏感性、选择性抑制其功能并减少某些特定淋巴细胞自发性产生免疫球蛋白。激素联合免疫抑制剂(环磷酰胺)治疗CTD-ILD疗效较好,且免疫抑制剂的累积量越多疗效越好,并且随着累积量的增加,患者肺功能和其肺部在高分辨率CT(high resolution CT, HRCT)上的表现均呈现改善趋势。因此,对于早期CTD-ILD,目前推荐激素联合免疫抑制剂治疗。

2. 干燥综合征(Sjögren syndrome, SS) 是一种以淋巴细胞高度浸润外分泌腺为特征的自身免疫性疾病。依据是否继发于其他诊断明确的结缔组织病,分为原发性干燥综合征(pSS)和继发性干燥综合征。SS以淋巴细胞浸润涎腺、泪腺等外分泌腺为主要特征,95%的患者存在口干、眼干症状。淋巴细胞浸润亦累及气管、肺脏、肾脏和肝脏脏器,出现血小板减少、紫癜样皮疹、肺间质纤维化、淋巴瘤等非特异性表现。呼吸系统中气管、(细)支气管等气道受损较肺脏受累更为多见,但因早期症状不明显,易被忽视。肺损伤在SS腺体外受累器官中发生率达 9%～29%，以间质性肺疾病（ILD）发病率最高。ILD 患者早期无症状或伴干咳、活动后气促，病情进展时出现咳嗽、呼吸困难，肺底部听诊闻及 Velcro 啰音，出现肺纤维化或引发呼吸衰竭而导致患者死亡。

主编述评

　　间质性肺疾病是临床中的一种常见疾病，该病的主要病理特征为累及肺间质、肺泡及肺泡周围组织，以弥漫性肺实质、肺泡炎症及间质纤维化为主。患者主要临床表现为呼吸困难、弥散性功能下降、限制性通气障碍及低氧血症等。该病对于患者的身体健康与生活质量均造成了较大的威胁，护理人员需充分了解患者的病情状况，做好病情观察和护理，提高患者的临床治疗效果，改善患者生活质量。

（贺亚楠）

参考文献

［1］Adegunsoye A, Oldham J M, Bellam S K, et al. Computed tomography honeycombing identifies a progressive fibrotic phenotype with increased mortality across diverse inter stitiallung diseases ［J］. Annals of the American Thoracic Society, 2019,16(15):580 - 588.

［2］李江蕾. 结缔组织病相关肺间质病诊治研究进展［J］.云南医药,2022,43(1);76 - 78.

［3］王玉玲,宋秀婧. 环磷酰胺联合泼尼松治疗特发性间质性肺炎的临床有效性分析［J］.世界复合医学,2021,7(8);13 - 16.

［4］苏菁,杨雅婷,贾聚娟,等. 激素联合环磷酰胺治疗结缔组织病相关性间质性肺疾病的疗效及其影响因素分析［J］.中国药房,2021,32(12);1501 - 1505.

［5］Efared B, Ebang-Atsame G, Rabiou S, et al. The diagnostic value of the bronchoalveolar lavage in interstitial lung diseases ［J］. J Negat Results Biomed, 2017,16(1):4.

［6］高鑫,郑雅文,赵志远,等. 原发性干燥综合征合并间质性肺疾病的临床特点及影响因素分析［J］.河南医学研究,2021,30(5);784 - 787.

［7］杨艳,石磊. 干燥综合征相关肺部疾病临床表现及特点［J］.中国药物与临床,2019,19(7);1067 - 1068.

病例 38

Stevens-Johnson 综合征伴免疫性血小板减少

病史资料

患者,男性,14 岁。因"口腔疱疹伴反复发热 1 周,加重伴全身疱疹 2 天"入院;患者于 1 周前无明显诱因出现双眼分泌物增多、黏厚,伴口腔疼痛,上颚见一紫色疱疹,出现发热伴寒战,体温 38~39 ℃,遂就诊于当地医院,予以地塞米松、丙种球蛋白、头孢哌酮舒巴坦、氟康唑等对症治疗,未好转;皮肤及双唇疱疹加重转至我院;患者于 2 个月前因卡氏肺孢子虫肺炎在我院治疗,出院后口服 SMZ(复方新诺明),每晚 2 片口服;既往"免疫性血小板减少,卡氏肺孢子虫肺炎",无食物过敏史;入院查体:体温:39.4 ℃,心率:110 次/分,呼吸:20 次/分,血压:132/85 mmHg。患者意识清楚,平车推入病房,满月脸,向心性肥胖,全身皮肤黏膜片状暗红色水疱,全身淋巴结无肿大,眼睑水疱,睑结膜水肿,巩膜无黄染,口唇见破溃水疱,腹部见片状暗红色水疱,肛门及外生殖器疱疹,双脚蹑指甲沟炎,全身皮肤不能触碰,疼痛难忍。

入院诊断

①Stevens-Johnson 综合征;②免疫性血小板减少。

救治过程

患者入院后安排患者入住单间病房保护性隔离,避免感染;予以心电监护,双鼻腔鼻导管吸氧,监测生命体征;予以丙种球蛋白 30 g qd 静脉滴注,甲泼尼龙琥珀酸钠抗炎,破溃水疱予曲安奈德湿敷,口腔予以 0.9%氯化钠+庆大霉素+地塞米松+利多卡因含漱。入院第 2 天,患者体温 37.1 ℃,口鼻腔有渗血现象,予以去甲肾上腺素冰盐水 10 mL+去甲肾上腺素 4 mg 含漱对症支持治疗;血小板报危急值:14×10^9/L,积极预约输注血小板,必要时请血液科会诊。入院第 3 天,患者体温降至正常范围,停用相关可能致敏药物;口鼻腔渗血较前稍好转,全身皮疹较前颜色变浅,未见明显渗出增多改变;患者双眼眼睑肿胀明显,眼睑水疱,睑结膜水肿,患者自诉睁眼困难,视力下降,请眼科会诊处理:双眼局部典必舒滴眼液点眼,3~4 次/日,玻璃酸钠滴眼液点眼 3~4 次/日,典必舒眼膏每日早晚各一次点眼。入院第 4 天,患者全身皮肤斑片状渗出明显,水疱及渗出较前稍有好转,全身多处皮肤破溃,口腔黏膜破损,经口饮食困难,予以外周补充氨基酸、葡萄糖及微量元素等营养物质;血小板经治疗较前上升为 212×10^9/L;入院第 6 天,患者口鼻腔无明显渗血,少量饮水无不适,予以增加肠内营养,维持胃肠道功能;患者广泛皮疹已有逐渐收敛迹象,颜色加深,部分破溃水疱已结痂,无感染表现,继续药物外敷,激素减量;睾丸阴囊处仍存在明显红肿渗出改变,触之疼痛明显,请皮肤科会诊予以硼酸外敷,待局部干燥后予以曲安奈德涂抹;入院第 8 天,患者皮肤逐渐好转,口服白粥营养口腔黏膜,情绪较为烦躁,予以心理安抚,情绪仍不稳定,有吵闹现象,请心理科会诊后予以阿普唑仑、奥氮平每晚口服,效果好。入院第 12 天,患者体温正常,间断心率增快,心电图提示心房颤动心率,予以补钾,监测血钾指标;减少静脉输注激素量,逐渐过渡到口服激素;入院第 16 天,患者意识清楚,情绪稳定,皮疹较前明显好转,无特殊不适主诉,后背皮损处结痂,口鼻腔无渗血,肛门及外生殖器疱疹好转,予出院。

护理体会

1. 做好消毒隔离,预防创面感染 该患者皮损范围大,置患者予单间保护性隔离;患者无法加盖棉被保暖,予以使用取暖器;患者皮肤干燥不适,予以使用加湿器装置;保持病室空气清新,使用独立空气净化设备,根据人流及空气质量需要,调节空气净化器的风速使其达到更好的消毒效果;减少人员走动,衣物床上用品消毒备用,每日更换并消毒灭菌,防止感染。

2. 受损皮肤及黏膜创面管理

(1) 加速受损剥脱皮肤修复,建立湿性环境:①患者皮疹表现为头面部、颈部、躯干四肢大面积剥脱累及黏膜,工作人员操作时穿隔离衣、戴口罩帽子、无菌手套,做好消毒隔离措施;每日换药,注意无菌操作。②采用暴露疗法,减少被服摩擦导致的疼痛和疱壁松解的加重,床上使用弓形支架,避免棉被接触皮肤,有效预防了患者创面感染,也减轻了患者因被服摩擦创面引起的疼痛;细心处理患者的皮肤,避免剪切力,以减少表皮剥脱范围。③电极片贴至患者完整皮肤处,避免导联线牵拉拖拽,避免常规使用血压计袖带,动态血压监测,保护局部皮肤;体温每 4 小时测 1 次,降至正常后每日测 2 次。④患者大便后要做好皮肤护理防止粪便污染皮肤。⑤该患者皮肤破溃水疱予以百多邦及油纱布覆盖,湿性环境有效减轻了创面粘连,改善了疼痛程度,促进了创面愈合;未破损皮疹予以曲安奈德湿纱布覆盖,湿度以不滴水为宜;联合使用丙种球蛋白 35 g 静脉输注 5 天。

(2) 加强特殊部位黏膜创面护理:①眼部护理:该患者双眼眼睑肿胀明显,眼睑水疱,睑结膜水肿,眼部黄色黏稠分泌物多,患者自诉睁眼困难,每日眼部检查,使用生理盐水冲洗双眼,持续使用眼润滑剂、清理其炎性分泌物和分离结膜粘连、角膜暴露,局部予以广谱抗生素治疗、外用糖皮质滴眼液。②口腔黏膜护理:该患者口腔黏膜破损伴出血,每日检查口腔、唇部涂抹白凡士林软膏、定期采集口腔和唇部分泌物拭子进行检查;口腔黏膜予以生理盐水+庆大霉素+利多卡因+地塞米松含漱,口腔黏膜出血时予以肾上腺素冰盐水 10 mL+去甲肾上腺素 4 mg 止血,严重时予以明胶海绵加压止血。③会阴部黏膜护理:患者睾丸阴囊使用硼酸湿敷,并在阴茎根部用油纱布将阴茎与阴囊分开,黏膜糜烂时,用 1∶5 000 高锰酸钾溶液冲洗会阴,清洁分泌物和痂皮,局部干燥后予以曲安奈德涂抹;以上方案使用 10 天后患者皮肤明显好转,红疹范围减少,破损皮肤干燥结痂。

3. 个体化的镇静、镇痛策略 听取患者主诉,每日至少用 NRS 疼痛数字评定量表评分表评估 1 次疼痛情况。换药时动作轻柔,若中重度疼痛,静脉使用镇痛药物(吗啡或芬太尼),更换衣物或换药时需要进行额外镇痛。该患者口腔黏膜破损出血,疼痛明显,换药时予以加用利多卡因,减轻患者疼痛;床旁播放患者喜欢的音乐或音频,放松心情,转移疼痛。

4. 情绪干预促进创面愈合 护理人员多与患者交流沟通,建立和谐护患关系,评估患者内在健康需求;耐心倾听患者主诉,认真细致解答疑惑;帮助患者建立正向情绪,调动主观能动性,提升自我效能感。因为皮肤病不但会给患者带来生理上的痛苦,而且还对其心理也造成了一定的负面影响,甚至出现心理障碍,该患者因为年龄小,住院后期患者出现烦躁、情绪激动不配合治疗,予以实施积极心理干预,给患者床旁放置消毒处理过的电子播放器,播放患者喜欢的音乐和广播,缓解其负性情绪,降低病耻感;情绪波动大时予以口服药物控制,提高患者治疗依从性,促进创面愈合,改善生活质量,鼓励患者战胜疾病。

5. 识别病情及干预疗效观察

(1) 识别病情:①Stevens-Johnson 综合征是一种重症皮肤病,常由药物引起,其临床特征为水疱、表皮剥脱和多部位黏膜炎,伴有系统功能紊乱。疾病早期皮肤浸润跟其他疾病相似,包括单纯的药物性皮炎;随着疾病进展,可形成表皮下大疱伴表皮全层坏死。应配合医生留取皮肤活检进行组织病理学检查,有助于确定诊断和排除可能与之混淆的其他疾病,疾病急性阶段隔天选 3 处皮损采样进行细菌和真菌培养。②询问患者发病前使用过的所有药物,分析药物动力学和药物相关作用,记录患者使用药物情况及药物不良史。干预疗效观察。

(2) 干预疗效观察:①生命体征观察:予持续心电监护,关注患者呼吸及血氧饱和度情况。②维持水、电解质平衡:患者因高热大量液体丢失,极易发生水、电解质紊乱及低蛋白血症等,应及时补液,并准确记录 24 小时出入量,密切观察尿量、尿色的变化。③用药观察:患者病情危重,用药较多,需密切观察药物的作用及不良反应。为消除过敏症状,促进皮损的快速愈合。④皮损观察:观察糜烂面的范围有无扩大、渗出及分泌物的情况。大疱有无破溃、有无干燥结痂、有无继发感染、有无新生肉芽组织及其颜色、是否鲜红等。⑤患者使用大剂量激素抗过敏及冲击治疗,效果良好,但有引起应急性溃疡及其他并发症的风险,需严密观察。

知识链接

1. Stevens-Johnson 综合征　Stevens-Johnson 综合征是重症渗出性多形红斑又称为斯-琼综合征(SJS),是一种与免疫有关的急性非化脓性炎性反应,以皮肤、黏膜多样化表现为其特征除皮肤损坏严重、广泛外,且常见广泛黏膜病变和内脏受累,皮肤及黏膜出现斑点或瘀斑,其上可出现水疱、大疱,尼氏征可阳性,唇部、口腔黏膜出现红斑,水疱,糜烂,大量脓性渗出,出现畏光、吞咽困难和咳嗽,眼部为眼睑红肿、糜烂,结膜充血、水肿并见大疱样损害;卡他性、黏液脓性、出血性或膜状结膜炎;浅层或深层角膜炎、角膜溃疡甚至穿孔;泪点或鼻内管堵塞;睑球粘连,睑内翻,畏光,甚至出现会阴炎、尿道炎等并发症。

2. Stevens-Johnson 综合征常见并发症

(1) 多器官受累是典型特征,大多数患者器官受累程度不同。

(2) 脓毒症是导致死亡的主要原因。

(3) 肺炎是急性期的主要并发症,患者若出现呼吸道症状和低氧血症,提示支气管和肺实质受累。

(4) 眼部并发症:急性结膜炎、角膜炎、角膜溃疡。

(5) 生殖器黏膜受累表现为糜烂和溃疡。

(6) 肾功能不全,部分患者需要血液透析。

(7) 可出现肝炎、胃肠道症状、脑病、心肌炎和弥散性血管内凝血等并发症。

3. 激素冲击疗法的护理

(1) 冲击疗法,激素用量大,疗效高,见效快。但可发生一过性高血压、高血糖、急性胰腺炎、过敏性休克、致死性心律失常或原因不明的突然死亡。接受激素治疗的患者可能出现严重的精神障碍疾病,包括精神病、抑郁症、躁狂性发作。所以要严密观察病情变化,及时发现并发症出现的前兆,积极采取措施,能有效提高治疗效果,缩短病程。治疗中要严格控制输液速度,准确记录出入量及生命体征,应用心电监护。详细地进行护理记录以便早期发现各种并发症,如心律失常、血压、呼吸、电解质、酸碱平衡、体重指数的变化。

(2)告知患者或家属大剂量激素治疗后的注意事项,使患者能正确认识疾病的病因、病程和治疗,消除焦虑、恐惧心理。

主编述评

  Stevens-Johnson 综合征伴免疫性血小板减少,患者出现广泛、严重的皮肤及黏膜损害,护理难度大。有效控制感染,促进全身受损皮肤、黏膜的愈合及防止并发症是护理的重点和难点。通过密切观察病情,行保护性隔离,预防和控制感染,加强受损皮肤及黏膜的管理,合理的营养支持及个性化的镇痛、镇静策略,护理人员为患者提供了全程无缝隙的规范化护理措施,促进了患者康复。

(张晓丹)

参考文献

[1] 王洁,袁珍珍,刘娟.1例口服卡马西平致中毒性表皮坏死松懈症患者的护理[J].护理实践与研究,2020(19):158-159.

[2] 龚慕尧,杨娟.史蒂文斯-约翰逊综合征和中毒性表皮坏死松解症重叠综合征患儿的护理1例[J].护理实践与研究,2020,17(24):156-158.

[3] 王璐,魏楠,刘全忠.中毒性表皮坏死松解症合并急性胰腺炎的皮肤护理及文献复习[J].国际护理学杂志,2021(14):2599-2602.

[4] 张美琪,覃惠英.史蒂文斯-约翰逊综合征及中毒性表皮坏死松解症皮肤护理研究进展[J].护理研究,2019(24):4275-4279.

[5] 中华医学会皮肤性病学分会药物不良反应研究中心.Stevens-Johnson综合征/中毒性表皮坏死松解症诊疗专家共识.中华皮肤科杂志,2021,54(05):376-381.

[6] 喻林林,夏书红,杨菁,等.1例儿童Stevens-Johnson综合征的护理[J].国际医药卫生导报,2021,27(3):449-450.

[7] 赵妍,康红军,孟庆义.临床少见的Stevens-Johnson综合征一例并相关文献复习[J].临床误诊误治,2014(6)11-13.

[8] 黄莉,李甜.Stevens-Johnson综合征/中毒性表皮坏死松解[J].中国小儿急救医学,2019,26(5):326-331.

[9] 陈富梅,刘善会.大剂量激素冲击治疗大疱性表皮松解症的护理[J].检验医学与临床,2014(13):1879-1879,1889.

病例 39

妊娠合并系统性红斑狼疮

病史资料

患者,女性,22 岁。妊娠期于外院建卡正规产检。妊娠 34^{+5} 周时出现发热,体温最高达 39℃,伴下腹痛,无恶心呕吐,无腹泻,当日外院就诊入院,入院时体温 39.1℃。因"产前发热、胎窘"于急行剖宫产术,术中见羊水深墨绿色,粪性,未闻及异味,盆腔无脓性分泌物。术后予头孢哌酮舒巴坦抗感染,术后 2 天体温正常,第 3 天起出现反复高热,最高体温达 41℃。血培养及羊水培养均提示李斯特菌感染。根据药敏试验及会诊结果,先后予左氧氟沙星、奥硝唑、替考拉宁、亚胺培南、万古霉素、阿米卡星、SMZ、庆大霉素抗炎治疗,仍有反复高热,最高为 40℃左右。剖宫产术后第 17 天出现血小板减少及凝血功能障碍,血常规中白细胞 5.1×10^9/L,血红蛋白 81 g/L,血小板 20×10^9/L,中性细胞百分比 80.5%,凝血酶原时间 13.1 秒,部分凝血活酶时间 50 秒,纤维蛋白原 1.56 g/L,D-二聚体 7 970 μg/L,予对症处理。术后第 18 天应家属要求急诊转入我院。

入院诊断

①产褥期感染;②败血症;③发热;④休克。

救治过程

入院时(剖宫产术后第 18 天)患者处于休克状态,急性面容,面色苍白,意识清,精神萎,血常规白细胞 5.7×10^9/L,血红蛋白 87 g/L,血细胞比容 22.8%,血小板 31×10^9/L,中性细胞百分比 73.0%,快速 C 反应蛋白 30.74 mg/L;部分凝血活酶时间 42.1 秒,纤维蛋白原 1.404 g/L,凝血酶时间 22.6 秒,D-二聚体 9.65 mg/L FEU;谷草转氨酶 136 U/L,乳酸脱氢酶 3 622 U/L,B 型钠尿肽前体(pro BNP)1 260 μg/L,心电监护提示血压波动于(90~85)/(45~40)mmHg,心率波动于 140~150 次/分。立即组织全院大会诊,考虑"剖宫产术后,败血症,感染性休克可能,血小板减少"。予美罗培南 1 g q6 h+万古霉素 1 g q8 h+替加环素 50 mg q8 h+科赛斯 50 mg qd 抗感染治疗。辅以丙种球蛋白、地塞米松等免疫调节治疗。入院第 3 天予骨髓穿刺、活检结果提示红系缺失,仅见粒系;床旁心脏超声示 EF 38%。当日下午患者出现呼吸困难,无明显胸闷胸痛,出汗较多,肢端较湿冷,心电监护示心率 140 次/分,血压 102/54 mmHg[去甲肾上腺素 0.4 μg/(kg·min)维持中],呈休克象,且乳酸进行性升高,予抗休克治疗。之后突然发作一次意识丧失,伴肢体僵硬,双瞳散大 4.5 mm,对光反射消失,无口吐白沫,无双眼上翻,持续约 5 秒后自行好转,醒后不能回忆,双瞳 3.0 mm,对光反射灵敏。遂告知家属病情危重后,立即气管插管接呼吸机支持,并予 V-A ECMO 辅助心肺功能支持,辅以 CRRT 透析支持,并输注红细胞、血浆、冷沉淀、血小板等血制品对症处理,同时做好镇静、镇痛管理。治疗期间因检验示患者多种自身抗体阳性,抗 ds-DNA

（一），尿蛋白（一），追问其病史曾有光过敏、小关节疼痛病史，再次请风湿科、肾内科会诊，考虑结缔组织病、系统性红斑狼疮可能，遂于入院第 9 天起予甲泼尼龙 240 mg/d 冲击治疗 3 天，调节免疫并缓慢减量，辅以营养支持治疗等。心肺功能支持期间也多次复查床旁心超，患者 EF 最低为 20%，考虑中毒性心肌病可能，予冻干重组人脑利钠肽、左卡尼丁、环磷酰胺等营养心肌，并继续 V-A ECMO、CRRT 支持。ECMO 辅助期间，患者总胆红素较前升高，考虑肝功能损伤，予保肝、退黄治疗。经上述治疗后，第 15 天患者意识清，生命体征较前稍平稳，心功能较前好转，休克状态改善，胆红素逐渐下降，予 ECMO 撤机，继续 CRRT 辅助治疗，甲泼尼龙已逐渐减量至 40 mg q12 h。ECMO 撤机后体温波动于 36.9～37.8 ℃；再次复查心超，EF 为 56%；按培养药敏试验结果调整抗生素为阿米卡星 0.6 g qd＋替加环素 50 mg q12 h＋伏立康唑 0.2 g q12 h 抗感染治疗。结合患者 ANA 抗体 1：10 000 高滴度，RNP 抗体阳性强，确认为系统性红斑狼疮（活动期），第 16 天予环磷酰胺 200 mg ivgtt qw 对症结缔组织病，应用一次后，因肝功能欠佳，未再使用。第 21 天患者自主呼吸良好，拔除口插管，发音好。第 28 天患者出现偶有胡言乱语、情绪不稳定等状态，查头颅 MRI 未见明显异常，请神经内科、心理咨询科会诊考虑谵妄状态可能，予心理疏导，富马酸喹硫平 25 mg bid 后患者症状稍改善。第 32 天患者一般情况较前好转，予转当地医院继续治疗。

护理体会

1. 体温管理

（1）妊娠晚期高热的护理：妊娠晚期的高热可能对胎儿产生不良的影响。因此，在加强胎心监测的同时，可先按高热症状给予对症处理，如环境温度适宜、多休息、多饮水、物理降温，在医生指导下服用对乙酰氨基酚，乙酰氨基酚是目前最安全的妊娠期和哺乳期解热镇痛药。本例患者在妊娠晚期出现高热，现考虑为系统性红斑狼疮初发症状。

（2）产褥期高热的护理：患者产后怀疑出现产褥热，即在产褥期内，出现发热持续不退，或突然高热寒战，并伴有其他症状。一般产褥热多由产褥感染引起。因此，除为该患者设立适宜的环境温度、多休息、促进恶露排出外，还应观察剖宫产切口，保持清洁、干燥，并遵医嘱正确应用抗生素。

（3）ECMO 期间的体温控制：在进行 ECMO 辅助时，要加强体温的监测，注意水箱温度的设置，通过水箱的水循环可以保持患者体温在 36～37 ℃。若温度太高，将增加机体耗氧；若温度太低，则易发生凝血机制和血流动力学的紊乱。

（4）CRRT 期间低体温的预防：在 CRRT 治疗过程中，因应用大量未加温的置换液、PBP 溶液和透析液，可造成使体温下降。同时也因患者病情危重、代谢紊乱、体温调节功能差等容易受外界温度影响，可导致低体温现象的产生。虽然大多数新型 CRRT 操作系统提供了加热装置，但在治疗过程中，血液在体外循环路线长导致加热的热量小于损失的热量，从而使患者一天的热量丢失可达 1 500 kcal。在 ECMO 与 CRRT 串联过程中，ECMO 的水箱控温可以暂时避免低体温的发生。但是患者单独应用 CRRT 过程中仍需要加强体温的监测，观察患者生命体征的变化、有无寒战发抖现象，避免降温过度。

2. 糖皮质激素的药物管理

应用糖皮质激素药物必须注意剂量准确，尤其是使用激素的注射针剂时，要严格按照医嘱执行。在抽取小剂量的激素注射液时，建议选择小号注射器，以防发生药物剂量把握不准的现象。在药物减量时密切观察患者的反应，记录每次减药时间及减药量,减药应特别慎重,以免引起疾病反跳,甚至疾病暴发性发作。用药期间应注意观察患者精神状态的变化,注意观察患者的血电解质情况,定期监测血糖,调整并保持血糖值在安全、稳定的范围内。同时要注意倾听患者的主诉,若患者出现关节不适或疼痛时,应警惕是否有骨质疏松的发生。观察有无消化道溃疡出血等症状发生,如腹痛、便血等。

3. **谵妄的预防与管理**　谵妄是指一组综合征,又称为急性脑综合征。表现为意识障碍、行为无章、没有目的、注意力无法集中。通常起病急,病情波动明显。患者的认知功能下降,觉醒度改变,感知觉异常,日夜颠倒。谵妄并不是一种疾病,而是由多种原因导致的临床综合征。一般建议采取非药物措施预防谵妄。ICU 患者可采取 ABCDE 集束化策略,包括A(疼痛评估、预防及管理)、B(每日唤醒＋呼吸同步训练)、C(镇静选择)、D(谵妄监测与管理)、E(早期活动和环境管理)、F(家庭成员参与)。而谵妄的治疗药物推荐氟哌啶醇、喹硫平、奥氮平及利培酮,以上药物宜自小剂量开始,根据谵妄改善情况及不良反应逐渐增加剂量;一般治疗 1～2 周,谵妄消失 2 天后可逐渐停药。用药期间需监测锥体外系不良反应、心电图 QT 间期及意识水平的改变。该患者于妊娠晚期、产后出现高热,病情危重,先后经历预期之外的治疗如转院、气管插管、ECMO、CRRT,又因处于 ICU 陌生环境中,睡眠节律、结构紊乱,虽在各病程中都鼓励患者家属参与,及时给予患者安慰与支持,仍诱发了高活动性谵妄,患者出现明显的烦躁不安、易激惹、突发攻击、幻觉和胡言乱语等症状,家属安慰及一般镇静药物无效。因此经会诊,为该患者应用富马酸喹硫平片,后患者谵妄症状好转。

知识链接

1. **系统性红斑狼疮(SLE)对妊娠的影响**　系统性红斑狼疮是一种全身性的自身免疫性疾病,是以免疫炎症反应为突出表现的弥漫性结缔组织病,主要临床特征为血清中出现多种自身抗体和多系统受累,受累系统包括皮肤、关节、肾脏、神经系统、心脏及肺部等重要脏器。SLE 可表现为血小板减少、白细胞减少、淋巴细胞减少或贫血的血液系统损害情况,或出现血尿、蛋白尿或血肌酐升高的肾损伤情况,亦可出现咳嗽、呼吸困难、胸膜性疼痛的呼吸系统病变情况。2019 年 ACR/欧洲抗风湿病联盟(EULAR)联合发布最新的 SLE 分类标准,具体评分指标定义,见表 39-1。育龄阶段的女性是主要的发病人群。同时由于性激素在 SLE 发病中的作用,SLE 患者在妊娠期间会出现病情复发或加重。多项研究证实,狼疮妊娠中出现血栓、感染、血细胞减少、输血的比例增高 3～8 倍。SLE 增加了妊娠期高血压疾病、早产、胎儿生长受限等并发症的发生风险,是正常女性 2～4 倍。妊娠合并 SLE 的症状表现多种多样,往往不典型。而妊娠期及产后新发 SLE 患者与 SLE 复发患者都表现为狼疮活动。妊娠期初发患者可能以发热为首发症状,其预后更差。

表 39-1　2019 年 EULAR/ACR 发布的 SLE 诊断指标及定义

指　　标	定　　义
ANA	测得 ANA 滴度至少 1 次≥1∶80,推荐使用免疫荧光法或固相免疫分析法
发热	体温>38.3℃
白细胞减少	白细胞计数<4 000/mm³

（续表）

指 标	定 义
血小板减少	血小板计数<100 000/mm³
自身免疫性溶血	如网织红细胞增多、低结合珠蛋白、间接胆红素升高、乳酸脱氢酶升高、直接抗人球蛋白试验阳性
谵妄	①意识或伴有注意力下降的觉醒水平改变;②持续数小时到2天;③全天症状被动;④急性或亚急性认知改变、行为情绪改变
精神错乱	①妄想和(或)幻觉;②无谵妄
癫痫	全身或局灶性发作
非瘢痕性脱发	由临床医生观察
口腔溃疡	由临床医生观察
亚急性皮肤盘状红斑	环状或银屑病样皮疹,皮肤活检可见血管周围淋巴细胞浸润,通常伴有黏蛋白沉积 盘状红斑伴继发萎缩性瘢痕改变、色素脱失、毛囊过度角化导致脱发,皮肤活检可见血管周围淋巴细胞浸润,在头皮可见角蛋白栓,长期病变可见黏蛋白沉积
急性皮肤盘状红斑	颊部红斑或斑丘疹,皮肤活检可见血管周围淋巴细胞浸润,早期可见中性粒细胞浸润
胸腔或心包积液	影像学证据(超声、胸片、CT、MRI)
急性心包炎	2项及以上:①心包性胸痛(钝痛、吸气加重、半坐位好转);②心包摩擦音;③心电图新发大范围ST抬高或PR压低;④新发或加重的心包积液(超声、胸片、CT、MRI)
关节受累	①累及2个或2个以上关节的滑膜炎,表现为肿胀或积液;②2个或2个以上关节有压痛,晨僵至少30分钟
24小时尿蛋白>0.5 g	24小时尿蛋白>0.5 g,或等价的尿蛋白/肌酐比值
根据ISN/RPS① 2003分类,肾活检为Ⅱ型或Ⅴ型狼疮性肾炎	Ⅱ型:系膜细胞增生性狼疮性肾炎 Ⅴ型:膜性狼疮性肾炎
根据ISN/RPS 2003分类,肾活检为Ⅲ型或Ⅳ型狼疮性肾炎	Ⅲ型:局灶性狼疮性肾炎 Ⅳ型:弥漫性狼疮性肾炎
抗磷脂抗体阳性	抗心磷脂抗体滴度>40百分位数或>99百分位数,或抗β2糖蛋白抗体阳性,或狼疮抗凝物阳性
补体C3或补体C4降低	C3或C4低于正常值下限
补体C3和补体C4降低	C3和C4均低于正常值下限
抗双链DNA抗体或抗Sm抗体	检测值高于实验室参考值

注:ISN/RPS,国际肾脏病学会和肾脏病理学会。

2. **系统性红斑狼疮(SLE)患者的产后管理** 患者产后是否进行母乳喂养需要慎重考虑,SLE患者的母乳喂养受多因素影响,主要包括SLE疾病是否活跃、药物使用、母亲的意愿、产奶量、经济水平等。若SLE母亲产后病情平稳、未使用免疫抑制剂可予母乳喂养;大多数治疗 SLE 的相关药物分泌到母乳的含量较低,若产后病情活动,服用药物如羟氯喹、小剂量糖皮质激素、非甾体抗炎药、华法林、低分子肝素、硫唑嘌呤等,也可考虑母乳喂养;服用环磷酰胺则不推荐母乳喂养,因其可分泌至母乳,抑制婴儿造血功能,具有潜在致癌作用;甲氨蝶呤、来氟米特、吗替麦考酚酯等对婴儿的影响尚未达成共识,应避免哺乳;利妥昔单抗、贝利单抗等生物制剂是否转至乳汁暂未明,应避免母乳喂养。SLE 患者产后(6 个月)仍属于狼疮复发的高危时期,因哺乳期母亲体内雌激素及孕激素水平较高,可能出现病情加重。另外,产后避孕对 SLE 患者尤为重要,目前适合 SLE 患者的避孕措施主要包括含激素的避孕药和宫内放节育器,一般建议采取工具避孕,其避孕的成功率达 98% 以上,但有出血、感染等风险。

主编述评

育龄阶段的女性是系统性红斑狼疮(SLE)的主要发病人群,且由于性激素在 SLE 发病中的作用,SLE 患者在妊娠期间会出现病情复发或加重。因此,原先建议终止妊娠。随着医疗技术进步,目前患者通过妊娠前系统性的病情评估及妊娠期规范化管理,多数患者已可获得理想的妊娠结局。

(唐雯琦 邵小平)

参考文献

[1] 中华医学会神经病学分会. 综合医院谵妄诊治中国专家共识(2021)[J]. 中华老年医学杂志,2021,40(10):1226 - 1233.

[2] 中国冷静治疗研究组. 重症患者谵妄管理专家共识[J]. 中华内科杂志,2019,58(2):108 - 118.

[3] Marra A, Ely E W, Pandharipande P P, et al. The ABCDEF bundle in critical care [J]. Crit Care Clin, 2017, 33(2):225 - 243.

[4] Kiriakidou M, Ching C L. Systemic lupus erythematosus [J]. Ann Intern Med, 2020,172(11):ITC81 - ITC96.

[5] Moyer A, Chakravarty E F. Management of pregnancy in lupus [J]. Rheum Dis Clin North Am, 2021,47(3):441 - 455.

[6] Lightstone L, Hladunewich M A. Lupus nephritis and pregnancy: concerns and management [J]. Semin Nephrol, 2017,37(4):347 - 353.

[7] Knight C L, Nelson-Piercy C. Management of systemic lupus erythematosus during pregnancy: challenges and solutions [J]. Open Access Rheumatol, 2017,9:37 - 53.

[8] Lazar S, Kahlenberg J M. Systemic lupus erythematosus: new diagnostic and therapeutic approaches [J]. Annu Rev Med, 2023,74:339 - 352.

[9] Andreoli L, Bertsias G K, Agmon-Levin N, et al. EULAR recommendations for women's health and the management of family planning, assisted reproduction, pregnancy and menopause in patients with systemic lupus erythematosus and/or antiphospholipid syndrome [J]. Ann Rheum Dis, 2017,76(3):476 - 485.

[10] Mendel A, Bernatsky S, Pineau C, et al. Use of combined hormonal contraceptives among women with systemic lupus erythematosus with and without medical contraindications to oestrogen [J]. Rheumatology, 2019,58(7):1259 - 1267.

[11] 张志丹,许勇芝,谢彤. 妊娠合并系统性红斑狼疮围生期管理的研究进展[J]. 中国当代医药,2021,28(12):54 - 58.

病例 40

艾滋病合并肺部感染

病史资料

患者,女性,52岁,因"咳嗽、胸闷气促8周"由急诊收入我科,入科诊断"重症肺炎"。患者意识清,体温37.7℃,心率110次/分,伴有咳嗽,咳白色黏痰,活动后胸闷气促明显,SpO_2(未吸氧)91%,予持续氧疗、气道护理、遵医嘱足量抗生素应用。

入院诊断

①重症肺炎;②Ⅰ型呼吸衰竭。

救治过程

患者于1周前来我院门诊就诊,查胸片提示两肺炎症,血常规:WBC $4.94×10^9$/L,CRP 17.13 mg/L,予头孢呋辛、左氧氟沙星静脉滴注抗感染,患者症状无改善。7天后,患者复查胸部CT提示两肺大面积炎症,为进一步诊治,拟诊"重症肺炎"收入病房。患者既往体健,本次入院查血气分析:pH 7.500,PCO_2 31.00 mmHg,PO_2 48.00 mmHg,HCO_3^- 24.2 mmol/L,SpO_2 87.00%。白细胞计数 $3.39×10^9$/L,嗜中性粒细胞27.8%,淋巴细胞59.0%,CRP 14.75 mg/L,诊断为重症肺炎、Ⅰ型呼吸衰竭。患者入院时意识清,体温37.7℃,心率110次/分,伴有咳嗽,咳白色黏痰,活动后胸闷气促明显,SpO_2(吸氧后)79%,家属放弃插管给予无创呼吸机辅助呼吸,予留置锁骨下深静脉置管、胃管、尿管,给予患者气道护理、遵医嘱足量抗生素应用。入院第5天(浦东新区疾病预防控制中心)HIV报告:阳性,诊断为艾滋病,予加强气道护理、心理护理,注意患者隐私保护等。入院第7天,胸部CT:两肺广泛炎性样病灶,对比前次CT病灶吸收不明显,肺气肿,肺动脉高压改变,纵隔及两侧腋下多发轻度增大淋巴结,再次与家属沟通,征得其同意并签署知情同意书后,予经鼻气管插管。入院第10天患者意识清,仍有发热37.6℃,心率95次/分,呼吸平稳,咳嗽少,有少量白痰,逐渐拔除经鼻气管插管,并过渡到高流量氧疗。查胸部CT:两肺广泛炎性样病灶,CT病灶较前吸收,肺气肿,肺动脉高压较强好转。入院第11天,患者在带管脱机的状态下,转至上海市公共卫生中心进一步治疗。

护理体会

1. 气道护理　该患者由于免疫力降低,并发重症肺炎,存在不同程度的缺氧,及时有效的氧疗对改善缺氧起决定作用。肺功能提示:肺通气功能轻度减退(阻塞性),弥散功能重度减退。①合适的给氧方式:我们根据患者的年龄、病情,入院时给予无创辅助通气,之后经鼻气管插管接呼吸机辅助呼吸。根据患者血气分析结果及临床症状好转情况,逐渐拔除气管插管并给予高流量吸氧。②仪器参数设置:在前期气管插管阶段,呼吸功能监测应注意定时监测动脉血气,并根据血气结果及时调节呼吸机参数;密切监测患者的呼吸频率、节律、气道阻力和呼吸系统顺应性等各种参数变化,迅速准确处理呼吸机报警。在后期高流量氧疗阶段,仔细观察氧疗的效果,检查导管是否通畅,及时清理鼻部的分泌物,根据患者的血氧饱和度及时调整氧疗模式。③口腔气道管理:加强口腔和气道的护理,做好气道湿化,维持湿化罐的温度在 38~40 ℃,利于痰液引流;每 4 小时监测气囊压力,防止气道压伤;抬高床头30°~45°,加强肺部物理治疗(膨肺 q6 h、雾化吸入 q6 h)、口腔护理 bid,防止呼吸机相关性肺炎的发生。④颜面部皮肤管理:由于头面部如脸颊部、耳郭、人中等多个部位,在高流量吸氧时易发生皮肤压力性损伤。因此,需妥善调节鼻塞导管固定带的松紧度,以能伸入一指为宜。长时间使用者,可以使用水胶体敷料局部贴敷预防上述部位压力性损伤。

2. **加强医护人员的职业暴露防护**　HIV 阳性暴露源接触是导致职业暴露发生的主要原因,操作过程中应注意防护。对于容易发生刺伤的锐器做好防护,严格执行各项规章操作。医务人员在进行血液相关的操作时,戴好手套、口罩,注射过程中,手持无菌注射器,严格谨慎防止刺伤。完成操作后做好清洁处理。输液时应用常规拔针法,先拔出针头,进行冲洗后,再关闭输液器,从而能够将针头血量降低,避免针刺伤因污染源血量过多导致感染状况加重。通过多种措施来避免污染源与皮肤组织黏膜直接接触,在血液、体液接触场合应做好自身防护,使用防护手套并及时更换,身穿隔离服,使用防护眼镜和面屏,及时处理被体液污染的物品。

3. **密切观察病情,注重护理细节**　重症肺炎的患者病情变化快,各项护理措施必须落实到位,尤其不可忽视护理细节。该患者合并艾滋病,免疫能力尤其低下,持续发热。我们在护理过程中要加强病情观察,观察意识、生命体征变化,有无咳嗽、胸痛等。还要注重基础护理,如高热时,遵医嘱做好降温处理:护士需间隔 4 小时监测体温 1 次,同时注意患者耳郭皮肤、受压部位皮肤,防止低温冻伤现象发生。做好皮肤、鼻腔及口腔护理,保持皮肤及口腔清洁。

4. **心理护理**　研究表明,护理人员要对艾滋病感染患者做到科学、完善、系统的精神和心理护理。该患者是首次确诊为艾滋病,患者及家属在心理上都处于难以接受的状态,鉴于艾滋病传播途径的特殊性,家属与患者之间还存在各种猜忌和埋怨。作为医护人员,我们一方面要注意患者隐私保护,做好患者及家属的沟通解释工作,另一方面反复进行艾滋病的科普宣教工作,让患者及家属正确认识艾滋病,做好相关防护措施。

知识链接

1. **高流量氧疗的适应证**

(1) HFNC 的适应证是轻中度低氧血症(100 mmHg ≤ PaO$_2$/FiO$_2$ < 300 mmHg,1 mmHg = 0.133 kPa)。

(2) 没有紧急气管插管指征、生命体征相对稳定的患者。

(3) 对轻度通气功能障碍(pH ≥ 7.3)患者也可以谨慎应用,但要做好更换为 NPPV 或气管插管有创正压通气的准备。

2. **高流量氧疗的禁忌证**

(1) 心跳呼吸骤停。

(2) 重度 Ⅰ 型呼吸衰竭。

(3) 中重度呼吸性酸中毒高碳酸血症($pH < 7.30$)。

(4) 合并多脏器功能不全等(证据等级Ⅲ)。

3. HFNC 参数设置及撤离标准

(1) HFNC 参数设置:①Ⅰ型呼吸衰竭:气体流量(flow)初始设置 30～40 L/min;滴定 FiO_2 维持 SpO_2 在 92%～96%,结合血气分析动态调整;若没有达到氧合目标,可以逐渐增加吸气流量和提高 FiO_2 最高至 100%;温度设置范围 31～37 ℃,依据患者舒适性和耐受度,以及痰液黏稠度适当调节。②Ⅱ型呼吸衰竭:气体流量初始设置 20～30 L/min,根据患者耐受性和依从性调节;如果患者二氧化碳潴留明显,流量可设置在 45～55 L/min 甚至更高,达到患者能耐受的最大流量;滴定 FiO_2 维持 SpO_2 在 88%～92%,结合血气分析动态调整;温度设置范围 31～37 ℃,依据患者舒适性和耐受度,以及痰液黏稠度适当调节。

(2) HFNC 撤离标准:原发病控制后逐渐降低 HFNC 参数,如果达到以下标准即可考虑撤离 HFNC:吸气流量 < 20 L/min,且 $FiO_2 < 30\%$。

4. 使用中注意事项

(1) 上机前应和患者充分交流,说明治疗目的的同时取得患者配合,建议半卧位或头高位($> 20°$)。

(2) 选择合适型号的鼻塞,建议选取小于鼻孔内径 50% 的鼻导管。

(3) 严密监测患者生命体征、呼吸动度及血气分析的变化,及时做出针对性调整。

(4) 张口呼吸患者需嘱其配合闭口呼吸,如不能配合者且不伴有二氧化碳潴留,可应用转接头将鼻塞转变为鼻/面罩方式进行氧疗。

(5) 舌后坠伴 HFNC 效果不佳者,先予以口咽通气道打开上气道,后将 HFNC 鼻塞与口咽通气道开口处连通,如仍不能改善,可考虑无创通气其他呼吸支持方式。

(6) 避免湿化过度或湿化不足,密切关注气道分泌物性状变化,按需吸痰,防止痰堵窒息等紧急事件的发生。

(7) 注意管路积水现象并及时处理,警惕误入气道引起呛咳和误吸,应注意患者鼻塞位置高度高于机器和管路水平,一旦报警,应及时处理管路冷凝水。

(8) 如若出现患者无法耐受的异常高温,应停机检测,避免灼伤气道。

(9) 为克服呼吸管路阻力,建议最低流量最好不小于 15 L/min。

(10) 注意调节鼻塞固定带松紧,避免固定带过紧引起颜面部皮肤损伤。

(11) 使用过程中如有机器报警,及时查看并处理,直至报警消除。

(12) 使用过程中出现任何机器故障报错,应及时更换并记录报错代码提供厂家售后,严禁报错机器继续使用。

主编述评

对于本例重症肺炎合并艾滋病患者,有效并且全面地评估患者出现的低氧血症、Ⅰ型呼吸衰竭、持续发热、咳嗽咳痰、心理变化等问题,针对问题予以持续氧疗、加强病情观察、气道护理、心理护理等护理措施是必要且切实可行的。此外,护士除了观察呼吸系统的病情症状,还需要密切观察防止其他并发症的发生,做到及早发现问题,并及早进行护理干预,使患者能早日康复,同时可以降低患者的致死率。

同时,护理过程中加强医护人员的职业暴露防护,保障医护人员安全,也是提高救治成功率的重要保障。

(邵小平)

参考文献

［1］尹育红,杨秀芳.1 例重症肺炎合并艾滋病患者的护理［J］.临床医药文献电子杂志,2018,5(43):162.

［2］关玉仙,颜红波,孙平静,等.基于循证的急性期脑卒中患者肺炎预防护理方案的构建［J］.中华现代护理杂志,2023,29(24):3254－3262.

［3］何英梅,邓志华.艾滋病护理工作中护患双方心理问题的研究进展［J］.世界最新医学信息文摘,2017,17(82):24－25.

［4］张秀坤.优化个体护理干预对 ICU 老年重症肺炎患者症状改善时间及并发症发生率的影响分析［J］.黑龙江医学,2023,47(14):1770－1772.

［5］张明明,徐娟,钱晓璐,等.高风险脱机患者高流量氧疗与低频持续气道正压通气效果比较［J］.护理学杂志,2023,38(10):57－60.

［6］中华医学会呼吸病学分会呼吸危重症医学学组,中国医师协会呼吸医师分会危重症医学工作委员会.成人经鼻高流量湿化氧疗临床规范应用专家共识［J］.中华结核和呼吸杂志,2019,42(2):83－91.

［7］马志娟.预防和控制艾滋病病毒职业暴露后感染［J］.中国保健营养,2021,31(3):299.

［8］余海燕,向江琳,蒋红,等.根本原因分析法用于艾滋病病区护理人员锐器操作职业暴露管理［J］.护理学杂志,2017,32(17):10－12.

病例 41

红皮病型银屑病

病史资料

患者,男性,77 岁,于 6 年前无明显诱因下出现红斑、鳞屑,多次于外院就诊(具体不详),自行服用中药(具体不详)。半月前,红斑斑块广泛发于全身,伴鳞屑、皮肤破溃及下肢指压凹陷性水肿,于 2020 年 11 月 20 日至江苏大学附属医院急诊就诊,查胸腹部 CT 示胸腔积液伴邻近肺压缩性不张、腹水、广泛淋巴结肿大。查血常规示:感染、贫血、低蛋白血症等,其间予对症治疗;为缓解外周皮肤破损导致的置管压力及满足该慢性消耗性疾病的长期补液支持,予留置右侧深静脉置管;因皮肤感染严重,为避免胸腔感染,未行胸腔穿刺引流。现为进一步治疗,于 2020 年 11 月 25 日转入我院 ICU 监护。

入院诊断

①红皮病型银屑病;②躯干皮肤感染;③胸腔积液;④低蛋白血症。

救治过程

患者入院后留置尿管,予双鼻腔吸氧,3 L/min;全身皮肤呈暗紫色,可见融合成片的暗红色斑块上覆盖鳞屑及厚痂,有破溃及渗血,主诉瘙痒难忍;下肢凹陷性水肿。完善相关检查,请中医科、风湿免疫科会诊后考虑患者银屑病活动期,予以注射用甲泼尼龙琥珀酸钠激素冲击、静注人免疫球蛋白(pH4)免疫冲击、司库奇尤单抗注射液 300 mg 皮下注射(每周 1 次,共 5 周);复方酮康唑软膏+莫匹罗星软膏全身皮肤外敷;注射用头孢他啶预防感染。入院后 2 天患者呼吸急促,氧合下降,予高流量湿化给氧,氧合好转,留取痰培养示:鲍曼不动杆菌,转入负压隔离病房予隔离治疗;患者口腔黏膜破损严重,留置胃管,予肠内营养。入院后 8 天,患者出现发热,留取深静脉导管培养、伤口分泌物培养示:多重耐药肺炎克雷伯杆菌,根据药敏试验结果,予以多黏菌素 E+注射用替加环素抗感染,辅以每日伤口处换药、输注白蛋白、肠内外营养、纤维支气管镜吸痰、中波紫外线光疗输血等对症支持治疗,经治疗后生命体征平稳,感染指标下降,现阶段患者全身皮肤呈黑紫色,伴大量脱屑,后背及臀部仍存在破溃及渗血处,但较前有明显改善,此时予以胸腹腔穿刺,留置引流管,改善胸腔积液情况,下肢指压凹陷性水肿较前好转。因患者长期卧床,请康复科予康复评定及康复训练。后患者体温仍有反复,相关病原学提示尿白色假丝酵母菌感染,深静脉导管培养提示摩氏摩根菌,予以注射用盐酸头孢吡肟、氟康唑氯化钠注射液积极抗感染治疗。入院后 28 日,患者前胸部可见新生正常颜色皮肤,双小腿背段可见鲜红色皮肤,后背及臀部皮肤无破溃及渗血,继续上述治疗,入院后 35 日,患者全身皮肤色素沉着,新生黑色痂状增生,手部及左耳可见少量皮屑,胸腔及躯干皮肤感染控制,生命体征稳定,予转入外院继续康复治疗。

护理体会

1. **全面的皮肤管理** 患者全身皮肤潮红斑块伴鳞屑破溃、瘙痒,叮嘱患者自身控制勿抓挠瘙痒处,皮肤破损的加重对于患者的皮肤恢复非常不利,因此为患者剪去指甲,打磨光滑。与患者及家属沟通后取得同意,夜间予以双手保护性约束。使用弧形被服支架,保持被子与患者皮肤之间悬空,每日更换床单,扫除脱落皮屑,保持床单位清洁。为患者擦浴时选用柔软毛巾、35~37℃的清水,时间不超过 15 分钟,频率为每日 1 次,擦拭时动作轻柔,用轻轻按压的方式吸走多余的水分,浴后立即使用身体乳全身涂抹,尤其是四肢等干燥处重点使用,使用时轻柔涂抹防止血运增加造成瘙痒加重,涂抹身体乳后 30~60 分钟使用复方酮康唑软膏＋莫匹罗星软膏,将药膏均匀拍打在所需涂擦的位置,以分段式打圈的方式进行按摩,直到药膏完全吸收,医生予后背及臀部渗出严重处换药。整个过程期间调高房间温度,防止患者因着凉导致银屑病加重。在每日 3 次使用紫外线光疗照射后及睡前都为患者涂抹身体乳以减轻皮肤刺激及缓解夜间的非显性水分丢失。同时根据患者的药敏试验结果积极使用抗生素控制该患者的躯干皮肤感染。保护患者的皮肤屏障是该患者的护理重点。

2. **皮肤表面导管固定** 固定患者胃管、胸腹腔引流管等各类管路的敷料选用低致敏低刺激的 3M 柔软敷料,去除时轻柔,防止损伤皮肤。患者皮肤表面鳞屑导致固定深静脉置管的透明薄膜敷料黏性降低,根据患者情况增加换药次数,每次更换透明薄膜敷料前使用润肤乳软化覆盖部位鳞屑,轻轻拭去,再予以消毒固定。

3. **做好护患双方的防护** 将患者安置于负压隔离病房,由于患者伤口分泌物中含有多重耐药肺炎克雷伯菌杆菌及其他部位含有大量菌群定植,同时患者治疗期间重度贫血,患有低蛋白血症,免疫力下降,医护人员在进入病房时都穿戴好一次性隔离衣及无菌手套,加强洗手消毒,做好双方防护,避免交叉感染。

4. **心理支持** 教患者自我调节,跟患者讲述银屑病的发病规律,缓解患者的精神紧张。夜间关闭灯光,医护人员做到"四轻",患者每日拥有充足的睡眠,能拥有良好的心态。放松心情,是避免银屑病复发的关键,鼓励患者树立战胜疾病的信心。

知识链接

1. **银屑病分型**

(1) 寻常型银屑病:①点滴状银屑病;②斑块状银屑病。

(2) 脓包型银屑病:①局限性脓包型银屑病;②泛发性脓包型银屑病。

(3) 红皮病型银屑病。

(4) 关节病型银屑病。

2. **红皮病型银屑病诊断依据**

(1) 一般有其他类型银屑病病史。

(2) 疾病本身加重或由于用药不当或其他刺激诱发病情急剧加重,发生弥漫性红斑、肿胀和脱屑,皮损大于 90%。

(3) 有时仍可见寻常型银屑病皮损。

(4) 可伴发热等系统症状和低蛋白血症。

3. 银屑病的治疗目的和原则

（1）治疗目的：控制和稳定病情，减缓向全身发展的进程；消除或减轻红斑、鳞屑、斑块等皮损；避免复发或诱发加重的因素；减少不良反应；提高生活质量。

银屑病有局部治疗、物理治疗和系统治疗等多种疗法。临床医生应权衡利弊，根据个体病因、疾病亚型严重程度和治疗要求合理制订治疗方案。对中、重度银屑病患者，若单一疗法效果不佳，应予联合、交替或序贯治疗。

（2）治疗原则：①正规，强调使用指南推荐的治疗药物或方法；②安全，以确保安全为首要原则，尽量避免不良反应；③个体化，应综合考量患者的病情、需求、耐受性经济承受能力、既往治疗史和药物不良反应等制订合理的治疗方案。

4. 银屑病并发症

（1）代谢综合征：如肥胖、血压或血糖异常。

（2）心血管疾病：如动脉粥样硬化。

（3）精神疾病：如述情障碍、情绪紊乱、自杀意念、焦虑、抑郁等。

（4）肿瘤：如皮肤鳞状细胞癌等。

（5）感染。

（6）消化系统疾病：如肝病、炎症性肠炎等。

（7）肾脏疾病：传统治疗药物具有肾脏毒性。

（8）其他：如慢性阻塞性肺疾病、消化性溃疡、性功能异常、睡眠障碍、眼部并发症等。

5. 生物制剂的使用

银屑病是一种慢性免疫性炎症性系统性疾病，其病因和发病机制复杂，由多种免疫炎症细胞及其产生的众多细胞因子交互作用的网络主导，其中 IL-17 系该网络中的关键节点之一。IL-17A 是 IL-17 家族现有 6 成员之一，被认为是银屑病发病过程中促炎细胞因子的关键"驱动因素"，因为它可以激活角质形成细胞并促进过度增殖，司库奇尤单抗是中国首个获批的全人源 IL-17A 抑制剂，目前关于司库奇尤单抗应用于中重度斑块状银屑病的疗效与安全性不断被证实，国外多项研究显示，司库奇尤单抗治疗中重度斑块状银屑病疗效显著，不良反应少，安全而有效。

主编述评

　　银屑病是一种目前病因不明，在遗传与环境的共同作用下由免疫介导的心身性疾病，除了遗传背景，环境因素如感染、精神紧张、应激事件、外伤手术、妊娠、肥胖、酗酒、吸烟和某些药物作用都可能促发或加重银屑病。除了必要的皮肤管理、非寻常型银屑病全身症状的控制，尤其需要关注患者的心理。银屑病本身为一种损容性疾病，患者易出现焦虑、抑郁、自卑等负面情绪，严重影响社会生活，因此要注重对患者的心、身共同治疗。

（方静　陈兰）

参考文献

［1］李春燕.综合护理对红皮病型银屑病患者心理状态及生活质量的影响［J］.世界最新医学信息文摘（连续型电子期刊），2020，20（97）：310-311.

［2］黄丹,陈崑.银屑病相关流行病学调查进展[J].诊断学理论与实践,2021,20(1):48-52.

［3］中华医学会皮肤性病学分会银屑病专业委员会.中国银屑病诊疗指南(2018 简版)[J].中华皮肤科杂志,2019,52(4):223-230.

［4］袁勇勇,郑捷,张婷,等.银屑病的皮肤护理治疗[J].实用皮肤病学杂志,2019,12(4):240-241,248.

［5］金小红,沈晓红.慢性难治性皮肤病的心身治疗与护理[J].护理与康复,2005,4(3):209-210.

［6］涂洁,尹志强.银屑病并发症的研究进展[J].中国麻风皮肤病杂志,2019,35(2):120-123.

［7］朱慧英,施仲香,曹楠,等.司库奇尤单抗治疗红皮病型银屑病一例并文献复习[J].中国麻风皮肤病杂志,2021,37(10):653-656.

病例 42

抗中性粒细胞胞质抗体相关性血管炎

病史资料

患者,男性,77 岁,因"发现血肌酐升高 3 年余,乏力 5 月余"入院。自诉 3 年前因咳嗽、咳痰至我院呼吸内科就诊,无发热,无恶心、呕吐,无胸闷、咯血,无心悸、头晕,无肉眼血尿,无腰酸、腰痛,无光照后皮疹等不适,住院期间查血肌酐 208 μmol/L,eGFR 23 mL/min,血浆白蛋白 30 g/L,尿液镜检红细胞 345.2/μL,会诊后完善抗 GBM+ANCA 定量检测,结果示 pANCA、MPO 抗体阳性,考虑"抗中性粒细胞胞质抗体(ANCA)相关性血管炎"收治入肾内科,予莫西沙星静脉滴注抗感染,普伐他汀钠调节血脂、稳定斑块,并予甲泼尼龙冲击治疗,出院前复查肌酐 207 μmol/L,eGFR 20 mL/min,白蛋白 35.3 g/L,尿液镜检红细胞 13/μL。出院后口服醋酸泼尼松 2.5 年。5 个月前,患者无明显诱因自觉乏力,较之前明显,伴咳嗽、咳痰,咳咖啡色痰,无发热,未行特殊治疗。本次入院因体检时查肌酐 639 μmol/L,血红蛋白 105 g/L,白蛋白 38.7 g/L,为进一步治疗,于 2021 年 11 月 1 日收治入院,入院后生命体征平稳,血压 121/85 mmHg,听诊双肺呼吸音粗,未及明显干湿性啰音。

既往史:患者高血压病史 9 年余,最高血压 173/98 mmHg,平素口服苯磺酸氨氯地平片 5 mg,每日 1 次,血压控制正常,糖尿病病史 9 年余,目前皮下注射诺和灵 30R 早 16 U、晚 10 U+来得时 6 U,血糖控制情况不详;间质性肺病病史 4 年余,胸部 CT 示:两肺慢性支气管炎、肺气肿,两肺散在间质性增生改变,两肺多发肺大泡;胆囊切除术后 3 年,2 年前行 ERCP 取石术。饮酒 20 余年,量不详,吸烟史 20 余年,每天 2 包。

入院诊断

①ANCA 相关性血管炎,血管炎相关性肾损害 CKD 5 期;②间质性肺病;③2 型糖尿病;④高血压 2 级(极高危组)。

救治过程

患者入院后完善相关检查,调整降压、降糖药,苯磺酸氨氯地平片 5 mg 口服,每日 1 次;门冬 30 早 16 U、晚 10 U+来得时 6 U 皮下注射等治疗。查肌酐 798 μmol/L,考虑血管炎活动导致肾损害,建议行透析治疗,患者拒绝,遂于 2021 年 11 月 29 日予甲泼尼龙 40 mg 静脉推注 qd+环磷酰胺 0.4 g 静脉滴注抑制免疫治疗,1 个月后复查肌酐 813 μmol/L,较前无明显好转,且患者开始出现气促不适,听诊双肺底可闻及湿啰音,查胸部 CT 提示:肺气肿,两肺间质性改变,两肺散在慢性炎症,两侧胸膜增厚,血气分析示:标准碳酸氢盐 24.0 mmol/L,红细胞外液碱剩余-0.2 mmol/L,全血碱剩余-0.4 mmol/L,二氧化碳分压 48.99 mmHg,酸碱度(T)7.328,实际碳酸氢盐 25.0 mmol/L,SpO$_2$ 89.4%;考虑血管炎性肺损害,I 型呼吸衰竭,呼吸性酸中毒,告知患者及其家属,再次建议行肾脏替代治疗,患者同意,深静脉置管术后,予血液透析治疗。查体:SpO$_2$ 87%,呼吸 30 次/分,血压 143/72 mmHg,心率 100 次/分,予面罩吸氧 5 mL/min。入院第 33 天,患者突发胸闷气促,SpO$_2$ 78%,氧气面罩调整至 10 mL/min,甲泼尼龙 40 mg 静脉推注,SpO$_2$ 升至 90%,遂予调节免疫:注射用甲泼尼龙琥珀酸钠 240 mg 静脉滴注,每日 1 次,抗感染:注射用哌拉西林钠他唑巴坦钠 2g 静脉滴注,每日 2 次,盐酸莫西沙星氯化钠注射液 0.4 g 静脉滴注,每日 1 次,同时予奥美拉唑 40 mg 静脉推注抑酸护胃治疗。患者目前因血管炎复发、咳嗽、咳血痰,心电监护提示心率 90 次/分,SpO$_2$ 90%,病情危重,经会诊,转入监护室进一步治疗。

入监护室后,改为无创面罩接呼吸机辅助通气中,心电监护示:心率 107 次/分,律齐,血压 134/69 mmHg,呼吸 21 次/分,SpO$_2$ 96%。意识清楚,听诊双肺呼吸音粗,双下肺可闻及散在湿啰音。抽血示:肌钙蛋白-T 0.044 ng/mL,降钙素原 0.333 ng/mL,白细胞介素 640.7 pg/mL,肌红蛋白 129.4 ng/mL,肌酸激酶同工酶 1.14 ng/mL,B 型钠尿肽前体测定 14 600 ng/L;凝血酶原时间 9.1 秒,纤维蛋白原 4.37 g/L,抗凝血酶Ⅲ活性 85.0%,纤维蛋白(原)降解产物 12.70 μg/mL,D-二聚体 1.980 mg/L FEU,白蛋白 32 g/L,γ-谷氨酰转肽酶 18 U/L,天门冬氨酸氨基转移酶 26 U/L,肌酐 705 μmol/L,尿酸 339 μmol/L,碱性磷酸酶 62 U/L,尿素 32.6 mmol/L,胆碱酯酶 5 267 U/L,丙氨酸氨基转移酶 13 U/L,乳酸脱氢酶 211 U/L,非结合胆红素 10.0 μmol/L,总蛋白 65 g/L;血细胞分析示 CRP:红细胞分布宽度 CV 13%,血红蛋白 78 g/L,快速 C 反应蛋白 97.15 mg/L,血清淀粉样蛋白＞288.00 mg/L,血小板计数 162×10^9/L,血细胞比容 23.9%,淋巴细胞计数 0.37×10^9/L,单核细胞计数 0.11×10^9/L,红细胞 2.44×10^{12}/L,平均血小板体积 9 fL,血小板压积 0.15%。告病危,建议气管插管,患者及家属拒绝,遂予无创呼吸机辅助通气和高流量吸氧机通气交替使用,继续予 CRRT 治疗,甲泼尼龙＋环磷酰胺免疫抑制治疗,余予抗感染、祛痰、平喘、抑酸护胃等补液及对症支持治疗。入监护室第 6 天,患者氧合情况逐渐变差,予无创呼吸机持续通气,FiO$_2$ 100%,SpO$_2$ 88%,告知家属,为免除患者临终痛苦,拒绝气管插管及电除颤、心外按压等有效抢救措施,患者心率逐渐减慢,SpO$_2$ 逐渐下降,最终于 12 月 10 日 9 时零 1 分,心跳呼吸完全停止,大动脉搏动消失,瞳孔散大固定,心电图呈一直线,宣告死亡。

◎ 护理要点

针对 ANCA 相关性血管炎免疫性疾病患者,多数伴全身多脏器功能损害,需尽早发现,早期行免疫治疗,尽量使用对肝肾功能损害小的药物治疗,积极改善患者基础疾病,改善预后。

1. **肾功能的监测与护理** 每日密切监测肾功能的各项指标,监测当时生命体征,给予肾脏科相关的护理查体,如水肿程度、皮肤出血等。查阅病历了解前 1 次血液净化治疗情况。严格记录 24 小时出入量。

行 CRRT 治疗前:准备好各项用物,充分预冲管路,确保血透机功能正常,正确配制预冲液,做好患者的准备,包括合适的体位、讲解血透的注意事项、减轻患者的紧张情绪。

行 CRRT 治疗时:密切监测患者各项生命体征的变化,定期监测血气分析指标,观察各项电解质的变化情况,尤其是血糖的变化,因为患者既往有糖尿病史,如果出现血糖升高,可遵医嘱使用胰岛素治疗;密切监测 CRRT 的运行情况,每 2 小时记录各项参数变化,如跨膜压、输入压力、输出压力情况;出现报警时,应及时处理,更换液袋时注意无菌操作;仔细观察血滤穿刺点有无渗血渗液发生，保持无菌状态；当患者烦躁不配合治疗时可遵医嘱镇静，预防管路滑脱；治疗过程中，由于血液在体外循环，可出现体温降低的情况，注意给予患者保暖措施，增加被褥或将液袋加温后使用等，定期监测体温变化。使用肝素抗凝时，注意全身是否有出血点，穿刺操作时观察穿刺点有无出血渗血情况发生。

行 CRRT 治疗结束后：回输血液，准确记录滤出量，正确将血滤管封管，注意无菌操作，妥善固定。

2. **呼吸衰竭的监测与护理**　此次考虑疾病复发，现有胸闷气促、低氧血症，复查胸部CT 肺部病变较前进展，病情进一步恶化，随时会危及生命或出现危及患者生命的情况，予心电监测，密切关注患者呼吸情况的变化，并与患者及其家属沟通告知病情。

氧疗：无创面罩和高流量吸氧交替使用，改善患者缺氧症状。持续气道湿化及加温，避免气体对气道的损伤及冷刺激，由于患者肺部有部分干湿性啰音，每 2 小时翻身拍背，每日雾化 3 次，促进痰液的排出，注意观察患者肢端末梢颜色，如出血呼吸困难、发绀时，及时调整吸入氧浓度。必要时吸痰。

3. **血液系统的监测与护理**　密切监测各项血液指标，贫血时，给予输血治疗，输血时，警惕溶血反应发生。密切监测有无出血倾向，进行口腔护理及各项有创操作时动作轻柔，按压时间不少于 5～10 分钟，预防局部血肿发生，观察穿刺点有无出血倾向，观察大小便有无出血，必要时留取标本送检。

由于患者 D-二聚体偏高，及时评估深静脉血栓风险，注意肢端保暖及指导患者主动运动。

4. **用药护理**　建立两条静脉通路，保证快速静脉给药。由于患者在治疗过程中出现肾性贫血，尽快查血型、配血及输同型血等，输血过程中严密监测有无输血反应发生。考虑该患者病情需要，在治疗过程中需应用激素和免疫抑制类药物，因此需密切关注患者的用药反应和病情变化。患者使用激素时不仅要注意观察血压、血糖变化，还要重点观察是否有消化道出血症状，如腹痛、血便等；使用留置针用药时，加强巡视，防止药物外漏。由于患者长期使用激素治疗容易出现骨质疏松。应采取措施防止跌倒坠床等。加强安全防护。评估跌倒坠床的风险因素。穿脱衣物及约束时，应动作轻柔，预防骨折的发生。

5. **心理护理**　患者清醒状态，第一次入住 ICU，再加上疾病知识的缺乏，容易出现焦虑、恐惧、悲伤等不良情绪，护理人员应给予患者心理疏导，缓解不良情绪，并帮助患者树立治疗的信心。

6. **并发症的护理**　由于患者本身免疫功能低下，再加上激素是目前治疗本病的主要药物，易致白细胞下降，抵抗力降低，故预防感染也尤为重要。因此针对该患者，为避免发生交叉感染，每天床单位消毒 2 次，保护性隔离，医务人员注意手卫生，同时与患者及家属沟通，尽量减少探视次数，避免院内感染发生。

由于患者疾病进展迅速，随时可能发生呼吸骤停，注意保持呼吸道的通畅，鉴于家属放弃气管插管治疗，护理人员加强患者临终的心理疏导。

◈ 知识链接

抗中性粒细胞胞质抗体（antineutrophil cytoplasmic autoantibody，ANCA）相关性血管炎（ANCA associated vasculitis，AAV）是一组以坏死性小血管炎为特征的自身免疫性疾

病。AAV 包括肉芽肿性多血管炎（granulomatosis with polyangiitis，GPA）、显微镜下多血管炎（microscopic polyangiitis，MPA）和嗜酸性肉芽肿性多血管炎（eosinophilic granulomatosis with polyangiitis，EGPA）。AAV 常累及全身多个脏器，以肾和肺的累及最为突出，也最为凶险。随着对 AAV 研究的深入，AAV 已经逐渐从一种急性致命性的疾病转变为一种慢性可控的疾病。虽然糖皮质激素联合环磷酰胺或利妥昔单抗在 AAV 中的诱导缓解及维持治疗中取得了较好效果，但目前的治疗困境仍然存在。例如，当前诱导缓解治疗时间过长，以致出现不可逆器官损伤，以及如何避免治疗期间的严重获得性感染。试图精准靶向补体旁路途径，来打破补体与中性粒细胞之间的正反馈环路，从而控制疾病发展，是一个切实可行的思路。

主编述评

　　抗中性粒细胞胞质抗体相关性血管炎是一组以坏死性小血管炎为特征的自身免疫性疾病，常累及全身多个脏器，以肾和肺的累及最为突出，治疗困难，需尽早发现，早期行免疫治疗，尽量使用对肝肾功能损害小的药物治疗，护理上应积极做好肾功能的监测和 CRRT 护理，密切做好并发症的预防及处理，希望护理人员做好各项护理及健康指导，促进患者康复。

（高彩萍）

参考文献

［1］朱文博,黄琳琳,王娟,等.补体旁路途径在抗中性粒细胞胞浆抗体相关性血管炎中的作用及研究进展［J］.内科急危重症杂志,2021,27(2):94-97.
［2］Warrington K J. Avacopan-time to replace glucocorticoids?［J］. N Engl J Med, 2021,384(7):664-665.

第 **7** 章 血液系统危重症

病例 43

遗传性血色病行肝移植术

◎ 病史资料

患者,男性,65 岁,因腹胀不适 3 月余,于当地医院就诊,诊断为肝硬化失代偿、腹水、门脉高压,予保肝、利尿对症治疗,症状缓解。本次因腹水加重 1 月余来我院就诊,查 CT:肝硬化;食管胃底静脉曲张;腹腔大量积液;再生脾;为拟行肝移植手术收入我科。既往病史有乙肝 30 年、2 型糖尿病 10 年;手术史有阑尾切除术、脾切除术。

◎ 入院诊断

①肝硬化失代偿;②乙肝;③2 型糖尿病。

◎ 救治过程

患者入院后,生命体征平稳,MELD 评分(终末期肝病模型):18 分;Child-Pugh 评分(肝脏储备功能量化评估分级标准):C 级;完善术前检查后行同种异体原位肝移植术,术中剖腹探查显示腹腔中度粘连,腹水 10 000 mL;出血 1 700 mL,输入血制品 2 100 mL,自体血回输 450 mL;病肝重量 740 g,供肝重量 1 865 g,冷缺血 8 小时,无肝期 44 分钟,温缺血 39 分钟。病肝病理示肝细胞较多铁血黄素沉着,铁染色(＋),血铁蛋白＞2 000 ng/mL,转铁蛋白饱和度 75%,术后恢复可,患者出院。

患者出院 1 周主诉自觉双下肢水肿伴高钾 1 周,自述伴乏力,尿频、尿急、尿痛,结合病史、检查,收入重症监护室,入 ICU 后患者意识清楚,精神疲乏,颈部数片黄豆至蚕豆大小红斑,丘疹,部分新鲜病灶,双下肢水肿,此时肝组织病理、全外显子基因检测提示遗传性血色病,HFE 相关基因突变,为 H63D 型,行去铁治疗。

再入 ICU 2 周,患者心电图出现反复房性期前收缩、长间歇发作,伴有一过性意识丧失,短暂肢体抽搐,后患者自行意识恢复,放置紧急临时起搏器,症状较前好转,经心内科会诊后行埋藏式心脏起搏器置入术,胸闷、气促等症状较前有所改善,后安装永久起搏器。

再入 ICU 4 周,患者出现手足抽搐,癫痫发作,予降脂抗癫痫药物对症治疗后好转。患者住院期间并发电解质紊乱,尿素氮上升明显,遵医嘱予行床旁血液透析治疗。经抗心力衰竭、去铁治疗、抗炎、抗感染、降脂、抗癫痫、营养支持、康复锻炼、呼吸功能锻炼等治疗及相应护理措施,经过 82 天的治疗,患者一般情况良好,予以出院。

护理体会

1. **移植后肝功能监测及护理**　肝脏具有合成、排泄及代谢的作用。该患者因血色病累及肝脏发生不可逆的肝硬化失代偿而行肝移植术,移植术后密切监测肝酶指标,以及存在皮肤黄染及腹部体征,便于临床上了解移植肝细胞的再生情况。该患者术后丙氨酸氨基转移酶、门冬氨酸氨基转移酶及胆红素异常升高,术后第 5 天达到高峰,遵医嘱予以丁二磺酸腺苷蛋氨酸等保肝药对症治疗,于术后 1 个月余指标有所下降趋于正常。出 ICU 前患者各项肝功能指标趋于正常。

凝血酶原的时间及国际标准化比值评估移植肝脏的合成功能,住院期间该患者的国际标准化比值未见异常,活化部分凝血酶原指标异常增高,每班密切观察患者的口腔黏膜及皮肤是否存在瘀斑、出血点,口腔护理等各项操作动作轻柔,警惕出现出血征象。患者未出现出血及消化道出血。

肝脏通过糖原的分解和糖异生维持血糖水平,该患者移植术后早期血糖未见异常,第二次入 ICU 患者出现代谢异常,血糖异常升高至 19.1 mmol/L,给予胰岛素对症处理,复测血糖正常,予暂停胰岛素使用,次日患者出现大汗、意识淡漠等低血糖症状,予查静脉血血糖为2.9 mmol/L,立即予以 50% 葡萄糖微量泵持续泵入,1 小时后复测血糖正常,恢复自主意识,遵医嘱每小时复测血糖警惕再次出现低血糖危象等情况,维持血糖稳态。

此外,移植肝的两条主要流入途经分别为肝动脉和门静脉,直接关系到患者的各项肝功能指标,协助医生每日行床旁移植肝超声检查,检查肝动脉、肝静脉、门静脉血流状况和血管口径变化,关注有无肝门静脉血栓、肝动脉血栓形成,该患者 B 超结果显示移植肝动脉流速增高,肝周少许积液,未见血栓情况。

2. **移植后脑病的护理**　肝移植术后 1%～8% 的患者发生癫痫,常与钙调磷酸酶抑制剂、脑血管事件、神经系统感染及高血糖有关,且可能因为电解质失衡而降低癫痫发作的阈值使得患者更易受到钙调磷酸酶抑制剂神经毒性的影响,患者再次入 ICU 4 周后突然出现手足抽搐,癫痫持续发作持续时间超过 5 分钟,予以左乙拉西坦静脉注射抗癫痫药物对症治疗,用药期间监测血药浓度,观察用药不良反应如嗜睡、认知减退等,对症处理后,患者意识恢复。积极寻找患者癫痫发作的病因,予外出行 CT 检查,显示脑内散在腔梗缺血灶,每日评估患者的四肢活动度,控制血压稳定在 120/70 mmHg 左右,避免血压波动过高,经治疗后,患者无肢体抽搐再发,四肢有自主活动。

肝性脑病是肝病患者常见的并发症,每班评估患者意识及瞳孔对光反射,监测血氨水平,观察患者有无性格、言语异常等情况的发生,警惕肝性脑病,患者 ICU 住院期间出现意识较为淡漠、嗜睡等肝昏迷表现,予以行床旁过人工肝支持系统(double plasma molecular absorption system,DPMAS)清除体内毒素及代谢产物,改善生理紊乱,减轻移植肝负担,促进移植肝功能早期恢复,患者于 11 月 17 日意识较前好转,查体神清,对答切题。

3. **起搏器置入术后的护理**　患者再次入 ICU 2 周后出现反复房性期前收缩伴有长间

歇发作,其中最长一次发作时间持续 10 秒,伴有一过性意识丧失肢体抽搐等症状,立即联系心内科会诊,取得患者及家属知情同意后予以放置临时起搏器,患者期前收缩较前明显减少,无长间歇发作。心脏并发症是导致遗传性血色病患者的主要死因之一,密切监测心率及心律情况,警惕心律失常的发生,经心内科心外科会诊后于 2020 年 10 月 16 日行双腔永久起搏器植入术,无须进行心脏移植。术后嘱患者避免因过度劳累增加心脏负担,严格卧床休息,予右侧卧位或平卧位,卧床休息减少术侧肢体的活动幅度,用沙袋对伤口进行局部加压止血,时间为 6~8 小时,加强观察起搏器创口处是否存在血肿、出血,并了解局部皮肤有无变暗、渗血及疼痛,发现异常时及时处理,观察患者有无头晕、低血压、心功能不全等起搏器综合征的发生,该患者的伤口无渗血、渗液及血肿。根据病情限制入液量,补液速度控制在 100 mL/h,减少含钠液体的补充以防止水钠潴留增加机体心脏负荷,密切监测患者电解质的水平,警惕因高钾或低钾等导致的心律失常,24 小时心电监护,观察有无室性心动过速、室性心房颤动的发生,每日了解患者的心功能指标和心脏超声结果,了解心功能进展情况,做好随时抢救和手术的准备。患者住院期间出现持续性双下肢水肿、高钾等症状,遵医嘱使用扩血管、利尿药物,观察用药效果和药物不良反应,遵医嘱予隔日行床旁血液透析等对症治疗后,出 ICU 前患者双下肢水肿消失,心功能改善。

4. 血色素沉积的皮肤护理 由于铁在皮肤的沉积,患者全身呈铜灰色,并伴有局部瘙痒和干燥的表现,对症予尿素霜外涂,保持皮肤滋润。患者入院时,颈部皮肤有数片散在红斑、丘疹和破溃伴疼痛,皮肤活检和分泌物培养结果示真皮浅层皮肤淋巴细胞浸润和光滑念珠菌感染,考虑患者免疫抑制状态的真菌感染,予伐昔洛韦、氟康唑口服,硫酸新霉素灭菌溶液和 2.5% 碳酸氢钠溶液交替湿敷,敷后涂干扰素凝胶和多黏菌素 B 软膏。患者因服用免疫抑制剂,感染的风险上升,责任护士保持床单位和周围环境的整洁,及时更换污染的衣物,保持患者皮肤的清洁,并做好手卫生消毒和严格执行无菌操作,避免交叉感染。每日进行创面清洁时,评估颈部皮肤的红斑、丘疹和破溃的程度、数量和范围,使用生理盐水轻柔擦拭,避免接触刺激性的消毒液加重创面的破溃程度。同时,严格监督护工进行生活护理时是否严格执行消毒隔离规范,对患者的洗漱用品每日紫外线消毒。患者因心力衰竭和贫血导致精神较萎靡,身材消瘦,每日定时翻身,使用水胶体敷料保护骨隆突处皮肤,避免出现压力性损伤,患者因需严格卧床,在床上大小便,做好肛周和会阴部皮肤的清洁与保护。患者经对症处理和预防性的护理措施,颈部皮肤破损处修复结痂,红斑和丘疹减少消退,住院期间未出现压力性损伤。

5. 饮食护理 血色病导致机体铁调节蛋白表达下降和肠道铁吸收增加,因此患者避免补铁及过量摄入维生素 C,维生素 C 可促进铁的吸收。在住院期间,指导患者避免摄入含铁量高的食物如牛肉、猪肉、动物内脏、动物血等,维生素 C 含量高的食物如冬枣、西蓝花、甜椒、猕猴桃等;鼓励患者摄入高蛋白质、低脂、易消化食物;每日记录患者三餐摄入食物种类和量,严格计算患者的热量需求,并据此及时调整饮食摄入量。考虑到患者吞咽功能未完全恢复,胃口较差,在三餐额外予患者口服肠内营养制剂如肠内营养混悬液、肠内营养乳剂来补足热量和营养。进餐时,嘱患者细嚼慢咽,由护士密切看护,以免发生误吸和食物堵塞气道的情况。另外,患者有糖尿病史,在三餐前监测患者血糖水平,餐前半小时内予胰岛素皮下注射控制血糖;鼓励少食多餐,营养支持治疗。

◎ 知识链接

1. 遗传性血色病 遗传性血色素沉着症(hereditary hemochromatosis，HH)是一种常染色体隐性遗传病，男性多见，由先天性铁过多沉积于肝细胞、胰腺上皮细胞、心肌细胞、关节软组织细胞内等处引起相应脏器损伤的疾病，是北欧人群常见的遗传疾病之一，发病率约为1/300，而我国比较罕见，发病率为 0.10%~0.25%。大部分患者通过分子诊断检测确诊。

2. 遗传性血色病分型

(1) 1 型：最常见，与人白细胞相关抗原血色病基因 HFE 突变相关，包括 3 个亚型：1a型：C282Y 纯合子；1b 型：C282Y/H63D 杂合子；1c 型：S65C。

(2) 2 型：又称幼年型血色病，与非 HFE 基因突变有关，包括 2a(铁调素调节蛋白基因)及 2b[肝脏抗菌蛋白(HAMP)基因型]。

(3) 3 型：与运铁蛋白受体 2 基因突变有关。

(4) 4 型：分 4a 型和 4b 型。4a 型由 *FPN1* 基因突变引起的常染色体显性 HH。4b 型由 *FPN1* 对铁调素的抗性而导致铁过载。

3. 流行病学 据观察，与 HFE 相关 HH 患病率在美国、欧洲和澳大利亚类似，为 1/400~1/200。爱尔兰和斯堪的纳维亚血统的发病率最高，而非洲血统的人发病率最低。此外，与 HFE 相关 HH 的发病率在非北欧血统的白种人中较低，如东欧罗宾人或地中海血统的白种人。根据一项纳入 2 802 例患者的荟萃分析，C282Y 纯合子的 HH 患者比例接近80.6%。C282Y 纯合子突变在非西班牙裔白种人中更为显著(0.44%)，其次为非西班牙裔白种人(0.11%)、西班牙裔人(0.027%)、非洲裔美国人(0.014%)、太平洋岛民(0.012%)或亚洲人(0.000 039%)。

4. HH 临床表现 HH 诊断困难在于其临床表现具有多样性。多达 18% 的男性和 5%的女性可能有肝铁超载，但无临床症状，疲劳和关节痛是该病早期最常见的症状。

(1) 肝脏表现：肝脏是 1 型 HH 最常累及的器官，可表现为无症状的血清氨基转移酶升高、非特异性右上腹疼痛或终末期肝病并发症。随着血清 SF 水平的升高，发展为肝硬化的风险显著增加。

(2) 心脏表现：心肌病仍是 HH 患者死亡的第二大原因。铁在心脏中沉积导致心脏病，包括限制性和扩张性心肌病、心律失常(包括病窦综合征和心室颤动)及心力衰竭。铁超载与内皮功能受损和颈动脉内膜中膜厚度增加有关，导致氧化应激增加。患者最初可能表现为舒张功能障碍引起的呼吸困难，使血流动力学受限和左心室充盈压升高，随后出现左心室收缩功能障碍。晚期铁超负荷患者可因心律失常和心肌病而猝死。然而，HH 患者心脏表现的总体患病率相对较低。

(3) 内分泌表现：HH 患者糖尿病的发病率 13%~23%。HH 患者糖尿病的发病机制：铁沉积引起的胰岛 B 细胞损伤和肝损伤相关的胰岛素抵抗。克氏综合征是 HH 最常见的非糖尿病性内分泌疾病，由脑垂体铁沉积引起，最常见于青少年 HH。男性表现为阳痿、性欲减退和骨质疏松症，而女性则表现为绝经期提前。甲状腺功能减退症、骨质疏松症也在HH 患者中发生。

(4) 关节表现：HH 患者关节病，最常累及第二和第三掌指关节，其他可能受累的关节包括近端指间关节、腕关节、肘关节、肩关节和髋关节。受累关节通常呈对称性，可以是单关节或多关节。HH 相关性关节炎的表现类似于骨关节炎和软骨钙质沉着症关节炎,但通过特异性累及第二、三掌指关节和掌骨头钩状骨赘可以与软骨钙质沉着症关节炎相鉴别。

（5）皮肤表现:色素沉着可能是 HH 的早期表现之一。铁沉在积皮肤导致黑色素生成和沉积增加,产生特征金属或板岩灰色色调通常被称为铜化。高黑色素沉着通常是全身性的皮肤色素沉着,但经常在面部、颈部、伸肌方面的小前臂、手背、小腿和生殖器区域。最好的鉴别方法是将前臂的掌面与健康受试者的掌面进行对比。

（6）其他表现:疲劳是 HH 的常见症状。疲劳的严重程度从轻微到衰弱不等,通过治疗可得到改善。由于铁过载与 CD81 T 淋巴细胞失调有关,HH 患者的免疫系统也可能受损,CD81T 淋巴细胞失调可促进某些细菌的生长,包括李斯特菌、结肠炎耶尔森杆菌、大肠埃希菌和创伤弧菌。

5. HH 诊断检测

（1）铁检测。

（2）基因检测。

（3）肝活组织检查。

（4）磁共振成像。

6. HH 治疗

（1）静脉放血疗法:暂不治疗者:无症状患者同时铁蛋白水平低于 $500\,\mu g/L$,可不进行治疗。每年进行 1 次临床状态监测。需治疗者:对有症状的 HH 患者和(或)铁蛋白水平 $>500\,\mu g/L$、转铁蛋白饱和度 $>60\%$ 或有 MRI 证据表明器官铁过载的患者需要治疗。

1) 初始处理:启用每周 1 次或每 2 周 1 次的静脉放血方案。

2) 每周 1 次静脉放血方案一年可放血 50 U,去除 $10\sim12.5\,g$ 铁。

3) 治疗目标:血清铁蛋白浓度为 $30\sim100\,ng/mL$ 及转铁蛋白饱和度 $<50\%$。

（2）铁螯合疗法:对 HH 患者使用铁螯合剂去除多余铁可带来临床和(或)实验室指标改善。

主编述评

　　遗传性血色病在国内病例较少,围绕血色病的护理大多是放血疗法后的护理和根据血色病累及脏器出现的症状来展开。血色病起病隐匿,临床症状复杂多样,却可引起多器官功能不全,导致严重的并发症,给临床护理带来了困难。本文介绍病例合并肝移植状态,临床护理人员不仅要了解血色病相关知识和护理要点,还应结合肝移植术后护理要求做好并发症的观察和护理,对临床护士的决策判断提出了较高要求。本文通过介绍对一例遗传性血色病肝移植术后患者的多器官功能衰竭的观察和护理,以此为今后相同血色病肝移植术后患者的护理提供一定的实践依据。对临床罕见病例,护士应该围绕疾病特点制订护理措施,运用预见性思维评估可能发生的并发症,完善护理细节,以改善患者的预后和生活质量。

（张晓云）

📖 参考文献

［1］Busuttil R W，Klintmalm G B. 肝移植［M］. 3 版. 上海：上海科学技术出版社，2019.

［2］陈梦婷. 血色病 17 例临床分析及文献复习［D］. 福建医科大学，2019.

［3］罗敏，刘一涵，邓泽彬，等.《2019 年美国胃肠病学院临床实践指南：遗传性血色素沉着症》摘译［J］. 临床肝胆病杂志，2020，36(1)：53 - 56.

［4］Edouard Bardou-Jacquet, Philip J, Lorho R, et al. Liver transplantation normalizes serum hepcidin level and cures iron metabolism alterations in HFE hemochromatosis ［J］. Hepatology, 2014,59(3):839 - 847.

［5］韩悦，张欣欣. 遗传性血色病的基因诊断［J］. 临床肝胆病杂志，2019，35(08)：1673 - 1679.

［6］Vanclooster A, Cassiman D, Van Steenbergen W, et al. The quality of hereditary haemochromatosis guidelines: a comparative analysis ［J］. Clin Res Hepatol Gastroenterol, 2015,39(2):205 - 214.

［7］Shubin A D, De Gregorio L, Hwang C, et al. Combined heart-liver transplantation in a case of haemochromatosis ［J］. BMJ Case Rep, 2021,31;14(5):e241508.

［8］Pericleous M, Kelly C. The clinical management of hereditary haemochromatosis ［J］. Frontline Gastroenterol, 2018,9(2):110 - 114.

［9］Ismail A A, Ismail A, Ismail Y. Diagnosis of hereditary haemochromatosis ［J］. Ann Clin Biochem, 2020,57(2):192 - 193.

［10］Murphree C R, Nguyen N N, Raghunathan V, et al. Diagnosis and management of hereditary haemochromatosis ［J］. Vox Sang, 2020,115(4):255 - 262.

病例 44

急性白血病行造血干细胞移植术后并发多器官功能障碍

病史资料

患者，男性，33岁，确诊急性髓细胞白血病1年余。患者于2020年8月起病，诊断 AmL-M4（急性粒单核细胞白血病）。DA（柔红霉素、阿糖胞苷）诱导后完全缓解，HD-Arac（大剂量阿糖胞苷）巩固4个疗程。1年后常规检测 MRD（微小残留病灶检测）复发趋势，再次予 DA 方案诱导化疗。2021年11月29日予 FABC（氟达拉滨、阿糖胞苷、白舒非、司莫司汀）方案化疗＋ATG（抗胸腺细胞球蛋白）预处理，2021年12月7日行 PB（外周血干细胞）＋BM（骨髓）骨髓血干细胞输注术，ATG 联合 MPA（米芙）＋CSA（环孢素）＋MTX（甲氨蝶呤）预防 GVHD（移植物抗宿主病）。移植后16天查血常规三系逐渐回升，移植后18天出现高热，体温最高38.5℃，考虑合并 ES（植入综合征）（非感染性发热、斑丘疹、体重增加、非心源性肺水肿、多器官功能衰竭），予甲泼尼龙40 mg/d 抗炎后体温恢复正常出院。移植后22天门诊查 CMV（巨细胞病毒）阳性，口服更昔洛韦抗病毒，近一周患者诉尿频、尿急、尿痛，有肉眼血尿，考虑出血性膀胱炎，为进一步治疗来院就诊，门诊以急性髓细胞白血病、异基因造血干细胞移植术收入院。意识清，精神可，睡眠可，饮食可，生命体征尚稳定，大便正常，小便尿频，肉眼血尿。

入院诊断

①急性髓细胞白血病；②异基因造血干细胞移植术后（弟供兄，HLA5/10，B＋供 B＋）；③巨细胞病毒血症；④出血性膀胱炎。

救治过程

患者入院后留置尿管持续膀胱冲洗，更昔洛韦抗病毒，甲泼尼龙与环孢素抗排异，左氧氟沙星抗感染，人免疫球蛋白增强免疫力，辅以水化碱化、保肝、护胃、止血、血制品等治疗。监测血常规变化，1周后血小板下降，考虑与抗病毒药物使用有关，予海曲泊帕口服升血小板、酚磺乙胺＋维生素 K_1 静滴、输注血小板对症治疗。入院第5天患者主诉突发下腹部持续性疼痛，小便肉眼血尿，尿频尿急症状加剧。查体下腹部膨隆，有压痛，考虑导尿管流出口堵塞，予拔除导尿管，留取尿液送细菌、真菌检查，加强水化治疗。改左氧氟沙星为舒普深抗感染，患者腹痛难忍予芬太尼贴剂外用、肌注盐酸布桂嗪止痛。查血人类巨细胞病毒 DNA 阳性，遵医嘱改用膦甲酸钠抗病毒。患者主诉腹胀，2天未解大便予乳果糖口服，开塞露纳肛通便后症状缓解。入院第7天患者主诉腰背部疼痛，常规超声：轻度脂肪肝，胆囊结石，脾稍大，双肾结晶，右侧输尿管末端结石伴右肾轻度积水，膀胱内突起。泌尿科会诊建议保守治疗，继续予原方案止痛、肾石通丸口服排石对症后症状缓解。入院第8天患者血肌酐升高为112 μmol/L，予前列地尔护肾。白蛋白28 g/L，予补充人血白蛋白。入院第12天患者无血尿、白细胞尿、尿频、尿急、尿痛症状较前明显好转,继续予环孢素抗排异,甲泼尼龙逐渐减量中,膦甲酸钠抗病毒,监测血常规、肝肾功电解质。入院第 13 天患者体温升高,最高体温达 40.4 ℃,伴畏寒,无寒战,伴恶心、腹泻,粪球杆菌比例细菌结果:全片细菌多见,球菌为主,杆菌易见,查见孢子;予抽血培养送检,改用泊沙康唑、替加环素、哌拉西林钠他唑巴坦钠抗感染治疗,必要时予酚咖片退热。恶心呕吐、肌酐升高,改用他克莫司抗排异。入院第 16 天体温进行性升高,胸部 CT 未见明显异常,血培养结果示 MRSA(耐甲氧西林金黄色葡萄球菌),此菌为多重耐药菌,予床旁隔离,根据药敏调整抗生素为利奈唑胺联合美罗培南后体温逐渐恢复正常。入院第 17 天查体,患者颜面部水肿,予托拉塞米消肿利尿,血清白蛋白低,予补充人血白蛋白,BNP 357.36 pg/L,予减少液体入量。入院第 18 天,患者主诉恶心,体温最高 40 ℃,腹泻多次,呈绿色稀水样便。24 小时尿量减少为 500 mL。因患者反复高热、腹泻多次,血培养示 MRSA、血 CMV、血 EBV(EB 病毒为疱疹病毒科噬淋巴细胞病毒属)感染、血小板低、血肌酐升高,考虑合并急性肾损伤。停用泊沙康唑,人免疫球蛋白增强免疫力,黄连素、铬酸梭菌治疗腹泻,血小板低予口服海曲泊帕及输注血小板,尿少予呋塞米利尿。入院第 19 天,患者体温恢复正常,血肌酐升高至 238 μg/L,24 小时尿量减少至 150 mL,血钠 130 mmol/L,血钙 1.93 mmol/L,白蛋白 26 g/L,停用他克莫司、替加环素,结合 EBV 分选结果,予利妥昔单抗抗病毒治疗,肾内科会诊,考虑急性肾衰竭,肾实质性损伤。予输注白蛋白、呋塞米+托拉塞米利尿,球蛋白增强免疫力。低钠、低钙予补充浓氯化钠及葡萄糖酸钙。停用哌拉西林钠他唑巴坦钠改头孢哌酮钠舒巴坦钠抗感染,肌酐升高,予床旁 CRRT(连续性肾脏替代)治疗 8 小时,脱水 2 kg。入院第 25 天,患者主诉困倦,意识清楚,对答正确,指脉血氧饱和度 70%,听诊双肺湿啰音。血气分析:二氧化碳分压 16.6 mmHg,pH 7.449,氧分压 65 mmHg,BNP 1 629.24 pg/L,血钾 2.9 mmol/L,床边胸片示双肺渗出,卧位心影稍大,两侧少量胸腔积液、肺水肿、肺炎可能,心功能不全Ⅲ级,予无创辅助高流量吸氧,氧流量 35 L/min,氧浓度 75%,血氧饱和度维持在 95% 以上,24 小时持续心电监护。床旁血透脱水,托拉塞米+呋塞米利尿,低钾予静脉及口服补钾,控制总入量,余治疗同前。入院后 26 天,患者主诉上腹痛,查体患者腹部压痛,复查 CT 示胰周渗出,血淀粉酶和脂肪酶升高,考虑急性胰腺炎,予禁食水,PPI(质子泵抑制剂)抑酸,奥曲肽、加贝酯抑胰酶分泌,加用泊沙康唑预防真菌感染,留置鼻空肠管给予鼻饲饮食。入院后 28 天患者血小板(8× 10^9/L)和血红蛋白(71 g/L)低,予申请输注血小板、冰冻血浆、悬浮红细胞。复查血淀粉酶、脂肪酶指标较前明显降低,患者腹痛症状明显好转,无压痛。入院后 32 天,患者血氧饱和度较前明显好转,改用鼻导管吸氧。入院后 35 天患者生命体征平稳,予停心电监护。入院后 38 天,患者近日体温正常,停用头孢哌酮钠舒巴坦钠,拔除鼻空肠管,口服肠内营养液、静滴氨基酸增强营养。胸部 CT 示肺部炎症、水肿较前明显好转,血氧饱和度正常,停吸氧。凝血功能异常、血小板低,予输注冰冻血浆预防出血。入院后 41 天,患者意识清楚,生命体征平稳,水肿减轻,体温正常,CT 示肺部炎症较前吸收,血常规恢复正常,病毒转阴,肌酐、BNP 指标较前明显下降,尿量恢复正常,暂停床旁透析,未吸氧时血氧饱和度可达 95% 以上,无胸闷、腹痛等不适,拟出院。

◎ 护理体会

1. 观察及识别潜在并发症 严密监测患者意识、血压、心率、呼吸等生命体征,监测血气分析,自主呼吸频率、幅度、节律。24 小时持续心电监护,每小时测心率、呼吸、血氧饱和度 1 次。24 小时准确记录出入量。监测体温 4 次/日,体温大于 38 ℃给予冰袋物理降温,超过 38.5 ℃予酚咖片口服退热,抽血培养送检予广谱抗生素抗感染,待药敏试验结果出具后及时调整抗生素。退热后密切观察意识、血压及尿量变化,警惕感染性休克。患者住院期间出现低氧血症,予无创辅助高流量加温加湿给氧,流量 35 L/min,氧浓度 75%,血氧饱和度达 95%以上,给予患者半卧位,灭菌注射用水每 8 小时更换 1 次保证湿化,密切观察患者血氧饱和度及缺氧情况,及时调整氧流量、氧浓度,同时注意检查氧气管道有无脱落、扭曲。如有报警迅速查明原因,给予及时处理。

2. 出血性膀胱炎的护理 患者住院期间出现严重的出血性膀胱炎,尿频、尿急伴有肉眼血尿,根据病情入院后安排患者入住洁净病房,治疗护理工作时严格遵循接触隔离原则,预防交叉感染及二重感染。使用长海痛尺评估患者疼痛程度,遵医嘱合理选择相应止痛药物。遵医嘱给予水化碱化,24 小时匀速输入,避免液体量日、夜相差悬殊,观察患者每日尿液性质和颜色,测量尿液 pH 3 次/日,维持尿 pH 在 7~8,鼓励患者勤排尿,促进血块排出,保证尿量大于 200 mL/h,必要时遵医嘱给予利尿剂,记录 24 小时出入量,每日监测腹围、体重、血压等,保证患者出入量平衡。后期留置尿管予持生理盐水续膀胱冲洗,冲洗速度根据患者膀胱出血量而定,引流液呈淡红色时,以 50 滴/分为宜,避免冲洗量过多或压力过大引起膀胱损伤部位穿孔,引流液呈深红色时,速度可略快,及时充分稀释出血,直到尿色变淡成清,减慢速度。留置尿管期间加强会阴护理 2 次/日,用 0.5%聚维酮碘消毒尿道口、尿管、更换尿袋,预防尿路感染的发生。

3. 心功能不全的护理 患者住院期间出现心功能不全Ⅲ级,嘱患者严格限制一般的体力劳动,床上解大小便。每日监测心功能指标、遵医嘱予有效给氧,避免情绪激动、保持大便通畅,使用输液泵控制补液速度 30~40 滴/分。

4. 急性肾衰竭的护理 患者出现颜面部水肿,体重增加,严格控制饮水及液体入量,予呋塞米+托拉塞米利尿,准确记录出入量,每日监测生化结果。床边血液透析,透析过程中密切观察体外循环是否通畅,观察有无引血不畅,及时处理机器运转故障。密切观察生命体征及病情变化,每小时监测血压、脉搏、呼吸,注意患者意识变化,有无恶心、呕吐、头痛等症状。留置血透导管期间观察透析置管处有无渗血渗液,严格消毒置管处皮肤和外露导管口,防止血栓形成及感染发生。

5. 急性胰腺炎的护理 遵医嘱禁食水,微泵注入奥曲肽制剂抑制胰酶分泌、观察患者腹痛的部位及性质,有无腹胀等。患者入院后体重下降,白蛋白低,心功能不全及急性肾衰竭需控制液体入量,经消化科及营养科会诊后置入鼻空肠管给予鼻饲低脂营养素。输注中严格控制输注速度、检测温度、合理配制营养液浓度,观察大便情况,监测体重及评估营养情况。每次输注营养液前先确定营养管是否在空肠内,输注营养液时应采取半坐卧位,将床头抬高 30°~40°,输毕保持原体位半小时,防止反流、误吸。

6. 用药护理

(1)遵医嘱联合使用膦甲酸钠、美罗培南、利奈唑胺、泊沙康唑等抗生素。由于美罗培南和利奈唑胺在血液透析时可被清除,因此在使用注射用美罗培南和利奈唑胺时,兼顾每日用药周期和总剂量的同时,尽可能安排于非 CRRT 治疗期间使用,各类抗生素现配现用,护理人员密切观察药物疗效。

（2）免疫抑制剂。主要用于器官移植抗排斥反应、抑制炎症反应、调节免疫功能。主要不良反应有胃肠道不适，如恶心、呕吐、腹泻等；肝肾功能损害；神经系统损伤，如头晕、头痛、嗜睡等。根据患者体质，他克莫司胶囊初始给药剂量为每次 1 mg，每 12 小时 1 次；同时予吗替麦考酚酯分散片每次 500 mg，每 12 小时 1 次。护理人员严格遵医嘱按时、准确给予免疫抑制剂，每天监测患者肝肾功能和他克莫司胶囊血清药物谷浓度，根据结果调整用药剂量。

7. **心理护理**　患者正值青年，病情逐渐加重，生活不能自理，治疗阶段产生紧张、焦虑、恐惧等不良情绪。医护人员应主动关心、安慰，正确评估患者各种复杂心理状态，给予正确引导，帮助患者认识疾病，消除顾虑，告知其病情能够得以控制。嘱患者家属多与患者交流和沟通，使之树立战胜疾病的坚定信念。

知识链接

1. **急性髓细胞白血病**　是髓系造血干细胞恶性疾病。以骨髓与外周血中原始和幼稚髓性细胞异常增生为主要特征，临床表现为贫血、出血、感染和发热、脏器浸润、代谢异常等，多数病例病情急重，预后较差，如不及时治疗可危及生命。

2. **异基因造血干细胞移植术**　属于造血干细胞移植的一种，是通过对患者进行全身照射、化疗和免疫抑制处理后，将正常的异基因供者的造血干细胞输入患者体内，使之重建正常的造血和免疫功能的过程。

3. **移植术后常见并发症**　预处理毒性：常见于胃肠道反应和病变，如恶心、呕吐、黏膜炎，甚至急性肝肾衰竭；感染：造血干细胞移植后造血重建前的骨髓抑制期，易发生严重感染，包括细菌感染如肺炎；病毒感染如 EB 病毒；真菌感染如曲霉。移植物抗宿主病：包括急性和慢性，主要累及皮肤、消化道和肝脏。表现为皮肤斑丘疹、厌食呕吐、腹痛腹泻及肝功能异常等不适症状。

4. **多器官功能衰竭**　也称多脏器衰竭，是在严重感染、创伤、大手术等后，同时或顺序地发生两个或两个以上的器官功能衰竭的临床综合征。多系统器官功能衰竭是 ICU 中死亡的常见并发症。

5. **巨细胞病毒感染的观察**　密切观察病情，CMV 抗原阳性、低热、干咳的患者，应特别注意病情的变化，患者的临床表现往往与体征不相符，在胸片未有明显征象时，已表现出明显的缺氧症状，与普通的肺部感染有很大的差异。护理人员应特别注意患者的呼吸频率、口唇颜色、甲床、指端颜色，如发现患者进食、交谈、如厕后气促或不能平卧，应引起高度重视，及早报告医生，早期行血氧饱和度监测和血气分析，为及时诊断治疗赢得时间，如患者有明显的气促表现、胸片示毛玻璃状，则多可明确诊断，应早期氧疗，改善呼吸情况。

主编述评

本案例行造血干细胞移植术后因免疫功能低下出现了严重的病毒感染、肺部感染、血流感染及胰腺炎且合并心功能不全、肾衰竭、血小板减少，病情危重，控制感染及改善心脏、肾脏功能是该患者救治成功的关键措施，护士必须要学会评估风险、早期做好相关预防、发生感染后采取相应措施，预防交叉感染，配合医生做好急救,尽可能地减少患者痛苦,挽救生命。

（彭艳妮）

参考文献

［1］邓红梅.连续血液净化治疗儿童脓毒血症合并多器官功能障碍的护理体会［J］.首都食品与医药,2015(14):102 - 103.

［2］林桂兰.重症急性胰腺炎合并多器官功能障碍患者的病情观察与护理体会［J］.中国实用医药,2013,8(30):223 - 224.

［3］徐海燕,顾明忠,祁芳芳.连续肾脏替代疗法在治疗多发伤合并多器官功能障碍综合征的护理体会［J］.实用临床医药杂志,2017,21(12):167 - 168.

［4］包丽媛,易冬梅,任少楠,等.急性肾功能衰竭合并多器官功能障碍综合征的护理［J］.解放军护理杂志,2010,27(8B):1258 - 1259.

［5］韩颖.一例急性重症心肌炎合并多器官功能障碍综合征患者的护理［J］.天津护理,2020,28(2):234 - 235.

［6］周晶,宋燕波,姜亚娟,等.1例原位肝移植术后并发急性肾损伤患者的护理［J］.护理实践与研究,2020,17(9):155 - 156.

［7］周雁荣,陈莹莹.肺移植患者急性肾损伤的术后监护［J］.护理学杂志,2017,32(14):13 - 14.

·······　病例 45　·······

急性淋巴细胞白血病行造血干细胞移植术后并发皮肤毛霉感染

◎ 病史资料

患者,男性,20 岁,因确诊急性淋巴细胞白血病化疗 4 年缓解稳定,后 5 年间不定期随访。2021 年,患者感双下肢乏力,行腰椎穿刺术、骨髓穿刺术明确为白血病中枢浸润,多次予腰椎穿刺鞘内注射治疗和 MA(米托蒽醌＋阿糖胞苷)、VDLP(长春新碱、柔红霉素、门冬酰胺酶、甲泼尼龙注射剂)等多种方案化疗,效果欠佳,复发伴中枢浸润,为进一步治疗考虑行造血干细胞移植手术,与其母亲 HLA(人类白细胞抗原)配型 5/10,拟行单倍体造血干细胞移植术入住层流病房。查体见库欣综合征外形,满月脸、面色暗红、皮肤菲薄,清晰可见皮下毛细血管,胸腹部及双侧腰背部可见大量褐色皮纹,全身皮肤黏膜无皮疹、皮下出血,一般情况可,大小便正常,生活基本能自理。

◎ 入院诊断

①急性淋巴细胞白血病复发;②白血病中枢浸润。

◎ 救治过程

患者入院后予改良 BU/CY＋ATG(白消安注射液＋环磷酰胺＋阿糖胞苷＋兔抗人胸腺细胞免疫球蛋白)预处理结束,予其母骨髓＋外周血干细胞输注,过程顺利。回输细胞当天定为移植 0 天(第二天开始为＋1 天,以此类推计算术后天数),术后血象恢复缓慢,移植后 20 天查体可见左侧耳垂部一直径 1 cm 红色点状破溃,无痛感,有瘙痒感,予莫匹罗星抗感染治疗效果不佳,创面逐渐扩大;骨髓造血功能未恢复正常,为行挽救性治疗,再次行脐带血移植术。移植后 27 天,血象仍未恢复,左侧耳垂全部变为紫红色,表皮发亮。皮肤科会诊示:深部真菌(毛霉)感染,予泊沙康唑 5 mL 口服,每日 3 次。移植后 34 天左侧耳垂表面出现黑痂,破溃面积扩大至外耳道及耳甲腔,直径约 2 cm,有血水及黄色分泌物流出。予两性霉素 B 脂质体 25 mg＋5％葡萄糖 50 mL 微泵,伤口处予两性霉素 B 脂质体纱布湿敷 30 分钟,每日 2 次;5％碳酸氢钠注射液纱布湿敷 15 分钟,每日 3 次。移植后 58 天黑痂及溃烂面积进一步扩大至左侧脸颊及 1/2 耳郭,最大直径约 4 cm,局部表皮脱落,露出鲜红色创面。移植后 64 天骨髓造血功能仍未恢复,血象示:白细胞 0.3×10^9/L,血红蛋白 45 g/L,血小板 2×10^9/L,白蛋白 30 g/L。溃烂面积未再扩大,脸颊部黑痂脱落,创面生长出嫩红色皮肤。耳郭及外耳道黑痂未脱落,但分泌物明显减少。予重组人碱性成纤维细胞生长因子(扶济复)3.5 万单位＋0.9％生理盐水 5 mL,局部喷于破溃创面,每日 3 次。移植后 70 天大部分创面已愈合,外耳郭仍有少量黑痂未脱落。患者家属要求出院至当地医院治疗(图 45-1~图 45-6)。

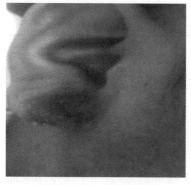

图 45-1 移植后 20 天

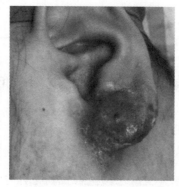

图 45-2 移植后 27 天

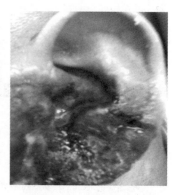

图 45-3 移植后 34 天

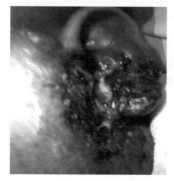

图 45-4 移植后 58 天

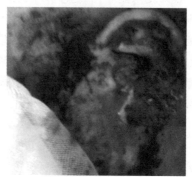

图 45-5 移植后 64 天

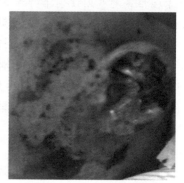

图 45-6 移植后 70 天

护理体会

1. 分析发生毛霉感染的原因 毛霉是血液系统疾病常见的侵袭性丝状真菌感染的第二大病原菌。好发于免疫抑制人群,有起病急、进展快、临床表现不典型、培养阳性率低等特点。

(1) 该患者因造血干细胞移植后 20 天血象仍未恢复,而粒细胞缺乏>14 天则为侵袭性真菌感染的危险因素。

(2) 在粒细胞缺乏期间预防性或治疗性使用广谱抗生素,增加了真菌感染的风险。

(3) 毛霉广泛存在于自然环境中,主要存在于土壤和腐败植物中,生长迅速,可释放大量随空气播散的孢子。机体免疫力低下时,可因吸入或破损部位接触而导致相应部位感染。该患者最初感染部位为左侧耳垂,不排除患者皮肤微小破损未及时发现,而造成了毛霉孢子的定植感染。临床护士在平时的护理过程中应仔细查体,及时处理皮肤破损。对于血象未恢复的患者各项护理操作均应动作轻柔,协助患者生活护理,保护患者皮肤的完整性。

2. 观察感染进展,采用针对性措施 感染是造血干细胞移植期间常见的并发症之一。临床护士在护理该患者的过程中应注意观察感染发生的时间,动态评估感染部位、水疱大小、创面面积、颜色及有无瘙痒或疼痛、分泌物的性状等,必要时留取微生物标本送检。根据患者实际情况采取有效规范的治疗手段,可以有效控制感染进展。

(1) 莫匹罗星抗感染:最初患者左侧耳垂出现直径 1 cm 红色点状破溃,予莫匹罗星软膏外用。因莫匹罗星对需氧革兰阳性球菌有很强的抗菌活性,对绿脓假单胞菌、厌氧菌和真菌无抑制作用,导致初期的抗感染效果不佳,创面扩大,皮损进行性发展为紫红色,表皮发亮。

(2)泊沙康唑抗真菌:经皮肤科会诊确定为毛霉感染后立即给予泊沙康唑 5 mL 口服,每日 3 次。泊沙康唑是广谱抗真菌药物,相对于传统抗真菌药物具有更高的安全性和有效性,常用于恶性血液疾病或器官移植等免疫力低下患者预防或治疗真菌感染。该患者在服用泊沙康唑 1 周后感染仍未得到控制,皮肤感染发展为扩展性糜烂、溃疡、黑痂,这是常见的皮肤毛霉感染临床表现。

(3)两性霉素 B 脂质体联合泊沙康唑抗毛霉感染:国内外多数研究证实两性霉素 B 及其脂质体为治疗毛霉的有效药物,但两性霉素 B 的毒副作用较多,很多患者不能长期耐受。该患者在单纯使用泊沙康唑抗毛霉效果不明显后改为两性霉素 B 脂质体联合泊沙康唑治疗。即泊沙康唑 5 mL 口服,每日 3 次,同时予两性霉素 B 脂质体微量泵静脉泵入,表皮破损处予两性霉素 B 脂质体纱布湿敷 30 分钟,每日 2 次。静脉微量泵泵入药物是一种全身给药方式,可以有效阻滞毛霉向其他器官、脏器发展,但耳垂处多为毛细血管,静脉给药不能快速到达,两性霉素 B 脂质体湿纱布外敷破溃坏死部位,可以直接作用于创面的毛霉。全身和局部用药相结合,有效地控制了毛霉的发展。最终溃烂面积未再扩大,脸颊部黑痂脱落,创面生长出嫩红色皮肤。

3. **保护创面促进愈合**　在无菌操作下清理患者耳郭及脸颊处的坏死组织和分泌物,每日 1 次,清理过程中注意避免撕扯创面表皮造成二次伤害。同时碱性环境可抑制毛霉生长,予 5%碳酸氢钠注射液纱布湿敷 15 分钟,每日 3 次,用于控制或延缓表面毛霉感染的发展。重组人碱性成纤维细胞生长因子具有直接刺激成纤维细胞及细胞外基质的蛋白质合成,形成胶原纤维以及诱导内皮细胞的迁移,促进毛细血管的增生,改善局部微循环和组织的营养状况的作用。将重组人碱性成纤维细胞生长因子 3.5 万单位加入 5 mL 生理盐水中,用喷壶喷于破溃的创面,每日 3 天,有利于促进创面愈合。

4. **营养支持**　该患者在造血干细胞移植前给予了大剂量化疗及后期使用抗生素、两性霉素 B 脂质体等,导致味蕾细胞及胃肠功能受到严重影响,出现食欲欠佳、体重、血色素、白蛋白等指标明显下降。因患者免疫功能未恢复,需保证肠道菌群正常,食物亦需高温消毒,常规消毒方法微波炉高温加热 5 分钟。饮食要新鲜、清淡、易消化,如瘦肉、鱼虾、豆腐、鸡蛋、各类绿叶蔬菜等,避免粗糙和刺激性食物。注意少量多餐,以免引起恶心、呕吐等胃部不适症状。同时为保护脸颊部创面尽量减少咀嚼动作,嘱患者小口进食,多食流质或半流质食物。根据血液生化指标静脉补充各种电解质,维持体内水电解质平衡,遵医嘱输注人血白蛋白、葡萄糖溶液等做好静脉营养,静脉滴注人免疫球蛋白提高患者免疫力。

5. **心理护理**　该患者为急性淋巴细胞白血病缓解后复发且伴有中枢浸润,本次移植进层流病房后心理压力较大。干细胞回输后造血功能未及时恢复,病情迁延,又发生颜面部毛霉感染等一系列原因使患者产生抑郁低落情绪。护士需根据患者面临的不同情况帮助其建立战胜病魔的信心。

(1)患者进层流病房初期需尽快适应病房环境,护士要向患者详细讲解移植的主要过程、进入层流病房后的生活环境、饮食、用物及全环境保护原则。说明移植各个阶段可能出现的或已经出现的问题,以及预防措施和应对方法,如恶心、呕吐、便秘、口腔溃疡等,让患者做好充足的心理准备,积极配合治疗,缓解患者的惊慌恐惧等不良情绪。同时做好家属宣教,指导家属通过视频对讲探视或手机视频与患者对话,家属的大力支持可以有效缓解患者心理压力。

(2)干细胞回输后至造血功能恢复前,患者的免疫系统受到抑制,血象恢复缓慢,出现感染或其他严重并发症时,护士可在患者精神状态允许的情况下,鼓励患者看电视、听音乐等方式转移注意力,使患者从孤独抑郁等情绪中分散。

(3)发生毛霉感染时还应宣教毛霉的相关专业知识,使患者正视毛霉感染,积极配合相关治疗。鼓励患者说出自己的感受、想法,针对患者困惑给予解释、安慰等心理疏导,还可向患者介绍与其病情类似的移植成功案例,为患者树立信心。

◎ 知识链接

1. 造血干细胞移植分类

(1)根据细胞来源:①骨髓移植;②外周血干细胞移植;③脐带血干细胞移植。

(2)根据造血干细胞供者

1)自体造血干细胞移植。

2)异基因造血干细胞移植:①同胞供体造血干细胞移植;②无关供体造血干细胞移植;③单倍体造血干细移植。

2. 造血干细胞移植并发症

(1)感染。

(2)移植物抗宿主病。

(3)出血性膀胱炎。

(4)间质性肺炎。

(5)肝静脉闭塞。

(6)出血。

(7)植入不良。

3. 毛霉感染　毛霉(mucor)又叫黑霉、长毛霉。毛霉是接合菌亚门接合菌纲毛霉目毛霉科真菌中的一个大属。以孢囊孢子和接合孢子繁殖。毛霉在土壤、粪便、禾草及空气等环境中存在。在高温、高湿度及通风不良的条件下生长良好。

感染者通常伴有血液病、糖尿病、肾功能不全、实质性肿瘤或接受了器官移植等免疫力低下的基础疾病。毛霉感染首先发生在鼻和耳部,毛霉通过鼻腔和呼吸道进入,可侵入上颌窦和眼眶,引起坏死性炎症和肉芽肿;也可经血流侵入脑部,引起脑膜炎;还可扩散至肺、胃肠道等。本病发病急,病情进展快,诊断困难,死亡率高。

主编述评

毛霉感染是一种少见的机会性感染,好发于免疫抑制人群,起病急,进展快,临床表现不典型,早期诊断困难,病死率高,一旦发生,若未能及时发现和进行有效处置,将危及患者生命。本案例在患者免疫系统功能低下的情况下控制毛霉感染向深部组织发展,抑制创面扩大取得了成功。在本案例中护士的病情观察和对症处理是该患者能控制感染的关键因素。对于造血干细胞移植患者的侵袭性真菌感染,护士必须要学会评估风险、早期做好相关预防、发生感染后采取相应措施,尽可能地减少患者痛苦,挽救生命。

（罗艳蓉　陈怡潞）

参考文献

[1] 吴挺,周华,顾海艇,等.肺毛霉菌病25例临床高危因素特征及预后分析[J].中华医学杂志,2018,98(32):2579 - 2582.

[2] 张书芹,温红霞,于海涛,等.血液病合并毛霉菌感染患者的临床特征及预后分析[J].中国实验血液学杂志,2021,29(4):1340 - 1345.

[3] 刘加,梁官钊,杨佳,等.少根根霉引起皮肤型毛霉病12例临床分析[J].中国真菌学杂志,2019,14(1):20 - 23.

[4] 曹江,江学维,章成,等.泊沙康唑抗侵袭性真菌感染文献计量分析[J].中华医院感染学杂志,2017,27(24):5537 - 5540.

[5] 高陆,彭志元,冯永怀,等.泊沙康唑联合两性霉素B脂质体治疗鼻-眼-脑型毛霉菌病1例并文献复习[J].中国感染控制杂志,2021,20(7):663 - 667.

[6] 马蕾,钟沂芮,刘林,等.造血干细胞移植后侵袭性真菌病临床特点及危险因素分析[J].第三军医大学学报,2020,42(17):1735 - 1741.

······ ▌ **病例 46** ▌ ······

非霍奇金淋巴瘤并发气道梗阻

病史资料

患者,女性,53岁,因无明显诱因出现左颈部隆起,伴有疼痛,来院检查颈部 CT 示:左颈部巨大占位,伴上呼吸道受压狭窄,颈部淋巴结肿大,见左颈部、颌下、左侧口腔底部、左锁骨上区巨大软组织团块及多发肿大淋巴结,最大横截面面积约 12 cm×8cm。左颈部肿块活检病理示:横纹肌组织间见弥漫淋巴样细胞浸润,考虑弥漫性大 B 细胞瘤,non-GCB 型。为行进一步治疗,门诊拟"非霍奇金淋巴瘤"收治我科,无既往病史。

入院诊断

①非霍奇金淋巴瘤;②气道梗阻。

救治过程

患者收入我科监护室后,生命体征平稳,经皮 SpO_2 100%,完善各项检查,气管镜检查确认气道受压情况,发现患者左颈部巨大肿块外观 12 cm×8cm,予以外观标记,气管偏右移位明显,呼吸加快,遵医嘱予以密切监测患者生命体征,进食流质,补液维持,床旁备好气管插管、气管切开所需急救物品。

入室第 3 天,患者夜间突发躁动、无法平卧,主诉呼吸困难,呈现痛苦面容,经皮 SpO_2 最低下降至 89%,听诊可闻及哮鸣音,监护室立即开展床旁急救措施,予行鼻插管经呼吸机辅助通气,呼吸机氧浓度提升至 100%,置管后床旁胸片示两肺慢性炎症,右下肺节段性肺不张,少量胸腔积液,予抗生素、激素、化痰、镇痛镇静等对症治疗。经床旁紧急处理后,患者呼吸机氧浓度下调至 40%,经皮 SpO_2 恢复至 100%,呼吸 20~25 次/分。

入室 4~6 天,留置鼻肠管,予肠内营养支持治疗。经血液科会诊,予利妥昔单抗、环磷酰胺、长春地辛、多柔比星药物联合化疗,立必妥、甲氧氯普胺止吐治疗。患者仍予呼吸机辅助通气治疗中,充分清理呼吸道分泌物后 SpO_2 维持在 98%~100%,呼吸 16~22 次/分。左颈部肿块经化疗和支持治疗后,超声和床旁体检均提示肿块较前有所缩小。

入室第 7~14 天,予经鼻气管插管间断脱离呼吸机,配合高流量湿化治疗仪辅助通气,并实施了从床上活动至床边静坐的早期康复锻炼。

入室第 15~23 天,患者经纤维支气管镜检查提示声门水肿,经过五官科会诊确定拔除气管导管困难,通过使用糖皮质激素治疗 3 天后,患者可以自行吞咽口水。在此期间,经血液科会诊完成相同药物的 2 天化疗。随后复查 CT 提示左颈部肿块较前明显缩小至原来的 1/2,X 线胸片显示肺部炎症也较前所吸收缓解,气管镜检查声门水肿较前减轻明显。

入室第 24 天,患者生命体征平稳、脱机试验成功,顺利拔除鼻插管,拔除后无呼吸困难等气道受压情况,仅需要间断鼻导管氧气吸入,经皮 SpO_2 可以维持在 98%~100%。

期间密切观察有无再次梗阻的情况，患者呼吸频率、经皮血氧饱和度和血气分析结果情况。

入室第 26 天，复查各项指标，显示病情稳定，转内科病房继续治疗。

◎ 护理体会

1. **维持有效通气**　因建立人工气道会破坏呼吸道正常的屏障功能，特别是在鼻插管时，管径较细，吸引困难，采取有效准确的护理措施显得十分重要。置入鼻插管后，密切观察鼻腔有无出血，减少头部活动，妥善固定，减少导管对鼻腔黏膜的摩擦损伤，每日用石蜡油润滑鼻腔 2～3 次。每班观察导管深度，监测气囊压力，观察患者的呼吸型态、频率及经皮血氧饱和度。观察和记录左颈部肿块的质地和淤紫情况，每班测量肿块的大小。患者因颈部肿胀口水难以自行下咽，鼓励患者进行吞咽功能的锻炼，及时擦净唾液以保持肿胀部位皮肤干燥。床旁备气管插管用物和气管切开包，以便行紧急床旁气管切开术，达到迅速开放气道的目的。置管期间，用纱带固定，在鼻腔外侧垫放减压敷料，减少插管滑脱和机械性压力性损伤的可能，用胶布做好标记，按需吸痰，加强口腔护理，后期进行呼吸机脱机锻炼时，因活动和下床锻炼次数的增加，更需要护士做好充分的准备，与呼吸治疗师和医生随时沟通协作，共同维护和保障患者安全。

2. **预防肺部并发症**　长期机械通气的患者，ICU 呼吸机相关性肺炎（VAP）的发生率高达 37%，有效的护理措施可以降低 VAP 的发生率。为避免患者出现胃液反流误吸的现象，将患者床头抬高 30°～45°，维持气囊压力在 25～30 cmH_2O，及时清理呼吸道分泌物，并观察痰液的色、质、量。保持呼吸机管路密闭，及时倾倒冷凝水。已经证实口腔护理是减少 VAP 发生的重要措施之一，每 6～8 小时使用 0.2% 洗必泰溶液擦洗或含漱可以达到很好抑菌的效果。通过给患者使用抑酸药物、胃黏膜保护剂可避免或减少消化性溃疡的发生；通过超声、胸片和气管镜检查来及时评估患者的相关情况，及时拔除鼻插管也都是预防 VAP 发生的集束化管理措施。

3. **早期康复锻炼**　长期卧床制动会导致 ICU 获得性衰弱、循环系统功能障碍、机体代谢和精神异常等严重的并发症。早期开展安全有效的康复活动对于机械通气患者是必不可少的。研究表明，早期离床活动对患者是安全可行的，能缩短机械通气时间和有效预防 VAP、深静脉血栓、肌肉萎缩等并发症，促进呼吸及运动功能的恢复。推荐使用四级康复训练方式进行早期康复锻炼，需要由医生、护士、呼吸治疗师等多学科团队的沟通协作来共同完成患者的早期离床活动。该患者意识清醒后依从性较高，最开始由康复师和护士先指导患者在床上进行肢体被动和主动锻炼 15～30 分钟，每天 2 次，1 周后除上述锻炼外再增加每天 2 次协助患者在床边端坐，每次半小时。患者耐受床边端坐 2 天后，进行床旁椅子静坐半小时的训练。最终患者以鼻插管接鼻导管吸氧的方式完成每天 30 分钟下床走动，下床时由医生、护士、呼吸治疗师各一位共同协助完成。患者使用下床活动车在病区内行走，护士将各引流管妥善固定在下床活动车两侧的挂扣上，将血氧监测仪放置在下床活动车前方的置物架内。下床过程中，呼吸治疗师负责观察患者的呼吸和经皮血氧饱和度的情况，护士负责各引流管及鼻插管的安全固定，医生发出协作指令。通过及时开展康复锻炼，家属及医护人员不断给予鼓励，患者心理上也从焦虑逐渐变得自信乐观。随着疾病得到控制，加上患者自身的努力，2 周后患者各方面指标趋于稳定，在鼻插管置入 3 周后成功拔管。血流动力学也趋于稳定。患者的肌力也从开始的 1 级恢复到 4 级。患者的体重在监护室治疗期间未发生明显变化，未出现肌萎缩情况。

4. 化疗护理 化疗前对患者做好充分的宣教与心理护理，告知化疗的注意事项与可能发生的不良反应，取得患者的配合，使其树立战胜疾病的信心。化疗过程中做好静脉通路的维护，患者主要通过右颈内静脉置管进行化疗药物输注，化疗时若发现异常要及时处理，同时密切注意药物不良反应的观察。感染是化疗过程中最常见的发热原因，化疗药物的骨髓抑制作用，使化疗过程中感染的发生率较高，应严格做好消毒隔离，监测体温变化，若体温>38.5℃，应遵医嘱留取血培养标本并根据药敏结果选择合适的抗生素。

骨髓抑制是化疗中常见的药物反应，应定期查血常规，监测白细胞、血红蛋白、血小板、中性粒细胞的变化；白细胞低于 $1×10^9$/L 时应采取保护性隔离的措施；血红蛋白<60 g/L 时需遵医嘱输注红细胞悬液；血小板<$100×10^9$/L 可给予重组白细胞介素或血小板生成素治疗，血小板<$20×10^9$/L 时需观察全身皮肤黏膜有无出血、瘀斑，减少活动，卧床休息，观察意识瞳孔，防止皮下、内脏及脑出血的发生，尽量减少有创操作。消化道反应以食欲减退、恶心、呕吐为主要表现，可在化疗开始前 15～30 分钟给予止吐药物，并观察疗效。该患者化疗期间未出现恶心、呕吐等胃肠道系统不良反应。化疗前白细胞 $14.71×10^9$/L，血红蛋白 134 g/L，血小板 $257×10^9$/L，中性粒细胞 $13×10^9$/L，化疗后患者白细胞最低降至 $3.27×10^9$/L，血红蛋白 115 g/L，血小板降至 $97×10^9$/L，中性粒细胞 $2.8×10^9$/L，予重组人粒细胞刺激因子（瑞白）、重组人粒细胞刺激因子（欣粒生）皮下注射，2 天后患者白细胞、血小板、中性粒细胞逐步恢复正常。经过一段时间的治疗，入室 24 天床旁超声示左侧颌下、左侧颈部血管旁见数枚低回声团块，最大 53 mm×24 mm，边界清，较前明显缩小，咽喉镜见咽喉部无梗阻，气管镜检查见声门水肿较前好转。

5. 人文关怀护理 ICU 病房环境相对封闭，无法陪护，患者易出现焦虑、恐惧等不良情绪，鼻插管的置入增加了生理上的不适、语言交流受到限制等，患者更易出现躁动、恐惧或抑郁的情绪，甚至出现血压升高、呼吸加快，致使病情恶化，因此心理护理尤为重要，为患者提供写字板、需求指示卡与之进行有效沟通帮助医护了解了患者的需求。针对患者的心理状况，给予相应的人文关怀干预措施。进行各项操作时，做好解释工作，注意保护患者隐私，在不违背治疗护理原则的前提下，尽量满足患者的要求。并鼓励患者家属，适当增加探望时间，当患者无法或不愿表达其需求和想法时，由家属代为表达，及时实施心理干预。

知识链接

1. **非霍奇金淋巴瘤的相关概念** 淋巴瘤是起源于淋巴结或其他淋巴组织的恶性肿瘤。淋巴瘤通常以实体瘤的形式生长于淋巴组织丰富的组织器官中。组织病理学上将淋巴瘤分为霍奇金淋巴瘤（HL）和非霍奇金淋巴瘤（NHL）两大类。有调查显示，NHL 占每年新发肿瘤的 4%，占所有恶性淋巴瘤的 90%。

2. **非霍奇金淋巴瘤的临床表现** 无痛性进行性的淋巴结肿大或局部肿块是淋巴瘤共同的临床表现。NHL 同时还具有以下特征：①全身性。可发生在身体任何部位，其中淋巴结、扁桃体、脾及骨髓等部位最易受到累及的部位。②多样性。组织器官不同，受压迫或浸润的范围和程度不同，引起的症状也不同。③随年龄的增长而发病增多，男性较女性多，一般发展迅速。④NHL 对各器官的压迫和浸润较 HL 多见，常以高热或各器官、系统症状为主要临床表现:咽淋巴环病变可有吞咽困难、鼻塞、鼻出血及颌下淋巴结肿大。胸部以肺门和纵隔受累最多,半数有肺部浸润或胸腔积液,可致咳嗽、气促、肺不张及上腔静脉压迫综合征等。累及胃肠道以回肠为多,可表现为腹痛、腹胀、腹部包块、常问肠梗阻或大量出血施行手术确诊。腹膜后淋巴结肿大压迫所致的肾脏损害主要为肾肿大、高血压、肾功能不全等。中枢神经系统病变以累及脑膜、脊髓为主。骨骼损害以胸椎、腰椎最常见,表现为骨痛、腰椎或胸椎破坏、脊髓压迫症等。

3. 四级康复训练方式　早期四级康复训练是指根据患者的不同意识状态给予不同训练的康复方案,该方案从患者存在意识障碍到逐渐意识清醒过程出发,结合患者病情及心肺功能,采取联合多部门合作,为患者制订个体化、渐进性的康复训练计划。该方法避免了患者因意识障碍而缺乏肢体运动的不足,鼓励患者力所能及完成相应的运动训练,提高了患者的主观能动性。

(1)第 1 级:处于昏迷状态期间,帮助患者进行肢体关节的被动训练。

(2)第 2 级:意识渐恢复清醒期间,继续给予肢体关节的被动活动,引导其进行各关节的屈伸活动,根据被动活动情况判断其肢体主动活动能力,并协助进行主动的关节运动,动作幅度和活动强度频次逐步提升,按照循序渐进的原则,鼓励患者独立完成,并逐渐过渡至坐立位活动。

(3)第 3 级:逐步康复,脱机期间引导患者对重力举起双臂。脱机前由责任护士观察患者气道情况,分离呼吸机,鼓励患者自行坐于床沿摆动下肢,双脚自然下垂,不能长时间悬空。准备一张桌子靠于床边,指导患者将双肘支撑于桌上,通过上下举动双臂进行锻炼,上举最高处可停 10～20 秒,再复回原位。每天 2 次,每次训练时间不宜超过 2 小时。

(4)第 4 级:在第 3 级基础上,帮助患者进行离床活动,首先鼓励患者离床坐在椅子上,保持双腿自然下垂,协患者做抬腿运动,抬高到患者极限后停 10～20 秒,再缓慢复回原位,每天训练 2 次,根据耐受程度确定训练时长。

4. 肿瘤化疗的护理观察措施　熟练掌握给药方法,密切观察,预防并早期发现毒副反应是肿瘤化疗护理的重要内容。主要措施包括:①首先是耐心解释化疗方案,常见的毒副反应和不适等,使患者有效配合。②选择合适的给药途径和方法。最常见为静脉给药。根据医嘱合理安排给药顺序,掌握正确的给药方法,妥善固定针头,以防滑脱药液外漏。深静脉置管或 PICC 置管患者也应注意管路的日常维护,避免发生相关感染。③减轻化疗毒副反应,促进身心舒适。保持病室整洁,注意个人卫生。遵医嘱选择止吐剂,可以选择倾听舒缓音乐等方式来放松心理压力减少负性情绪。有不适症状如发热等及时给予对症处理和安慰。④加强营养支持,化疗期间鼓励进食。如果患者是吞咽困难或插管状态等情况无法进食,根据医嘱及时建立肠内、肠外营养方式进行补充。及时落实口腔护理,预防感染。严重呕吐腹泻者给予静脉补液,防止脱水和电解质紊乱。⑤预防并发症,按医嘱定时检测和观察血象变化,嘱患者卧床休息,注意瞳孔、意识的变化,皮肤有无瘀斑、齿龈出血等,加强病室空气消毒,对大剂量强化化疗者实施严密的保护性隔离或置于层流室,应协助做好生活护理。化疗过程中,密切观察病情变化,监测心、肝、肾功能,倾听主诉,正确掌握化疗药物的剂量、给药方法,准确记录出入水量,鼓励多饮水,碱化尿液,以避免和减轻化疗所致的毒副作用。

主编述评

　　非霍奇金淋巴瘤颈部淋巴结肿大累及气道患者,通过积极的病因治疗,做好患者的气道管理、经鼻气管插管的护理、药物化疗的观察护理、心理护理和早期康复锻炼等,在患者的积极配合下,其原发病得到控制,原先颈部巨大肿块明显缩小,气道受压缓解,呼吸功能有效恢复,最终顺利拔除鼻插管,完成监护治疗转出 ICU,使患者得以回到病房继续平稳接受后续治疗。该患者治疗护理全过程充分体现了监护室细致、完整、系统的急症处理方法,在患者康复过程中也运用到了多学科团队联动,以患者为中心,及时针对病因治疗,以个性化的康复方案护理加快了患者的恢复,为其后续治疗争取了时间和条件,改善了患者预后。

(徐璟)

参考文献

[1] 任永红.经鼻气管插管患者的护理1例[J].实用临床护理学杂志,2017,2(21):191-198.

[2] 陶钰.预防 RICU 机械通气患者呼吸机相关性肺炎的集束化护理干预[J].实用临床医药造纸,2018,22(06):26-29.

[3] 刘韦,朱奎,张柏东.1例霍奇金淋巴瘤患者应用气道交换导管的护理[J].中国临床护理,2018,10(5):458-460.

[4] 罗月荷,陈莉莉,翟小金,等.不同浓度洗必泰溶液口腔护理在机械通气患者中的应用[J].护理研究与实践,2018,15(7):146-147.

[5] 张慧飒.集束化护理干预对预防 ICU 机械通气患者 VAP 的影响[J].实用临床护理学杂志,2019,11(4):40-42.

[6] Files D C, Liu C, Pereyra A, et al. Therapeutic exercise attenuates neutrophilic lung injury and skeletal muscle wasting [J]. Sci Transl Med, 2015,7(278):278-232.

[7] 李维维,权明桃,吴华炼,等.ICU 患者早期离床活动的护理研究进展[J].护士进修杂志,2020,10(35):892-895.

[8] 曾妃,金小娟.早期活动策略在 ICU 机械通气患者中的应用研究[J].中华急诊医学杂志,2017,26(2):211-213.

[9] 杜兰梦.针对性护理干预在非霍奇金淋巴瘤化疗患者中的应用观察[J].使用中西医结合临床,2019,19(6):165-167.

[10] 喻贵.早期四级康复训练对 ICU 机械通气患者肌力恢复及并发症发生率的影响[J].当代医学,2020,26(30):127-128.

病例 47

肾盂肿瘤合并免疫性血小板减少症突发急性脑梗死

病史资料

患者,男性,68 岁,已婚,尿常规隐血阳性 10 年余。2021 年 1 月 29 日因血压波动至医院查肾及肾上腺 CT 平扫＋增强,提示:左肾中下盏多发结石;左肾中下盏片结灶,占位可能;左侧肾上腺结合部增生可能,患者未重视,5 月 8 日因左肾背部突发疼痛至医院就诊,诊断"左侧输尿管上段及下段小结石致左侧尿路积水",行经尿道输尿管软镜激光碎石术＋左肾泌尿系统 D-J 管植入术,术后偶见肉眼血尿,12 月 25 日前无明显诱因出现肉眼血尿,无尿频、尿急、尿痛,腰痛、发热,血尿为全程性,休息,饮水后略减轻,半月来肉眼血尿间歇出现,时轻时重,曾在医院行中下腹 CT 平扫＋增强检查提示:左肾多发结石,大者大小约 0.8 cm×0.6 cm,左肾盂大小约 1.5 cm×1.2 cm 稍高密度结节,肝左叶肝血管瘤。腹主动脉、双侧髂动脉壁多发点片状钙化。门诊拟"左肾盂肿瘤伴左肾结石"收入院。

入院诊断

①左侧肾盂肿瘤;②左侧肾结石;③特发性血小板减少;④2 型糖尿病;⑤高血压 3 级;⑥阑尾切除术后。

救治过程

患者入院后给予二级护理,糖尿病普食,监测血糖与血压。患者入院血小板计数为 $24×10^9$ L。请血液科会诊给予骨髓穿刺,骨髓中未见异常早期细胞明显成群,粒/单表型未见明显异常。给予地塞米松钠 40 mg＋100 mL 生理盐水静脉滴注每日 1 次,人免疫球蛋白 22.5 g 静脉滴注每日 1 次,重组人血小板生成素注射液皮下注射,密切监测患者血常规及凝血功能,患者于 2022 年 1 月 14 日出现口齿不清,右手精细动作受限情况,头颅 MR 提示:左侧额叶及枕叶、左小脑半球多发新鲜小梗死灶,双侧大脑皮质下及基底节区多发缺血灶,部分软化,双侧筛窦及左侧上颌窦炎。颈动脉 CTA:左侧颈动脉起始段及左侧椎动脉起始部少许软斑,管腔轻度狭窄。请血液科及脑血管内科会诊后给予那曲肝素钙注射液皮下注射＋阿托伐他汀口服,目前患者一般状况可,病情平稳,1 月 20 日予以出院。

护理体会

1. **出血的观察与护理**:患者血小板计数低于正常值,存在出血风险

(1) 皮肤黏膜出血的观察与预防:观察患者皮肤黏膜有无瘀点、瘀斑及颜色、大小和数量,指导患者修剪指甲避免抓伤皮肤。

(2) 口腔与鼻腔出血的预防与护理:协助患者使用醋酸氯己定溶液漱口,预防感染,指导患者进食软食,避免食物引起口腔水疱。出血少量时可以在出血侧的鼻腔填塞干棉球,同

时进行冷敷。而出血量较大时在前者基础上进行止血手术。

（3）消化道出血的观察与预防：观察并记录患者是否出现恶心、呕吐、腹胀，记录排便次数、呕吐物及大便颜色与性状。若患者的苍白面色有所加重，呼吸和脉搏不断加快，并且出现了血压下降的现象，则可能是发生了失血性休克，必要时每半小时对患者进行血压和脉搏的测量，与此同时密切关注患者是否出现了失血性休克征兆，若发现情况则及时通知医生进行抢救。

（4）颅内出血的观察与预防：避免情绪激动，遵医嘱给予缓泻剂及降压药物，增加病房巡视次数，及时掌握患者是否存在头痛、恶心、呕吐、烦躁等症状，一旦发现则立即告知医生并准备好抢救物品。

（5）留取血标本时由穿刺经验丰富的护士执行，提高穿刺成功率，采血标本时避免止血带扎得过紧、过久；静脉输液时，用小号静脉留置针，观察静脉滴注的针孔是否出现渗血与肿胀的现象。测血压时用汞柱式血压计测量，充气时压力不能过高，避免压力过高导致患者皮下出血。

2. 用药的护理

（1）丙种球蛋白：丙种球蛋白在使用时可能出现过敏反应，因此需要降低静脉滴注的速度，密切关注患者是否出现心悸、荨麻疹、恶心、休克、喉头水肿等反应，并及时处理。丙种球蛋白不能与其他药物混合使用，并用 0.9% 的氯化钠注射液在其输入前后对输液管进行冲洗。

（2）应用糖皮质激素可发生高血糖、高血压、电解质紊乱、急性胃黏膜病变等不良反应，静脉滴注地塞米松钠时注意监测血糖、血压、电解质变化，嘱患者进食低糖、低盐饮食。

（3）感染的预防与护理：为预防感染，患者尽量安排住单人病房，拒绝人员探视；每天开窗通风 2 次，紫外线消毒病房室内空气 1 次，每次 40 分钟，用含氯消毒液（500 mg/L）擦拭用物及地板 2 次；嘱患者多休息，避免受凉。

3. 急性脑梗死的护理

（1）心理护理：患者在术前准备期间突发脑梗死，出现口齿不清，右手精细动作受限。为了保证患者安全，不得不推迟原有的诊疗计划，需等待 3～6 个月，再进行肾盂肿瘤的手术治疗。与患者预期的治疗期望相差较大，因而患者出现了悲伤焦虑情绪。护士根据患者的年龄、性格、知识层次制订个体化的康复计划，鼓励患者自我管理，有效地消除了患者的恐惧，树立患者战胜疾病的信心，促进疾病的好转。

（2）加强康复训练：包括肌力、运动平衡能力训练，每天进行适量运动、穴位按压、局部按摩防止压力性损伤，留意痰液颜色和积累情况，避免肺部感染。

◎ 知识链接

1. 免疫性血小板减少性紫癜（immune thrombocytopenic purpura，ITP）　该病的发生与自身免疫反应相关，体内产生针对血小板的抗体，与血小板结合，结合抗体的血小板在网状内皮系统中被破坏，导致血小板的数量减少，从而产生疾病。最常见的表现是皮肤黏膜的出血。

（1）治疗原则

1）$PLT \geqslant 30 \times 10^9/L$、无出血表现且不从事增加出血危险工作（或活动）的成人 ITP 患者发生出血的危险性比较小,可予观察和随访。

2）以下因素增加出血风险：①出血风险随患者年龄增长和患病时间延长而增高；②血小板功能缺陷；③凝血因子缺陷；④未被控制的高血压；⑤外科手术或外伤；⑥感染；⑦服用阿司匹林、非甾体抗炎药、华法林等抗凝药物。

3）若患者有出血症状,无论血小板减少程度如何,都应积极治疗。

（2）紧急治疗：重症ITP患者（$PLT<10^9/L$）发生胃肠道、泌尿生殖道、中枢神经系统或其他部位的活动性出血或需要急诊手术时,应迅速提高血小板计数至$50\times10^9 L$以上。对于病情十分危急,需要立即提升血小板水平的患者应给予随机供者的血小板输注,还可选用静脉输注丙种球蛋白和（或）甲泼尼龙和（或）促血小板生成药物其他治疗措施包括停用抑制血小板功能的药物、控制高血压、局部加压止血、口服避孕药控制月经过多,以及应用纤溶抑制剂（如止血环酸/氨基己酸）等。如上述治疗措施仍不能控制出血,可以考虑使用重组人活化因子。

主编述评

肾盂肿瘤合并特发性血小板减少症发生率非常低,围手术期的护理较为特殊,护士在围手术期既要关注患者出血的发生与预防,又要关注因为升血小板后引起凝血机制改变及肿瘤引起凝血机制亢进,护士必须要学会评估风险、做出预判、采取相应预防措施,一旦发生能够准确处置,是提高救治救治成功率的重要保障。

（孟宪丽）

参考文献

［1］朱丹,钱莉文,祖凌云,等.免疫性血小板减少性紫癜合并急性心肌梗死的临床特征及相关文献复习［J］.中国急救医学,2015,4(35):323-326.

［2］Cindy E. Evidence-based management of immune thrombocytopenia:ASH guideline update［J］. American Society of Hematology, 2018,2018(1):568-575.

［3］谢彩琴,赵锐炜.健康教育在慢性原发性血小板减少性紫癜病人中的应用［J］.中国实用护理杂志,2004,20(10):50-55.

［4］李冬梅.综合护理干预在特发性血小板减少性紫癜中的应用效果［J］.中国实用医药,2019,14(18):178-180.

［5］黄艳辉.针对性护理在丙种球蛋白治疗特发性血小板减少性紫癜中的应用［J］.际护理学杂志,2014,33(8):2052-2053.

［6］李媛,刘萍,陈晓锋.1例特发性血小板减少性紫癜合并中风患者的护理及睡眠护理［J］.世界睡眠医学杂,2020,12(7):2020-2023.

［7］马霞.循证护理理念在特发性血小板减少性紫癜患者护理中的应用［J］.甘肃科技,2017,33(14):140-141.

［8］刘凤林,张太平.中国普通外科围手术期血栓预防与管理指南［J］.中国实用外科杂志,2016,05(2):469-474.

［9］郑薇,律颖,聂红霞.特发性血小板减少性紫癜患者行腹腔镜乙状结肠癌切除术一例的护理［J］.中华结直肠疾病电子杂志,2016,5(4):361-363.

［10］梁超,陆敏秋.丙种球蛋白联合强的松治疗特发性血小板减少性紫癜的护理［J］.护士进修杂志,2008,23(17):11-18.

［11］赵甜甜,杜娟娟,孟盈盈.基于赋能理论的延续性护理对脑梗患者治疗效果的影响［J］.海军医学杂志,2021,42(5):626-628.

［12］中华医学会血液学分会止血与血栓学组.成人原发免疫性血小板减少症诊断与治疗中国专家共识(2016年版)［J］.中华血液学杂志,2016,37(2):89-93.

［13］中国抗癌协会泌尿男生殖系肿瘤专业委员会微创学组.上尿路尿路上皮癌外科治疗中国专家共识［J］.现代泌尿外科杂志,2018,23(11):826-829.

病例 48

急性白血病并发脑出血

病史资料

患者,男性,43 岁,因发热、进行性面色苍白、乏力咽痛 10 天余,皮肤有散在出血点、淤血斑,重度贫血貌,胸骨下有压痛,抽血 WBC $29.0×10^9$/L, PLT $59.0×10^9$/L, Hb 43 g/L,外周血早幼粒细胞 0.21,骨髓象示早幼粒细胞 0.57,POX 强阳性,诊断为"急性非淋巴细胞白血病:急性早幼粒细胞白血病"收入院。既往有高血压、糖尿病病史,自服降压、降糖药,控制良好。

入院诊断

①急性淋巴细胞白血病;②高血压;③糖尿病。

救治过程

入院后完善检查,体温控制良好,生命体征稳定。立即行 APL(急性早幼粒细胞白血病)治疗,留置 PICC 导管,予维甲酸口服 20 mg bid＋三氧化二砷静脉滴注 10 mg qd 双诱导治疗原发病。治疗第 5 天,患者出现呼吸困难,血氧饱和度下降,出现头痛、骨痛症状,全身多发皮肤瘀点、瘀斑,头颅 CT 扫描示脑出血,予鼻导管吸氧,口服地塞米松 10 mg, bid。治疗第 9 天,抽血 WBC $12×10^9$/L,遵医嘱停用维甲酸及亚砷酸,使用小剂量化疗,予阿糖胞苷 50 mg,q12 h。予甘露醇、甘油果糖、地塞米松脱水降低颅内压治疗脑水肿,同时抗弥散性血管内凝血(DIC)治疗,密切监测凝血功能及血象,予单采血小板 2 个单位输注、新鲜冰冻血浆等治疗。经对症治疗,白细胞下降至 $5×10^9$/L 以下后停用小剂量化疗,继续维持维甲酸及亚砷酸双诱导治疗直至病情缓解。经上述治疗后,患者凝血功能改善,颅内出血停止并逐渐吸收,达到血液学指标逐渐恢复到基本正常所需时间为 27 天,存活至今,未出现后遗症。

护理体会

1. 观察与识别隐匿症状　恶性血液病患者常伴有凝血功能障碍,纤溶系统功能紊乱,止血及凝血功能障碍是普遍存在的病理生理变化,临床常表现为血栓和(或)出血倾向。急性早幼粒细胞白血病曾属于白血病中最凶险的亚型,相当部分患者死于本病所诱发的出血。患者入院时已经出现全身多处瘀点、瘀斑,分析该患者可能已伴有 DIC 和纤维蛋白溶解症状,极易出现凝血功能障碍,因此,入院后即应加强患者凝血功能指标的观察,关注原有的瘀点、瘀斑是否有进展或改善,有无头晕、头痛及肢体活动情况,生命体征的变化。密切观察患者意识、瞳孔及呕吐情况,脑血管破裂出血,血液流入脑实质导致颅内压增高和脑水肿或形成血肿压迫脑组织,进而影响神经中枢导致意识障碍。出血量大小不同、压迫部位不同,意识障碍的程度也不同,当患者意识逐渐清醒,无头痛、呕吐,说明病情好转;意识障碍进行性加重,头痛、呕吐剧烈常提示颅内压增高或有进行性出血。如出现单侧瞳孔散大,说明颅内压增高;双侧瞳孔呈针尖样缩小为脑桥出血的征象;两侧瞳孔不等大常为脑疝的早期表现。急性期,尤其是发病 24～48 小时内应避免搬动患者,保持病室安静,避免声、光刺激,限制亲友探视。

2. **保持呼吸道通畅**　保持呼吸道通畅是处理脑出血急症的首要措施。密切观察患者的呼吸频率、深度、节律,昏迷患者置侧卧或头偏向一侧平卧体位,防止呕吐物误吸。疾病早期通常呼吸深而慢,如病情恶化,呼吸中枢严重受损,则呼吸转为快而不规则或潮式呼吸。遵医嘱予氧气吸入。存在舌后坠时,可安置口咽通气管,病情危急者可行气管切开术。

3. **头痛**　脑出血导致颅内压增高而引起头痛,应保持病室安静,限制探视,让患者尽可能多休息。给予头部抬高 15°～30°,促进颅内静脉回流,减轻脑水肿。执行各项护理操作,如翻身、吸痰、鼻饲等,动作需轻柔,避免患者剧咳、打喷嚏、躁动等,防止颅内压或血压增高,诱发头痛或进一步加重出血,必要时可遵医嘱应用镇静、止痛药。

4. **躯体移动障碍**　脑血管破裂形成的血肿使锥体束受损而导致肢体瘫痪,致使大部分患者容易发生偏瘫的后遗症,目前常通过康复护理手段来促进患者患肢功能锻炼。保持正确的体位是康复护理实施的前提,如指导仰卧位(头颈、躯干保持垂直,患侧肩脚下垫一薄枕,使肩关节处于前伸位,上肢外展出 30°,腕关节水平放在床上,手指尽量伸开。下肢在患者髋下垫一薄枕,髋关节内旋内收,防止外旋,膝关节屈曲,踝关节保持 90°,可用木板抵住脚底,防止足下垂)或侧卧位(保持头、颈、躯干呈直线,头下置枕,患肢在上方时肩前屈、肘关节伸直,手伸开,肘及前臂内侧垫枕,下肢呈屈膝;患肢在下方时,上肢外展 30°,肘关节伸直,手伸开,下肢可以屈曲或伸开)。指导患者及其家属每天有规律地活动各个关节,必要时可采用牵拉法、旋转法、揉搓法等刺激神经肌肉的兴奋性。在被动运动过程中注意防止用力过猛或粗暴牵拉而引起软组织损伤或骨关节损伤,鼓励并协助患者自主运动,如鼓励患者床上主动翻身、做伸体抬臀运动,能坐起时可练习握手、拉手、甩肢等运动,必要时可采用器械辅助疗法或中医药疗法。

5. **输血的护理**　以最快速度输注血小板、冰冻血浆或凝血酶原复合物等,使患者尽快达到血液学缓解。凝血功能改善可降低出血风险及死亡率。输血治疗的同时遵医嘱配合使用微小剂量抗凝治疗,纠正 DIC 后患者凝血功能恢复正常,维持血小板值在 $30 \times 10^9 / L$ 以上,为患者原定的诱导缓解治疗方案争取了极其宝贵的时间。

6. **化疗的护理**　为了尽快使患者的病情得到缓解,遵医嘱使用维甲酸＋亚砷酸双诱导治疗方案,该方案同时也有利于 DIC 的改善,从而从根本上改善患者的凝血功能,促使血小板恢复。由于化疗需要,患者治疗过程中置入了 PICC 导管,使用期间患者发生了严重的皮肤胶布过敏反应,为预防皮肤感染,遵医嘱改用无菌纱布覆盖加弹力绷带固定,加强换药,患者皮肤过敏反应得到了有效缓解。由于该疾病维持巩固阶段需要至少 1～2 年时间,条件允许时建议尽量植入输液港,其导管相关血流感染发生率低,安全性高。

◎ **知识链接**

1. PICC 及输液港(PORT)置管的适应证
(1)需长期或重复静脉输注药物的患者。
(2)输注化疗药物的患者。

（3）TPN 及其他高渗性液体输入。

（4）其他静脉治疗：如输血、抽血、输入抗生素、普通静脉输液等。

2. PICC 置管后的并发症

（1）机械性静脉炎：表现为沿静脉走行的红、肿、热、痛，有时可以呈现为局限症状，如局部硬结。处理措施：予患肢抬高，遵医嘱使用如意金黄散＋地塞米松注射剂外敷，必要时予肿胀部位湿热敷。

（2）穿刺点渗血渗液：置管前充分评估，重点了解患者血常规、凝血时间等。置管后 24小时内密切观察，置管侧手臂避免提重物。当发生渗血渗液时，应压迫止血并指导患者正确活动置管侧手臂。

（3）穿刺点皮肤过敏：主要表现为红斑、丘疹、水肿、水疱，瘙痒和灼烧感，严重时有痛感、发热等全身症状。患者为过敏体质、贴膜透气性差等是其主要原因。处理方法：①术前加强评估，置管后若确认为对 PICC 导管材质过敏，则立即拔除导管。②使用透气性较好的透明贴膜，对贴膜过敏者改用无菌纱布和无致敏性的胶布固定。③药物预防：局部外涂地塞米松软膏，注意避开穿刺点。伴有感染时可外用莫匹罗星。④遵医嘱口服或肌内注射抗过敏药。

（4）导管相关性感染：临床表现：①局部感染：穿刺处 2 cm 以内皮肤有红肿、压痛、硬结或脓性分泌物，无全身症状。②全身表现：患者出现寒战、发热、出汗、乏力、心动过速、恶心、呕吐等。导管相关性感染的发生与无菌操作不当、患者抵抗力低等有关。处理要点在于加强对医务人员的培训，严格执行无菌操作，合理选择穿刺点，妥善固定导管，加强导管情况的动态评估。

（5）导管堵塞：发生原因有导管维护不当、药物配伍禁忌、导管移位、导管打折或扭结、冲封管手法不正确、血液高凝状态、静脉内膜损伤等。处理方法：怀疑导管打折时，通过胸部 X 线片确定导管尖端位置，重新调整后再次定位。考虑血凝块堵管时，建议应用 5 000 U/mL的尿激酶稀释液行负压再通技术，注意用药前加强患者凝血功能评估。

（6）静脉血栓：是 PICC 置管后危险的并发症之一，患者可无任何症状及体征，也可表现为置管侧颈、手臂、手的疼痛、肿胀感等，护士抽回血时伴阻塞感。处理措施：①PICC 置管前加强评估，分析形成血栓的危险性。②PICC 置管后，应密切观察穿刺部位有无出血、红肿等，及时预防并处理。采取脉冲式冲管及正压封管技术。③用药前加强评估，避免配伍禁忌。④规范测量臂围并记录，置管后 72 小时内每日测量 1 次，如发现臂围增加应立即寻找原因及时处理。⑤加强宣教。

（7）导管滑脱、移位：固定不当、穿刺肢体剧烈活动或胸腔压力改变等均可能导致导管滑脱或移位。穿刺时尽量避开肘窝，首选贵要静脉；置管后妥善固定。更换敷料前准确评估导管长度，动作轻柔，避免牵拉导管。以"U"形或"S"形固定导管，注意体外导管应完全覆盖于透明敷料内，污染、卷边时及时更换。加强宣教，指导患者正确活动置管肢体。

3. 输液港的并发症

（1）感染：若输液港置入 5 天后植入部位仍持续红、肿、热、痛且逐渐加重，应考虑局部感染可能。应预防为主，置管时严格无菌技术，建立最大的无菌屏障，置管后加强评估与维护。

（2）无法回抽、冲洗或注射：与输液导管打折、导管末端贴壁、无损伤穿刺针穿刺定位错误或没有完全进入储液槽等有关。可通过经导管推注生理盐水、调整体位或者重新置入穿刺针等方法解决。

（3）导管夹闭综合征：导管夹闭综合征是指导管受第一肋骨和锁骨之间的狭窄间隙挤压而影响输液，也是非常严重的并发症之一。采取颈内静脉穿刺植入术可有效预防此并发症。发生导管夹闭综合征时应密切关注，一旦有渗液，立即手术取出输液港。

（4）输液港渗漏：主要原因包括穿刺针未置入储液槽、穿刺针穿透储液槽的基底部、穿刺隔膜磨损、导管与输液港连接处破损、脱开等。因此，在使用中应加强评估，依据患者情况选择合适型号的无损伤针，发现有渗液时应立即行胸部 X 线检查，确诊泵体损伤时应停止使用，外科手术干预或取出。

（5）血栓形成：主要表现为颈部、手臂、手的红、肿、疼痛，应立即通知医生，视情况给予溶栓治疗，无效时考虑拔管。

主编述评

　　白血病并发脑出血的发病率虽不高，但如在发病初期不注意及时纠正凝血功能，一旦发生脑出血，若未能及时发现和有效处置，将危及患者生命。本案例比较典型，初诊时出现的严重凝血功能异常、血小板低下仍然是重要的早期死亡原因之一，特别是出现弥散性血管内凝血伴颅内出血者死亡率极高。本案例提醒护士需掌握脑出血的临床表现，及时评估并观察患者的意识、生命体征及出血情况，发现病情及时处理，同时做好化疗护理及 PICC 导管等护理。

（巢黔）

参考文献

［1］张峰.白血病脑出血 21 例护理分析［J］.岭南急诊医学杂志,2016,21(2):187 - 188.

［2］赵伟娟.老年急性髓系白血病患者化疗的护理难点及对策分析［J］.实用临床医药杂志,2015,19(12):41.

［3］付春芝.40 例急性白血病的临床护理分析［J］.中国继续医学教育,2015,7(13):227.

［4］俞海燕.急性早幼粒细胞白血病化疗患者并发症的护理分析及对策［J］.皖南医学院学报,2020,39(4):402.

［5］中华医学会血液学分会.中国急性早幼粒细胞白血病诊疗指南(2018 年版)［J］.中华血液学杂志,2018,39(3):179 - 183.

［6］中华医学会神经病学分会.中国脑出血诊治指南(2019)［J］.中华神经科杂志,2019,52(12):994 - 1002.

［7］叶梅,魏丽,汪宏云,等.P230 阳性慢性粒细胞白血病合并凝血功能异常 1 列并文献复习［J］.医药前沿,2017,7(20):170 - 171.

［8］上海市抗癌协会实体肿瘤聚焦诊疗专委会血管通路专家委员会.完全植入式输液港上海专家共识(2019)［J］.介入放射学杂志 2019,28(12):1123 - 1128.

［9］中华护理学会静脉输液治疗专业委员会.临床静脉导管维护操作专家共识［J］.中华护理杂志,2019,54(9):1334 - 1342.

［10］郑娜,蒋蓉,张文婷,等.血培养和炎症指标对血液透析患者导管相关血流感染的诊断效果研究［J］.中华医院感染学杂志,2018,28(22):3381 - 3384.

病例 49

获得性凝血因子Ⅴ缺乏症并发胆道出血

病史资料

患者,男性,55岁,无明显诱因右上腹疼痛1天,呈持续性胀痛,无放射痛,无畏寒、发热,无恶心呕吐,无皮肤、黏膜及巩膜黄染等症状,遂至我院就诊,急诊中上腹 CT 检查提示:胆囊炎急性发作,胆囊多发结石。肝脏多发钙化灶,左肾囊肿。急诊以"急性胆囊炎,胆囊结石"收住院。既往有腰椎间盘突出症、血糖升高病史,未对症治疗。

入院诊断

①急性胆囊炎、胆石症;②腰椎间盘突出症。

救治过程

患者入院后生命体征平稳,完善术前检查,入院第7天,腹痛加剧,在全麻下行腹腔镜胆囊切除术,术中见胆囊水肿明显,大小约 10 cm×6 cm×4 cm,与大网膜、十二指肠粘连。胆囊壁增厚,向内穿孔至肝板,向左沿网膜穿孔至网膜孔,仔细分离后取出。术后患者有低热,腹部不适,炎症指标上升,予止疼、抗感染对症治疗后白细胞计数,C 反应蛋白趋向于正常。

术后第12天,患者出现中上腹剧烈疼痛,伴大汗淋漓、虚脱表现,右上腹压痛存在、无反跳痛阳性,予帕瑞昔布钠、盐酸哌替啶对症处理无效。实验室检验结果:白细胞计数、C 反应蛋白、降钙素原等炎症指标上升,血红蛋白进行性下降,立即行 CT 平扫,结果示:胆囊切除术后,胆囊窝见高低混杂密度影及气体密度影;肝包膜下见新月形等高混杂密度影。超声引导下穿刺抽出暗红色不凝血,提示肝周大量积血、凝血块可能。考虑患者存在腹腔出血,即刻行急诊剖腹探查。术中可见:胆囊窝及肝十二指肠韧带周围有坏死组织,有臭味,胆囊窝及肝周有大量血凝块。清除血凝块及积血约 3 000 mL,术后转 ICU 进一步监护治疗。予以亚胺培南/西司他丁、万古霉素抗感染治疗,治疗后患者白细胞计数、PCT 逐渐下降,无发热,腹腔引流量明显减少,但患者出现凝血功能障碍,给予新鲜冰冻血浆、冷沉淀、凝血酶原复合物等不能纠正。

第一次术后第19天,拔除腹腔引流管后发现穿刺部位渗血明显,外科考虑引流管管口皮下局部出血,予以管口部位加压缝合。但患者心率逐渐上升,复查血红蛋白逐渐下降。

术后第20天,复查 CT 提示胆囊切除术后,肝包膜下见新月形等高混杂密度影;行腹腔诊断性穿刺,见不凝血,再次剖腹探查手术。第三次手术,术中见原引流管腹壁近结肠肝区处、原引流管隧道处有血凝块、有渗血。腹腔不凝血约 2 000 mL。予以清除凝血块及陈旧性积血,原引流管腹壁创面予缝扎止。考虑给予患者大量血浆、冷沉淀、凝血酶原复合物等血液制品及维生素 K_1 输注效果不佳,凝血酶时间、凝血酶原时间、INR、APTT 极度延长,而 D-二聚体、FDP、血小板相对异常的实验室结果。血栓弹力图显示凝血因子缺乏,APTT 纠正试验阳性,凝血因子检验显示凝血因子 V 极度缺乏为主的凝血因子减少,凝血因子 V 抗体形成。诊断为比较少见的凝血因子 V 缺乏症。此后停止补充凝血因子,给予甲基泼尼松龙每日 80 mg 静滴,后改为泼尼松 60 mg,逐渐减量至每日 15 mg 出院。隔日环磷酰胺 200 mg 静滴,共计 5 次。三次血浆置换,每次置换血浆量 2 500～3 000 mL,输注新鲜冰冻血浆 2 000 mL。后凝血指标逐渐好转,患者先在 ICU 住院 27 天,后在外科病房住院 25 天出院,出院时凝血检验指标接近正常。

护理体会

1. **观察与识别病情** 分析该患者发生胆道出血是因为凝血因子 V 缺乏引起的,术后密切观察,及时发现出血相关症状早于实验室指标,挽救了患者生命。患者术后第 19 天拔除腹腔引流管后医护人员发现穿刺部位渗血明显,立即请外科会诊,外科考虑引流管管口皮下局部出血,予以管口部位加压缝合。但患者心率逐渐上升,意识淡漠,血压也较前有所下降,立即引起医护人员重视,再次行 CT 检查,提示出血。由于本病罕见,我们认知不足,第二次手术后凝血功能障碍用新鲜冰冻血浆等治疗效果不佳后应该想到少见的致病原因引起。诊断后激素治疗效果不佳,加用环磷酰胺及血浆置换后才逐渐改善,致使病程延长。

2. **腹腔出血** 多检查患者腹部情况,重视患者主诉,检查腹部时做到视、触、叩、听。如腹胀、结膜苍白、伤口的部位及方向、伤口出血情况,腹腔引流液的色、质、量;腹肌的紧张程度、肌卫征、压痛及反跳痛等腹膜刺激征象;移动性浊音及肠鸣音等。诊断性腹腔穿刺在闭合性腹部损伤的诊断中具有操作简便易行、快速获得诊断依据,可在不同部位、时间重复穿刺动态观察的特性。根据尿常规、血常规及凝血时间的变化,判断有无腹腔出血及出血的程度。

3. **控制腹部感染** 患者拔出引流管后渗液较多,持续渗出会使患者腹腔周围皮肤出现红肿、感染,引起细菌沿引流管向腹腔内深部迁移,并生长繁殖,造成继发感染,因此我们特别强调严格无菌操作,戴无菌手套,根据引流管部位,渗液量,使用无菌剪刀裁剪泡沫敷料,如果渗液量多,适当扩大裁剪范围,粘贴在引流管周围。用传统纱布敷料给腹腔引流管患者换药时常会引起皮肤红肿感染;护理工作量大,每天需更换纱布数次,影响患者休息,高分子材料泡沫敷料优点有:①里层为具有吸收渗液、保持湿度的柔软泡沫垫,可使局部压力得到分解;②外层为具有阻挡细菌和其他异物进入且具有通透性的敷料,可减少组织的摩擦力和剪切力,确保组织的湿度保持在良好的范围内,更便于组织创口愈合。

4. **预防 ICU 术后谵妄** 该患者入住 ICU 27 天,病程长,病情反复且意识清楚,留置管道较多,如何预防 ICU 术后谵妄的发生,保证患者安全给我们提出了新要求。

(1) 管理层面:①调整 ICU 环境,每个床头摆放数字化时钟,保证在患者可视范围内;白天灯光柔和,避免刺眼,夜间休息时,给予眼罩避光。②个性化管理:床头放置患者喜欢的物品如家人照片、挂件等。

(2) 强化术后首次护患沟通:①介绍 ICU 病房环境,做好患者入住 ICU 的心理准备,减少应激情绪的产生。②对麻醉清醒后患者介绍手术情况、告知当前病情。③加强与患者沟通。

(3) 定向与认知功能训练,责任护士分别在晨晚间护理后、临睡前,从人物、时间、地点、方向、注意力五个方面训练患者对自我的认知与定向功能。

（4）认知刺激，责任护士根据康复科提供的训练素材，每日 1 次，建议在上午 9—10 时，拿出 5～9 张动物图片，让其说出名称后拿走图片，每隔 1 分钟询问 1 次图片内容，回答正确后逐渐延长间隔时间 2 分钟、3 分钟、5 分钟；后一天训练图片的张数根据前一天记忆力恢复情况增加或减少图片数量，遵守循序渐进的原则。

5. 血浆置换护理　血浆置换同 CRRT 一样，在治疗过程中，医护人员最担心没有完成治疗目标而中止治疗，非计划下机不仅影响了患者治疗的连续性，而且造成患者自身血液丢失，影响患者的治疗效果及生命安全。为避免非计划下机的发生，采取个性化的护理措施：每 4 小时对患者进行镇静、镇痛评估，每 4 小时监测患者的血气及凝血指标，指导合理抗凝，观察患者液体出入量、镇静镇痛评分等，动态观察跨膜压的变化。加强凝血功能监测：监测体外循环装置的凝血征象，如血液颜色变暗、管路内血液出现分层、静脉壶中存在凝血块的泡沫、滤器颜色变暗或可见条纹等，来预测堵管的风险。制订标准体位，患者采用股静脉置管，嘱咐患者避免屈膝、屈髋肢体摆放根据股静脉生理解剖位置外展 45°，抬高下肢 30°，翻身角度不要超过 60°，当仪器出现压力报警时，护士按照 C-2N-R-P 的流程进行处理：即立即检查，确定报警项目，2 名护士协同调整患者体位，如报警仍无法解除，重新调整置管，待报警解除后，实施体位管理。

知识链接

获得性凝血因子缺乏症（acquired factor Ⅴ deficiency，AFVD）亦称获得性凝血因子Ⅴ抑制物（acquired factor Ⅴ inhibitor），是一种比较少见的凝血功能障碍性疾病，主要由血浆中产生凝血因子Ⅴ抑制物导致。Horder 等于 1955 年首次报道，目前文献报道仅 200 多例，估计发病率 0.09～0.29 例/（百万·年）。获得性Ⅴ因子抑制物的产生常分为以下三种情况：第一种为同种抗体，见于先天性Ⅴ因子缺乏症患者，因多次接受异体血液制品后产生特异性Ⅴ因子异型抗体；第二种为异种抗体，见于牛凝血酶（bovine thrombin，BT）暴露后患者；第三种为自发产生的抗Ⅴ因子抗体，见于既往凝血指标正常患者，多由于近期外科手术、输血、抗生素、肿瘤及自身免疫性疾病等。

治疗主要在于控制出血和清除自身抗体或抑制物。对于有出血症状的患者，可输注新鲜冰冻血浆、浓缩血小板、凝血酶原复合物等控制出血症状。因为有 20% 的Ⅴ因子存在于血小板 α 颗粒中，故一部分患者输注浓缩血小板治疗效果明显。可用免疫抑制治疗（如糖皮质激素、环磷酰胺、硫唑嘌呤、利妥昔单抗等）、大剂量静脉人免疫球蛋白、血浆置换、免疫吸附治疗等清除抗体或抑制物。对于严重出血患者，免疫抑制治疗比血浆置换、免疫吸附起效更快、Ⅴ因子抑制物滴度下降更迅速。输注丙种球蛋白也可以提高Ⅴ因子活性。

获得性Ⅴ因子缺乏症总体预后较好，需要及时诊断，及时治疗。

主编述评

AFVD 在临床上非常少见，但一旦发生，若未能及时发现和进行有效处置，将危及患者生命。控制出血及消除 FV 抑制物是治疗 FV 抑制物所致的 AFVD 的关键措施。通过补充凝血因子控制出血；消除 FV 抑制物是治疗 AFVD 的关键方法，而消除 FV 抑制物的金标准则为免疫抑制治疗；还可用免疫球蛋白静脉输注、血浆置换、免疫吸附等中和或清除 FV 抑制物的治疗方法。护士必须要学会评估出血风险、做出预判、掌握血浆置换的护理要点,方可改善患者预后。

(高彩萍)

参考文献

[1] Yamada S, Asakura H. Acquired factor V inhibitor [J]. Rinsho Ketsueki, 2020,61(7):791 – 798.

[2] Gavva C, Yates S G, Rambally S, et al. Transfusion management of factor V deficiency: three case reports and review of the literature [J]. Transfusion, 2016,56(7):1745 – 1749.

[3] Horder M H. Isolated factor V deficiency caused by a specific inhibitor [J]. Acta Haematol, 1955,13(4):235 – 241.

[4] Wang X, Qin X, Yu Y, et al. Acquired factor V deficiency in a patient with a urinary tract infection presenting with haematuria followed by multiple haemorrhages with an extremely low level of factor V inhibitor: a case report and review of the literature [J]. Blood Coagul Fibrinolysis, 2017,28(4):334 – 341.

[5] Olson N J, Ornstein D L. Factor V inhibitors: a diagnostic and therapeutic challenge [J]. Arch Pathol Lab Med, 2017,141(12):1728 – 1731.

[6] 杨艳辉,王宏梅,薛峰,等. 获得性凝血因子 V 抑制物患者三例报告并文献复习[J]. 中华血液学杂志,2012,33(4): 294 – 298.

[7] Ang A L, Kuperan P, Ng C H, et al. Acquired factor V inhibitor. A problem-based systematic review [J]. Thromb Haemost, 2009,101(5):852 – 859.

[8] Cui Q Y, Shen H S, Wu T Q, et al. Development of acquired factor V inhibitor after treatment with ceftazidime: a case report and review of the literature [J]. Drug Des Devel Ther, 2015,9:2395 – 2398.

病例 50

妊娠合并嗜血细胞综合征

病史资料

患者，女性，34岁。因"肝损3月余，血小板减少2天"入院。患者产检时肝功能异常，于外院保肝治疗效果不佳，转入上海市公共卫生中心发现EB病毒感染，住院期间反复高热，治疗效果不佳，行中期引产（G1P0 妊娠 24^{+5} 周）9天后转入我院继续治疗，入院时意识清楚，全身皮肤黏膜、睑结膜、巩膜黄染，双腋下散在淋巴结肿大，触之有压痛。既往体健。

入院诊断

①嗜血细胞综合征；②EB病毒感染；③肝功能不全；④中期引产术后（G1P0 妊娠 24^{+5} 周）。

救治过程

患者入院后行依托泊苷联合地塞米松化疗，具体化疗方案为：依托泊苷 100 mg ivg 每天1次＋地塞米松 15 mg 每天1次，连用3天。入院第2天患者突发气促、呼吸窘迫，查体提示：全身皮肤黄染，口唇干裂伴黏膜出血，双肺听诊可闻及散在湿啰音，腹部压痛，双下肢轻度水肿。予高流量氧疗支持、抗感染，补充凝血因子（输注纤维蛋白原、血浆、冷沉淀等），补充血小板、白蛋白，纠正电解质紊乱等治疗，行右侧胸腔闭式引流，加强营养支持治疗，继续依托泊苷联合地塞米松化疗。入院第3天请全院扩大会诊，经各位专家讨论后认为，该患者目前临床表现符合嗜血综合征，患者病情危重，告知家属风险，治疗方案同前，根据病情变化再调整治疗方案。患者接危急值：Hb 42 g/L 治疗上予促红细胞生成素、输注相关血液制剂为主。入院第5天，完善相关检查后拔除右胸管。入院第6天，患者仍有胸闷、气促及乏力症状，外周血血红蛋白、血小板仍有下降，纤溶指标（D-二聚体、FDP）异常增高。请全院扩大会诊后，予以骨髓常规＋淋巴瘤相关流式＋TCR重排，排除淋巴瘤，骨穿结果为粒系增生减低伴感染表现，血小板少见，红系增生减低，有较明显嗜血现象。入院第8天，患者床边B超提示：大量胸腔积液，予以留置左胸管一根。入院第9天，患者突发呼吸窘迫伴心率增快、血压增高，床旁超声提示：左侧胸腔内可见大量胸腔积液、纤维条索物形成伴心脏受压、右侧移位。立即行气管插管辅助通气，完善胸部CT检查提示：左侧大量胸腔积液、积血伴右侧液气胸，急行床旁胸腔闭式引流术，见大量血性液体涌出，予缓慢控制引流速度、适当扩容补液后病情较前稳定。请胸外科会诊并将手术风险告知患者家属，结合病情，予以继续保守治疗。入院第10天，患者经治疗后左侧胸腔积液积血有所好转，但引流管置管部位出血不止，凝血功能测不出，予以重组人凝血Ⅶa因子针，氨甲环酸氯化钠止血治疗。入院第16天，评估患者后拔除左胸管，拔除气管插管，调整抗生素为：利奈唑胺＋替加环素＋亚胺培南西司他丁钠＋醋酸卡泊芬净抗感染。入院第22天，患者再度出现黄疸进行性升高、凝血功能恶化,EB 病毒拷贝反跳,完善相关检查考虑嗜血活动,予再次行依托泊苷联合地塞米松化疗方案,加用地塞米松为 20 mg 每天 1 次,同时逐步减量。入院第 33 天,患者白细胞较前升高,但血色素、血小板及凝血功能仍较前恶化。解灰褐色便 1 次伴隐血试验阳性,血色素较前下降,考虑存在消化道出血,予以激素减量、禁食、抑酸、输血治疗。4 天后消化道出血停止。入院第 37 天,患者肝肾功能恶化(TBIL 342.2 μmol/L,Cr 210 μmol/L,血氨 114 μmol/L),出现酱油色尿(肌红蛋白 526.8 ng/mL),血小板降低(24×10⁹/L),请全院大会诊,认为患者目前嗜血仍在活动、但暂不具备干细胞移植条件,先以小剂量化疗加强脏器支持,清除毒素。具体方案为依托泊苷每天 50 mg 连用 2 天联合甲泼尼龙每天 500 mg 连用 3 天及芦可替尼 5 mg 每天 2 次。留置血透管一根予以血浆置换(PE)+CRRT。入院第 39 天,转入血液科拟行骨髓移植,行移植预处理化疗。

护理体会

1. **基础护理** 该患者反复高热、中期引产术后,身体营养物质消耗较大,护理时应注重对日常饮食做出指导,鼓励患者食用一些高蛋白质、高维生素且易消化吸收的食物,切忌食用一些辛辣刺激性较强的食物,以免引起便秘。告知患者住院治疗期间,保持良好的卫生习惯,加强口腔、肛周及皮肤等个人护理,以防这些部位出现感染的情况,影响疾病的治疗和恢复。

2. **心理护理** 患者病情变化大,情绪易低落、悲伤,护理时应主动询问患者哪里感到不适,并采取措施,告知患者当日护理的内容,通过跟患者的交流沟通,使患者把自己内心的真实想法告诉护理人员,护理人员给予耐心的讲解和安抚。尽量把各种有创操作集中起来,不能频繁地进出病房,避免打扰到患者。

3. **移植护理** 在患者入仓之前的 3 天给患者介绍相关健康知识,内容包括物品的使用和消毒方法、卫生方面的注意事项、无菌的饮食护理,尽量让患者配合护理人员,对患者会接触的物品要及时消毒和更换。

4. **发热护理** 该患者治疗期间反复高热,要及时更换衣物和床单被罩,将患者的体温控制在 38.5℃以下,主要物理降温,如果体温过高,需遵医嘱给予药物退热。

5. **多脏器功能障碍护理** 该病例病程进展迅速,护理时我们要密切观察患者的生命体征和意识状态。对患者的肝功能进行观测,观察谷草转氨酶和谷丙转氨酶的指标是否升高、皮肤黏膜是否红肿,尤其要关注四肢,根据血液总胆红素值对患者皮肤的黄染程度进行评估,监测低蛋白水肿患者的体重并记录,做好压力性损伤的预防。

6. **应用激素护理** 在使用激素的时候应当特别关注不良反应,该患者长期使用地塞米松,应注意有无并发感染、胃肠道不适、内分泌和水、电解质紊乱等情况。

7. **出血和感染的预防和护理** 该患者白细胞、血小板及凝血功能异常,有出血和感染倾向。护理工作中应耐心做好解释工作,取得患者理解和配合,尽量做到限制患者的活动,减少不必要的介入性操作,做到无局部渗血。观测尿液颜色并化验,观察皮肤黏膜是否有出血现象。主动了解患者有无恶心、呕吐、呕血、黑便等消化道出血表现。注意有无痰中带血、咯血等呼吸道出血表现。注意有无头痛、呕吐、烦躁、瞳孔和意识改变等颅内出血征象。必要时,遵医嘱给予输血治疗。指导患者用软牙刷刷牙,禁止挖鼻、剔牙,避免用力大便、咳嗽,剪短指甲避免抓伤,同时做好宣教防止跌倒、坠床。该患者病程中出现了下消化道出血,予以激素减量、禁食、抑酸、输血治疗,并及时清洁会阴部避免感染,消化道出血停止。对患者实施保护性隔离,接触患者前后均需穿脱隔离衣,严格执行手卫生,病房环境严格执行消毒隔离措施,加强基础护理及皮肤护理,保持床单位整洁以预防感染。

8. 引产后护理　该患者为中期妊娠引产术后,因产后无须哺乳,常于产后 1～3 天开始出现乳房肿胀、疼痛甚至发热,为了减轻产后乳房胀痛之苦,提高其生活质量,可采用生麦芽水煎当茶饮,具体方法为生麦芽 60 g,加水 500 mL,每天 1 剂,连服 3 天联合芒硝外敷双乳的方法进行回奶护理。此外,该患者凝血功能障碍引起产后出血,我们在遵医嘱用药的同时,还应加强会阴护理,保持会阴及切口清洁以预防感染。

◎ 知识链接

1. 定义　嗜血细胞综合征又称嗜血细胞淋巴组织细胞增多症(hemophagocytic lymphohistiocytosis, HLH),是一组异质性疾病,其特征是 T 细胞、巨噬细胞和组织细胞激活失控导致的高炎症状态,并伴有细胞因子过度产生。HLH 是成人非常严重的临床疾病之一,病死率为 40%,年龄较大和血小板减少是患者死亡的主要影响因素。

2. 病因分类

(1) 原发性:或称家族性 HPS,为常染色体隐性遗传病,发病年龄早,可能有阳性家族史,80% 的患者在 2 岁以前发病,仅有 30% 的家族性 HPS 在生前被确诊。其发病和病情加剧常与感染有关。穿孔素依赖的细胞毒功能缺陷视为其主要发生机制。

(2) 继发性:常见病因为感染,如感染 EB 病毒、疱疹病毒、巨细胞病毒等,伤寒杆菌、大肠埃希菌、结核分枝杆菌、金黄色葡萄球菌等,支原体,真菌,原虫感染等;实体瘤和血液系统肿瘤,如骨髓增生异常综合征、急性非淋巴细胞白血病、多发性骨髓瘤、胸腺瘤、胃癌等。药物(苯妥英钠),自身免疫性疾病如系统性红斑狼疮、成人 STILL 病、结节病等,免疫缺陷状态如 AIDS、脾切除、长期应用免疫抑制治疗等,其他如坏死性淋巴炎、肾切除术后、药物过敏、饮酒过量、肾移植术后等。

3. VP16 化疗护理

(1) 用药护理:①VP16 为细胞周期特异性抗肿瘤药物,可抑制机体免疫防御机制,用药过程应由有资质的护士完成,严格按照《静脉治疗护理技术规范》,执行无菌操作。②给药浓度:VP16 浓度每毫升不超过 0.25 mg,临床上将 VP16 100 mg 加入 0.9% 生理盐水 250 mL 中,现配现用。③给药速度:VP16 血药浓度持续时间长短比峰浓度高低更为重要,且高峰浓度($>5～10\ \mu g/mL$)的给药时长可提高抗肿瘤活性,要求至少 30 分钟。相关文献报道,P16 的分子量为 588.56,难溶于水,一般采用静脉输注,解于 0.9% 氯化钠中,形成输液微粒,用过滤膜标称孔径为 1.2 μm 的一次性使用精密输液器,滤过率达 99%,无药物吸附性,高液体纯度,有效阻止输液微粒进入血液,少静脉炎及输液反应的发生。有计划性地选择粗直、有弹性的血管,用静脉留置针,0.9% 氯化钠 100 mL 开放静脉通路 10～20 分钟,保障输注通畅,防止药液外渗导致皮肤组织坏死;注意观察穿刺部位皮肤,一旦外渗应立即停止输注,做好化疗药物外渗处置。

(2) 不良反应的处理:①血液学反应:用药时可发生骨髓抑制,住院期间做好保护性隔离措施,限制陪护数量,防止交叉感染;严密监测体温变化;病室紫外线消毒及通风,保持室内空气洁净;密切观察患者皮肤黏膜有无出血点,牙龈出血、鼻出血、血尿,有异常及时告知医生;指导患者食用软食,软毛牙刷刷牙;嘱患者少活动、慢活动、磕碰;勿用力摒大便,免腹压增加引起内脏出血;关照患者各种穿刺拔针后局部垂直按压 5～10 分钟,避免皮下血肿;给予充分的营养支持(高蛋白质、高热量、高维生素饮食);定时复查血常规指标。②消化道毒性:患者可能出现食欲减退、恶心呕吐,加用维生素 B₆、甲氧氯普胺等缓解胃肠道症状;同时用药期间进食清淡可口食物,忌空腹用药,呕吐剧烈者进行适当的补液,及时纠正水、电解质紊乱。③月经周期紊乱:患者可能出现月经周期紊乱,患者进行药物知识讲解及心理安慰,保持规律的作息、饮食习惯,配合完成治疗。

　　(3) 健康教育:①休息与活动:该病活动期以卧床休息为主,病情控制平稳状态下可适量活动,以不感到疲倦为限,积极的运动有助于增强体质。②预防感染:告知患者及家属使用 VP16 药物后,自身免疫力低下,为易感人群,生活中注意个人卫生,三餐前后刷牙漱口,保持鼻腔清洁,勿用脏手抠鼻,清洗肛周及尿道口,根据天气变化适当加衣,外出戴口罩,避开人流量多、空气污浊的地方,预防感冒。③饮食护理:遵循少量多餐,规律进食原则,主要以清淡,富含钙、优质蛋白质、维生素食物为主,保证荤素搭配,营养均衡,提高身体免疫力。生活中可通过精心设计食物的摆盘、颜色搭配、提高菜肴的色香味来提高患者的就餐愉悦心情及食欲,合理的饮食有利于疾病治疗及恢复的顺利进行。

主编述评

　　嗜血细胞综合征病情复杂、病情进展迅速、治疗困难、预后差、死亡率高。本案例较复杂,治疗过程中应严密观察患者的病情变化,每日追踪各类检查报告,及时发现病情变化并协同医生进行处理,加强感染预防尤为重要,日常工作中也要注重患者基础护理、饮食护理、心理护理,提高患者舒适度,缓解患者焦虑紧张的情绪,提高患者治疗的信心。该病例为中期妊娠引产术后,凝血功能异常以致产后出血,加强产后康复也有助于患者康复。

(马亮　陈兰)

参考文献

[1] 姚鸿,陈立红,高超,等.风湿病合并继发性噬血细胞综合征的护理[J].中华护理杂志,2019,54(11):1712-1714.
[2] 文红春,许晓惠,王凯丽.1 例肾移植术后并发噬血细胞综合征护理[J].实用临床医药杂志,2018,22(8):116-117.
[3] 张雪培,康洪玲,何竞贤,等.18 例系统性红斑狼疮继发噬血综合征患者的护理[J].护理学报,2018,25(10):62-63.
[4] 周吉琴,张新红,庄秋英.中期妊娠引产后生麦芽联合芒硝外敷双乳回奶护理效果观察[J].护理研究,2014(28):2001-2002.
[5] 滕明英.产妇产后出血的原因分析及护理对策[J].医药前沿,2019,9(15):177-178.
[6] 孙寒香,叶伟萍,高玉平.妊娠继发嗜血细胞综合征 1 例报告[J].中国临床医学,2021,28(1):125-128.
[7] 张洁,钱丽萍.依托泊苷治疗成年人斯蒂尔病继发噬血细胞综合征的护理[J].中国实用护理杂志,2015(z2):159-160.

第 *8* 章 皮肤软组织肌肉骨骼系统危重症

······ 病例 51 ······

高处坠落多发骨折合并腹部闭合伤

◎ 病史资料

患者,男性,52 岁,高处坠落 3 小时余致右侧股骨颈骨折、左侧肩胛骨骨折、胸骨骨折、全身多处皮肤软组织挫裂伤、左上腹疼痛 2 小时余。急诊以"骨盆骨折、左上腹疼痛两小时"收入院,入院情况:意识清醒,双侧瞳孔等大等圆、对光反射灵敏,体温 36.8℃,脉搏 88 次/分,呼吸 20 次/分,血压 92/50 mmHg。体检:左上腹压痛(＋)、移动性浊音(＋),头面部皮肤擦挫伤,急诊上腹部 CT:脾破裂、腹腔积液。有自主呼吸,留置导尿,既往无高血压及糖尿病。

◎ 入院诊断

①脾破裂、失血性休克;②骨盆骨折;③腹腔积液;④右侧股骨颈骨折;⑤左侧肩胛骨骨折;⑥胸骨骨折。

◎ 救治过程

患者入院后急诊在全麻下行脾切除术＋腹腔引流术,术后患者麻醉未醒入 ICU 治疗,镇静镇痛、机械通气、抗感染、营养支持治疗。持续胃肠减压,引流出 50 mL 黄色、质地分布均匀的黏液,气味略带酸味;腹部术区引流管引流出少量血性液体;留置导尿,尿色黄,清亮。遵医嘱予以补液、抗炎、止血等对症治疗。术后 5 小时后,患者体温 36.8℃,脉搏 125 次/分,呼吸 28 次/分,血压 90/50 mmHg,给予补液,并输注血制品,术后第 2 天,患者体温 36.8℃,脉搏 82 次/分,呼吸 19 次/分,血压 125/65 mmHg,拔气管插管,给予鼻塞吸氧 4 L/min。术后第 5 天,患者在全麻下行骨盆骨折＋右侧股骨颈骨折复位内固定术,术中出血约 500 mL,留置负压引流装置。术后呼吸机辅助呼吸,密切监测体征,予镇静镇痛。次日生命体征平稳,停止机械通气,给予鼻塞吸氧 2 L/min,后转往病房继续治疗。

◎ 护理体会

1. **病情观察与识别**　脾脏血供丰富,脾破裂后出血量大,合并有其他器官损伤的患者不在少数,常以血气胸、肝破裂、四肢骨折、体表开放性损伤和脑外伤多见,多数患者在入院前已出现了不同的休克症状。首先以最快的速度控制体表的显性出血,监测生命体征和意识、瞳孔,保持呼吸道通畅,并对患者的伤情做初步评估。

2. **控制感染**　在护理过程中,脾脏破裂患者常伴有多发伤,该患者伴有不同程度的骨折,全身多处皮肤破损,又进行两次手术,因此在治疗与护理过程中,预防感染,尤为重要。间隔 4 小时监测 1 次体温,注意患者的体温变化,观察患者感染指标;注意手术切口愈合情况,保持切口敷料清洁、干燥,如渗透需及时换药;指导患者以高热量、高蛋白质、高维生素、清淡易消化饮食为主,少量多餐,增加机体抵抗力;加强口腔护理,保持口腔清洁;鼓励患者咳嗽、咳痰,预防感冒;预防泌尿系统感染,做好会阴护理,遵医嘱使用抗生素。

3. **保持术区引流管通畅**

(1) 妥善固定引流管。目前临床常用 3M 加压固定胶带川字形螺旋固定法用高举平台的方式给患者固定引流管,其中高举平台的方法可以增加留置术区引流管患者的舒适度,更有效地减少了脱管风险。3M 胶带透气性好,舒适度高,对患者皮肤的刺激性较小,可以减少对患者皮肤的损伤,减弱胶布固定的紧绷感,减少患者对胶布过敏现象的发生。同时,3M 胶带固定性好,抗拉能力强,对患者活动度的限制较小,便于患者活动并减少脱管不良事件的发生。如果遇到引流管滑脱的情况,一定要做紧急处理,只是引流管部分脱落,要稍微固定,通知医生重新将引流管固定或是重新置管,当引流管完全脱落的时候,要立即按压伤口,绝对不能将引流管重新插回去,帮助患者保持半卧姿势,及时通知医生并协助医生的工作。

(2) 引流液的观察。术区引流液的性状及颜色是早期判断是否发生感染的重要参考。护士必须要及时观察引流液的性状、颜色,以便观察引流液量是否正常,一旦发生有异常,要采取紧急措施并通知医生进行处理。若引流液的量突然减少或完全没有,应查看是否发生堵管的情况。判断方法:检查管路是否扭曲或弯折;轻轻捏压导管、引流瓶或引流袋,观察是否有引流液流出;使用一次性针管取 5～10 mL 的生理盐水,将其缓慢注入引流管内,如果注入困难,则表明引流管不通畅。

(3) 引流袋更换及保持有效性,引流袋每周更换 1～2 次,如疑似污染需立即更换。更换引流袋前首先夹闭引流管,将引流袋与引流管进行分离,然后用消毒棉签,从内部向外部对引流管的内口和外口仔细擦拭,确保无菌,最后保持并确认患者引流管的顺畅,并做好标识。更换后的引流袋应丢弃于黄色污染垃圾袋,分类处理。

4. **预防下肢静脉血栓**　为避免患者发生血栓,采取如下措施:①基本预防措施,可进行功能锻炼、早期下床活动、深呼吸运动。②物理预防措施,使用足底静脉泵、间歇充气加压装置及梯度压力弹力袜。③主动被动运动,包括双足主动伸屈运动,取平卧位,双腿自然放松,双足做主动足踝跖屈 50°背伸 30°运动,即踝关节屈伸带动腓肠肌舒缩,频率为 24 次/分,每次运动 5 分钟。双足被动伸屈运动,取平卧位,双腿自然放松,协助者双手握患者足部,协助患者做足踝跖屈 50°背伸 30°运动,即踝关节屈伸腓肠肌舒缩频率为 24 次/分,每次运动 5 分钟。双足主动旋转运动,取平卧位,双腿自然放松,踝关节做伸、内旋、屈、外展的"旋转"运动,频率 15～20 次/分,每次运动 5 分钟。双足被动旋转运动,取平卧位,双腿自然放松,协助者一手握患者踝部,另一手握足尖,做"环转"运动,频率 15～20 次/分,每次运动 5 分钟。被动挤压小腿肌群,取平卧位,双腿自然放松,协助者一手握患者踝关节,一手自比目鱼肌和腓肠肌下缘向上挤压频率为 24 次/分,每次运动 5 分钟。④药物预防措施,如根据病情选使用抗凝药物。

知识链接

1. **失血性休克伤情的判断与评估** 国内外研究资料表明,威胁患者生命的损伤,伤后 1 小时的处理是决定患者生命的关键时间。为此,医务人员必须具有高度的责任心,争分夺秒,以娴熟、准确的诊疗技能,根据患者的意识、瞳孔、脉搏、呼吸、四肢温度、血压、伤口出血、四肢活动情况等,快速对患者的病情做出初步判断,同时通知医生。

2. **损伤控制性复苏是早期急救护理的重要手段** 对开放性损伤及皮肤撕裂伤活动性出血患者,应压迫止血。开放性骨折活动性出血患者给予夹板固定和无菌敷料加压包扎止血。对闭合性损伤的患者,严密观察病情变化,若经过一系列处理,患者血压仍呈进行性下降、脉搏细速、面色苍白、四肢冰冷,应考虑有内脏的活动性出血,若腹腔穿刺抽出不凝固血液即可确诊。此时应迅速做好术前准备送患者进手术室行剖腹探查术。

3. **止痛** 疼痛可引起休克,必要时可肌内注射哌替啶 50~100 mg,但要注意其抑制呼吸的不良反应,有严重颅脑挫伤或胸部损伤伴呼吸困难者慎用。

4. **迅速建立有效静脉输液通路** 补充血容量是抗休克治疗的最重要的措施,深静脉穿刺,可迅速恢复患者有效循环血容量,维持重要器官组织细胞的灌注,提高抢救成功率。周围静脉输液方法在某些情况下已无法适应危重患者的抢救。休克患者由于末梢循环差,外周静脉通道建立常常较为困难,且深静脉穿刺能即时监测中心静脉压或股静脉压力,指导输液的速度和输液的量起着重要意义,对于判断慢性右心功能不全和血容量不足提供可靠的依据,并以此调整输液速度。创伤性休克抢救时,至少建立两条静脉输液通道,部位原则上应尽量选择远离受伤部位的大静脉。扩容要做到早期、快速、足量,液体首选平衡液。复苏期间控制液体输注量和速度,维持血压于适当低水平,以满足机体基本组织灌注而不增加出血为目的。及早进行快速输血维持血容量,改善微循环灌注,保证主要脏器的氧供。

5. **严密观察病情变化**

(1)生命体征观察:密切观察体温、脉搏、呼吸、血压、血氧饱和度变化,并做好记录。要随时观察患者意识、皮肤和黏膜及周围循环灌注情况,发现异常要立即报告医生实施急救处理,有头部外伤者应同时监测瞳孔和意识的改变。

(2)尿量是肾脏灌注状况的反应,也是判断休克极为重要的指标。休克患者常规放置无菌导尿管,观察尿液颜色,记录每小时尿量,如果患者每小时尿量能保证在 30 mL 以上,颜色淡黄则说明血容量已基本补足,休克缓解,这时可适当减慢输液速度。如果每小时尿量少于 30 mL 或者无尿,则提示病情危重,同时要监测尿液比重和 pH,以评估患者肾功能。

(3)由休克导致外周组织灌流减少,多数患者有低体温、畏寒。低体温影响血流速度,增加血液的黏稠度,对微循环不利。因此要注意保暖,防止患者受寒方法是增加室温,增加衣物及盖被来保暖,但不能在体表加温或使用热水袋、电热毯等。因为皮肤血管扩张,可影响生命器官的血流量和增加氧的消耗。使用大量低温保存的库血时,可使体温明显下降,心跳变慢,增加心室颤动的可能,应将库血复温后再行输注。

主编述评

　　多发伤患者应严格遵守治疗原则,避免延迟诊断和漏诊,本案例较为典型,护士应掌握单纯骨折或合并内脏损伤时改善休克的特点,单纯骨折引起的休克,经一般抗休克措施,骨折妥善固定后一般血压均能回升,在不明原因抗休克无效,与骨折所示临床表现不相符时,应考虑合并内脏损伤。合并空腔脏器破裂时可造成腹膜炎,表现为压痛、反跳痛、肌紧张,但早期临床表现往往不明显,常常以膀胱直肠刺激症为主要表现,在临床上应特别注意,护士应提高对此类患者的综合评估判断能力,以尽早采取对应措施,提高救治效果。

（张莉　马艳琼）

参考文献

[1] 邓欢,曹博,崔昊,等.腹部闭合性外伤与开放性外伤的围手术期临床特征分析[J].中华普外科手术学杂志(电子版),2022,16(1):63-66.

[2] 潘林香,吴进,李白玲.疼痛分级护理策略在骨盆骨折患者中的效果观察[J].护理实践与研究,2022,19(8):1198-1201.

[3] 党珍,王兴蕾,陈菲菲,等.ICU严重创伤病人静脉血栓栓塞症预防及管理的最佳证据总结[J].循证护理,2022,8(9):1183-1188.

[4] 张明清,李春盛.失血性休克的液体复苏[J].实用休克杂志(中英文),2021,5(4):232-235.

[5] 冯婷婷.儿童高坠伤合并闭合性腹腔脏器损伤的诊治分析[J].浙江医学,2021,43(21):2357-2358.

[6] 谭银辉,彭雪凌.1例高处坠落致全身15处骨折患者的整体护理体会[J].中西医结合护理(中英文),2019,5(5):189-191.

[7] 钱光为.术区引流管的管道护理[J].保健文汇,2018(1):123.

[8] 孔凡平,江桂林,徐加红,等.创伤失血性休克患者应用创伤链式抢救流程管理的效果[J].国际护理学杂志,2023,42(4):707-711.

病例 52

烧伤患者并发股动脉感染性动脉瘤

病史资料

患者,男性,52岁,因热液(金属)点燃衣物致伤,伤后立即被送入当地医院行补液、抗休克、换药等治疗,为进一步治疗,于伤后第5天转至我院,急诊拟"烧伤(热金属)81% TBSA (total body surface area, TBSA)Ⅱ～Ⅲ度全身多处"收入科。患者神志清,生命体征尚稳定。查体:患者鼻毛烧焦,咽部水肿,符合重度吸入性损伤临床表现。外院带入一气管切开接呼吸机辅助呼吸,有自主呼吸力、排痰力减弱。无既往病史。

入院诊断

①烧伤(热金属)81% TBSA Ⅱ～Ⅲ度全身多处;②重度吸入性损伤;③创面脓毒血症;④急性呼吸窘迫综合征;⑤股动脉感染性动脉瘤。

救治过程

患者入院时带入右股静脉置管一根,深20 cm,液体滴入畅,右股动脉置管一根,深5 cm,持续有创动脉血压监测中。查体:会阴部大面积烧伤,仅1%的完整皮肤,主要集中于阴囊下方。动静脉置管穿刺点处皮肤均为烧伤创面,可见轻度炎症反应,遵医嘱局部予磺胺嘧啶银粉涂抹,避开穿刺点,并予亚胺培南西司他丁(1000 mg)+头孢哌酮钠舒巴坦钠(3 g)抗感染治疗。

伤后第10天,患者主诉四肢疼痛,查体:全身轻度水肿,按压头皮凹陷,阴囊肿大,考虑为创面脓毒症引起的全身炎症反应综合征(systemic inflammatory response syndrome, SIRS),遵医嘱加强换药,予呋塞米注射液(20 mg)利尿减轻组织水肿。

伤后第14天,患者在全麻下行头部取皮+双下肢左上肢切痂+MEEK植皮术。术中重置左股动、静脉置管,并拔除右股动、静脉置管。

伤后第19天,患者高热,肛温最高达39.5℃,予清创、换药、抗感染等对症治疗,效果欠佳,怀疑导管相关性血流感染,遵医嘱拔除左股动、静脉置管并重新留置右侧股动、静脉置管。

伤后第30天,在全麻下行全身烧伤扩创术+负压留置术,术后患者体温不升,予升温毯、烤灯保暖处理,4小时后肛温缓慢上升至37.3℃。

伤后第31天,患者出现寒战、高热,肛温最高达40.3℃,心率最高145次/分,呼吸最高45次/分,遵医嘱予镇痛镇静、调整抗生素、甲泼尼龙静脉推注等对症处理后,效果不佳,甚至出现一过性血压下降(最低降至89/52 mmHg)、无尿等,遵医嘱拔除右侧股动、静脉置管并做导管细菌培养,结果示:肺炎克雷伯菌、铜绿假单胞菌感染。留置外周静脉置管并遵医嘱调整抗生素,替加环素(100 mg)联合亚胺培南西司他丁(1000 mg)抗感染治疗。

伤后第 35 天,患者拟在全麻下行头部取皮＋躯干扩创植皮术,由于外周静脉条件极差,予留置左股动、静脉置管。为预防导管相关性血流感染的发生,患者分别于伤后第 47 天、60 天常规更换动、静脉置管。由于烧伤这一特殊致伤因素,患者正常皮肤大面积缺失,外周静脉穿刺极其困难,且由于患者病情危重,需反复多次抽取血检验标本,故自患者入院以来,护士反复多次经股动、静脉采血。

伤后第 62 天,患者主诉疼痛,右侧腹股沟出现红肿、皮温高。予局部消毒、禁止有创操作、全身应用抗生素等治疗,效果不佳。

伤后第 63 天,患者右侧腹股沟红肿加剧,并伴有搏动感,B 超检查示:右侧腹股沟动脉瘤(直径 4 cm),请普外科会诊,并急诊行双侧股总动脉自体大隐静脉旁路术＋右侧股动脉瘤切除术。术后予加强换药,禁止经股动、静脉行有创操作,遵医嘱应用抗生素等对症治疗。

伤后第 74 天,患者生命体征平稳,烧伤创面大部分治愈,予停用抗生素,简化治疗。

伤后第 82 天,患者转至普通病房,行康复治疗。

◎ 护理体会

1. **识别高危人群并减少诱发因素**　分析该患者发生股动脉感染性动脉瘤的原因:①患者大面积烧伤致使皮肤黏膜损伤,人体免疫系统第一屏障受损,导致患者机体免疫系统反应紊乱,感染则成为烧伤患者的主要威胁之一,故该患者属于股动脉感染性动脉瘤的高危人群。②大面积烧伤患者体液大量渗出、周围血管收缩,加之心功能、血流动力学改变等,持续血压监测、动脉血气分析成为重度烧伤患者的重要监测手段。股动脉管径粗,定位简单,利于穿刺,是大面积烧伤患者动脉穿刺的首选部位。但反复穿刺易导致局部组织坏死,甚至直接损伤动脉血管壁,容易形成血栓而利于细菌局部附着生长。此外,经创面置管时,穿刺本身亦可以直接将病原菌带入动脉内而引起感染。而穿刺后压迫止血手法不当、时间不足,患者凝血功能紊乱等,均可能造成血肿的发生而诱发感染。股动脉感染性动脉瘤发病率较低,临床上缺乏特异性表现,往往容易忽略,因此,应尽早识别高危人群并了解其高危诱发因素,尽可能减少股动、静脉穿刺置管,密切观察腹股沟有无红肿、疼痛及波动性肿块等,必要时行实验室检查,如血培养阳性、血常规、C 反应蛋白检测等。

2. **规范烧伤患者血液标本采集**　经股动脉反复穿刺置管是诱发感染性动脉瘤的高危因素,因此,规范的血液标本采集至关重要,具体包括:①尽可能经外周静脉抽取血检验标本;②外周静脉条件有限或需采集动脉血气标本时尽量选择表浅动脉,如足背、桡、尺、肱、头皮动脉等;③严格无菌操作并尽可能避开创面穿刺血管;④提高穿刺水平,必要时采取可视化技术,如超声引导下穿刺等;⑤穿刺后正确压迫至不出血,动脉穿刺后应采用大鱼际连续按压穿刺部位 20 分钟以上,不可间断,消瘦患者适当延长压迫时间;⑥必要时详细交接采血部位,避免同一部位反复多次采血;⑦加强评估,询问患者穿刺部位有无疼痛,观察穿刺部位有无肿块形成,有无波动感,穿刺肢体有无活动受限、远端血液循环障碍、栓塞缺血等。

3. **感染性动脉瘤的护理**　一旦发生感染性动脉瘤,应严格执行抗生素治疗,落实气道、肺部、创面、管道等关键环节护理,避免感染加重。烧伤患者处于超高代谢状态,营养支持尤为重要,应加强对患者及家属的饮食宣教,鼓励多进食高蛋白质、高热量、高维生素饮食,必要时予肠内外营养支持。监测患者营养指标,如血浆蛋白水平,及时纠正。密切观察动脉瘤瘤体大小、硬度、局部皮温、颜色变化及患肢血运、波动感,血管杂音等情况。重点观察远端肢体有无皮肤苍白、皮温低、疼痛麻木、动脉搏动减弱或消失等情况。患肢禁止压迫、测血压、实施有创操作等。术前加强宣教,告知患者手术的必要性及术中配合事项。告知患者需保持大便通畅、勿用力排便、勿咳嗽、打喷嚏等,避免腹内压增高引起瘤体破裂。术后保持肢体抬高制动,密切观察术区出血情况,正确加压包扎,遵医嘱落实抗凝治疗,预防血栓形成。

》知识链接

1. **感染性动脉瘤** 感染性动脉瘤是动脉管壁受到病原微生物感染侵袭所形成的一种特殊类型的动脉瘤,根据其解剖部位可将其分为体腔内感染性动脉瘤(胸腔、腹腔),周围型感染性动脉瘤(多位于四肢、颈动脉偶发)和颅内感染性动脉瘤。研究显示,感染性动脉瘤好发于男性,男女比例为(2～4):1,任何年龄段均可发生,其中以老年患者居多,儿童患者则少见。股动脉感染性动脉瘤属于周围型感染性动脉瘤。

2. **感染性动脉瘤的感染途径**

(1) 直接感染或创伤后感染,包括医疗行为中动脉介入操作引起的感染,静脉药瘾或枪伤等穿透性动脉损伤及其继发的感染。

(2) 动脉邻近部位感染,由外而内蔓延至动脉壁。

(3) 血流感染时,菌栓流经中小动脉或大中动脉的滋养血管处形成栓塞,病原菌自栓子释放至血管内膜,进而由内向外感染动脉壁。

(4) 单纯因菌血症形成的感染性动脉瘤,多为动脉粥样硬化斑块继发感染或非感染性动脉瘤继发感染所致。

3. **感染性动脉瘤的诊断**

(1) X线片:少数动脉瘤在正、侧位 X 线平片能显示瘤体壁呈蛋壳状钙化阴影。

(2) 动脉造影:可显示动脉瘤的部位、大小,了解动脉受累的具体范围和侧支循环情况。动脉造影不但能明确诊断,且对拟定手术方案具有一定参考依据。如动脉瘤内有附壁血栓时,动脉造影可显示正常动脉管腔。

(3) 超声检查:B超检查可测定有无动脉瘤、动脉瘤大小和范围,并可作为术前和术后定期随诊检查。

(4) 放射性核素检查:常用于腹主动脉瘤的检查,静脉注射(^{99m}Tc)后,进行闪烁照相,可明确有无动脉瘤,或显示动脉瘤的大小和范围。^{67}Ga-枸橼酸盐扫描或^{131}In 标记的白细胞可显示腹主动脉的局部核素浓聚而提示感染性动脉瘤的存在,多用于反复菌血症而感染灶不明确的病例。

(5) 电子计算机断层扫描:是一种无损伤性检查方法,对诊断体腔内主动脉瘤很有帮助,也可作为定期随诊检查以观察动脉瘤的发展,提供拟定治疗方案的参考依据。

主编述评

烧伤并发股动脉感染性动脉瘤的发生率不高,临床症状不典型且难以识别。但动脉瘤一旦形成,其瘤体发生破裂的概率较高,一旦处理不当,不仅影响局部创面愈合,容易引发菌血症,甚至威胁患者生命。股动脉感染性动脉瘤重在预防,我们需准确识别高危人群并重点掌握其高危致病因素,预防为主,防患于未然。规范烧伤患者血液标本采集,严格无菌操作,加强评估并重点交接班,有利于改善烧伤患者的救治结局。

（冯苹 江佳佳）

参考文献

［1］孙岩,吴学君,张十一,等.感染性腹主动脉瘤的诊疗体会［J］.河北医科大学学报,2021,42(8):959－962.

［2］徐国士,王野,朱志军,等.严重烧伤后右股动脉感染致假性动脉瘤一例［J］.中华烧伤杂志,2005.21(6):441.

［3］朱丽莹,岳巧艳,张彦亮.感染性动脉瘤的诊治进展［J］.中华传染病杂志,2017,35(4):247－250.

［4］刘廷敏,王也,舒自琴,等.大面积烧伤患者合并假性动脉瘤的护理体会［J］.医学信息,2015,05(01):205－206.

［5］程哲,周金武,周洁,等.烧伤患者创面感染的危险因素及病原菌分布［J］.中国感染与化疗杂志,2021,21(3):258－263.

［6］吴红,李凤,席毛毛,等.烧伤患者中心静脉导管相关性血流感染的危险因素研究［J］.中华损伤与修复杂志:电子版,2021,16(4):333－339.

［7］李雪峰,梁帅.四肢难治性感染创面患者皮瓣移植术治疗临床疗效［J］.中国现代医生,2021,59(14):63－69.

［8］陈丽娟,刘丽红,孙林利,等.预防烧伤患者中心静脉导管相关性血流感染的范围综述［J］.中华烧伤杂志,2021,37(10):970－977.

······▶ **病例 53** ◀······

重物砸伤致颅底骨折伴上颚贯通伤

◎ 病史资料

患者,男性,48岁,因重物砸伤头面部,当即意识模糊,双侧外耳道、鼻腔、口腔流出血性液体,眼周伴有瘀血斑,呕吐数次,为胃内容物,立即至医院急诊行头颅、胸腹部CT示:颅底骨折伴脑脊液漏、面部粉碎性骨折、右侧颞颌关节脱位、颜面部皮下异物、咽喉部积血、右侧肋骨骨折、右肺上叶挫裂伤伴血肿形成,拟"颅底骨折伴脑脊液漏、多发伤"收入院,入急诊后行清创、补液、降压、止痛等治疗,效果欠佳,患者出现 SpO_2 降低至80%,心率增快至120次/分,紧急床旁行气管插管,为进一步治疗由急诊转入ICU监护。无既往病史。

◎ 入院诊断

①颅底骨折伴脑脊液漏;②多发伤(面部粉碎性骨折、右侧颞颌关节脱位、上颚贯通伤、右侧肋骨骨折、右肺上叶挫裂伤伴血肿形成)。

◎ 救治过程

患者入室时意识在药物作用下处于朦胧状态,双侧瞳孔等大等圆,直径约为2mm,对光反射存在,经口气管插管23cm在位接呼吸机辅助呼吸。留置胃管,予肠内营养治疗;遵医嘱以机械通气、镇静镇痛、降颅内压、抗感染、营养支持等治疗。

入室第2天,评估患者呼吸情况,考虑患者需长时间机械通气,予床旁行气管切开接呼吸机辅助呼吸。

入室第3天,患者出现体温升高至39℃,并出现呕吐,抽取血培养并行腰椎穿刺留取脑脊液培养,脑脊液培养结果示金黄色葡萄球菌,诊断患者出现颅内感染,予以抗感染、降颅内压、物理降温等治疗。

入室第4天,患者体温为38.7℃,继续予以抗感染、物理降温等治疗。

入室第6天,行口腔护理时发现患者上颚贯通1cm×1cm破溃漏洞,少量漏液,请口腔科医生会诊,予上颚伤口处塞两块油纱条进行引流。分析原因得出患者颅底骨折伴有脑脊液漏,同时伴有上颚贯通伤,从而逆行引起颅内感染。口腔护理及脑脊液漏护理是重点。

入室第7天,医生于上颚贯通伤处予以换药、更换油纱条。其间予以每日上颚处换药、抗感染、营养支持等治疗。

入室第9天,感染基本控制。

入室第10天,遵医嘱暂停镇静药物,评估患者意识清楚,双侧瞳孔等大等圆,直径约为2mm,对光反射存在。

入室第13天,患者脑脊液漏已基本愈合,口腔科医生拔出上颚处油纱条。

入室第15天,在全麻下行颌面多发骨折切开复位内固定术＋颌间牵引＋牙拔除术,术后予以补液、抗感染、营养支持等治疗。

入室23天,患者生命体征平稳,口腔科医生查看患者口腔上颚处伤口已闭合,转入口腔科进一步治疗。

◎ 护理体会

1. **观察与识别病情**　由重物砸伤导致颅底骨折伴有脑脊液漏,同时存在上颚贯通伤较为少见,清醒患者可以从口腔上颚处察觉有液体流出,但该患者由机械通气使用镇静镇痛药物导致不易察觉有液体自伤口处流出,缺少患者主诉,另伤口较隐蔽,外部无明显异常,不易被察觉;且患者使用机械通气,口腔气道分泌物较多,加之自伤口处流出的血液可成为细菌培养基,引起细菌大量繁殖,导致逆行性颅内感染。

2. **脑脊液漏、上颚贯通伤护理**　该患者由颅底骨折导致脑脊液漏,再加上重物砸伤导致上颚贯通伤,故应重点加强脑脊液漏、上颚贯通伤的护理,预防加重颅内感染及肺部感染。

(1) 体位:将床头抬高15°~30°,以减轻脑水肿,减少静脉血回流,从而降低颅内压。

(2) 加强口腔护理:气管切开患者应加强口腔护理,每6小时进行一次口腔护理,防止发生口腔感染。由于该气管切开患者同时存在上颚贯通伤,存在脑脊液漏和伤口处渗血,血液是细菌繁殖的培养基,使口腔细菌大量繁殖,对于该患者除常规口腔护理外,应每日行口腔冲洗,保持口腔清洁。口腔冲洗液种类有0.9%氯化钠、2.5%碳酸氢钠、复方醋酸氯己定等。复方醋酸氯己定有效成分为甲硝唑和氯己定,对革兰阴性菌及革兰阳性菌均具有较好的杀灭效果。氯己定具有弥散作用,可逐渐释放药效,继而起到持续杀菌、抑菌作用。所以对于该患者选择复方醋酸氯己定作为口腔冲洗液。在冲洗过程中应加强无菌操作,保证有效口腔冲洗:①首先应将患者头部抬高15°~30°,头略偏向一侧,防止在冲洗过程冲洗液通过上颚贯通伤处逆流引起感染;②在口腔冲洗前应清除患者口腔、呼吸道分泌物,防止分泌物过多积聚在呼吸道内,在行口腔冲洗时分泌物脱落至肺部,引发感染,同时应禁止插入鼻部进行吸痰;③在冲洗前应测气囊压力是否在正常值范围内(专家共识推荐气囊压力为25~30 cmH_2O),如果气囊压力过小容易在冲洗过程中导致冲洗液、呼吸道分泌物进入肺内,引起肺部感染;④冲洗过程中,助手用无菌注射器抽取复方醋酸氯己定从一侧口角上方不同角度、不同方向缓慢注入口腔,操作者用一次性无菌吸痰管从对侧口角下方抽吸冲洗口腔的液体,一边注入一边抽吸,反复几次,按上述方法冲洗对侧口腔;⑤冲洗完成后,在医生的配合下,对患者进行常规口腔护理;⑥对于气管切开患者,还应加强口腔护理,常规每6小时进行一次口腔护理,防止发生口腔感染,继而引发颅内感染和肺部感染。

(3) 在行机械通气时还应加强呼吸道管理:①加强湿化,保持呼吸道通畅,气道湿化可使支气管黏膜纤毛运动活跃,稀释分泌物;②给予患者翻身扣背、及时清理分泌物,按需吸痰;③在吸痰过程中,应加强无菌操作,同时严禁插入鼻部进行吸痰;④严格无菌操作,气管切开患者每班按气管切开护理常规进行,定期更换呼吸机管路,及时倾倒管道中冷凝水,防止误吸;⑤患者通过鼻饲获得营养,应在鼻饲过程中加强护理,如鼻饲前必须双人确定胃管在胃内,并抽取胃内残余量,在鼻饲过程中应加强巡视,防止因误吸引起肺部感染。

(4) 脑脊液漏合并上颚贯通伤的护理:①加强观察,上颚伤口处在油纱条引流过程中,加强观察油纱条浸湿情况,若脑脊液漏情况严重,及时汇报专科医生;②上颚伤口处于开放状态,口腔细菌较多,极易引起伤口感染,护士在护理过程中及时观察伤口有无破溃感染等症状,同时配合医生及时进行换药;③上颚伤口在愈合过程中,也要加强口腔护理,同时加强营养支持治疗,促进伤口愈合。

知识链接

1. **多发伤** 指在同一致伤因子作用下,引起身体两处或两处以上解剖部位或脏器的创伤,其中至少有一处损伤可危及生命。

2. **颅底骨折** 颅底骨折是由多种外力原因造成颅底几处薄弱的区域发生的骨折。颅底骨折大多数是线形骨折,个别为凹陷骨折,按其发生部位分为:颅前窝、颅中窝、颅后窝骨折。

(1)颅前窝骨折:前额部头皮挫伤肿胀、眼睑和球结膜下瘀血斑、鼻出血和脑脊液鼻漏、嗅觉丧失或视力减退,严重者导致失明。

(2)颅中窝骨折:颞部软组织挫伤和肿胀、耳出血或脑脊液耳漏、面神经或听神经损伤、眶上裂综合征、颈内动脉-海绵窦瘘。

(3)颅后窝骨折:枕部或乳突区皮下瘀斑,多在伤后数小时出现。舌咽、迷走和舌下神经功能障碍或延髓损伤症状。

颅底骨折本身无须特别处理,重点是预防颅内感染,脑脊液漏一般在2周内愈合。脑脊液漏4周未自行愈合,需做硬脑膜修补术(表53-1)。

表53-1 颅底骨折受损情况

骨折部位	脑脊液漏	瘀斑部位	可累计的脑神经
颅前窝	鼻漏	眶周、"熊猫眼"征	嗅、视神经
颅中窝	鼻漏或耳漏	乳突区(Battle征)	面、听神经
颅后窝	无	乳突部、咽后壁	少见

3. **脑脊液漏**

(1)脑脊液漏的诊断:明确的外伤史是诊断前提,脑脊液漏的部位与外伤受力部位直接相关。如"熊猫眼"征提示骨折位于前颅窝底,漏口往往位于额窦或筛窦,脑脊液经漏口流入鼻腔。观察到清亮液体经鼻孔或外耳道流出是脑脊液漏的最直接表现。

(2)确定漏出液为脑脊液的方法:①将漏出液滴于白色吸水纸或纱布上,血迹外有淡黄色晕圈;被浸湿的纱布没有像鼻涕或组织渗出液浸湿、干后变硬的现象;②脑脊液最简单的鉴别方法是使用尿糖试纸,尿糖试纸能够有效地确定是否含有葡萄糖,脑脊液含糖量较高,如测定糖浓度>1.65 mmol/L,可高度怀疑漏出液为脑脊液;③部分中后颅底骨折患者,鼓膜仍完整,脑脊液可经耳咽管流至咽部,患者可自觉有咸味或腥味液体咽下。

(3)脑脊液漏治疗:出现脑脊液漏时即属开放性损伤,重点在于预防逆行性颅内感染。

1)不可堵塞或冲洗,不做腰穿,卧床休息(头偏向患侧,床头抬高15°~30°,有利于漏液流出和静脉回流,降低颅内压。脑组织借助重力作用移向颅底破口处,贴附和堵塞漏口,尽早形成粘连愈合而使漏口闭塞,避免污染的血液、脑脊液逆流入颅内诱发感染,从而促进硬脑膜裂口的愈合。在脑脊液漏早期,合并血性液体流出时,头偏向患侧,防止血液进入颅内;

当漏出液为清亮脑脊液时,头偏向健侧,减少液体流出,减少颅内积气的发生,促进漏口愈合)。

2) 避免用力咳嗽、打喷嚏,给予抗生素(使用可以通过血脑屏障的抗生素,如万古霉素等)。

3) 漏口多在伤后 1～2 周内自行愈合。如仍有脑脊液漏,可行持续的腰大池引流:①可使脑脊液漏的位置逐渐干燥,使漏口发生修复并且逐渐闭合,从而缩短急性期的病程,减少感染发生的概率。②腰大池置管持续引流脑脊液能够降低脑血管痉挛、脑梗死的发病率,缩短患者平均住院天数。③尽快地将血性脑脊液和血管活性物质排出体外,恢复脑脊液循环,减少蛛网膜粘连,减轻脑水肿反应,避免癫痫灶形成;缓慢降低颅内压,提高脑灌注压,改善和促进脑功能的恢复。④腰大池引流置管时间一般 3～7 天,最长 14 天,引流袋不宜过低,引流速度不宜过快,根据头部高低调节引流袋位置,每日引出 150～300 mL 为宜。当引流量<150 mL 时,引流效果不佳,引流期间仍有脑脊液漏的产生;而当引流量>300 mL 时,易导致低颅内压综合征或颅内血肿。

4) 若超过 1 个月仍有漏液,可考虑手术修补硬脑膜。

5) 对伤后视力减退,疑为碎骨片挫伤或血肿压迫视神经者,应争取在 12 小时内行视神经探查减压术。

4. 颚的解剖　颚构成口腔的顶,分隔鼻腔和口腔,颚由硬腭和软腭组成,硬腭位于颚的前 2/3,由上颌骨颚突、颚骨水平板及表现覆盖黏膜构成;软腭位于颚的后 1/3,由肌肉和黏膜构成。鼻腔被鼻中隔分为左右两腔,每侧鼻腔包括鼻前庭及固有鼻腔两部分。固有鼻腔又包括内、外、顶、底四壁。固有鼻腔的底壁即硬腭,与口腔相同,前 3/4 由上颌骨颚突,后 1/4 由颚骨水平部构成。

主编述评

颅底骨折在日常发生率较高,但颅底骨折导致脑脊液漏合并上颚贯通伤较为少见,该案例患者颅底骨折导致脑脊液漏同时伴有上颚贯通伤,由于上颚贯通伤位置较为隐蔽,加上患者使用呼吸机机械通气,未及时发现,脑脊液漏引起逆行性颅内感染,增加了护理难点。因此,减轻颅内感染、预防上呼吸道感染、肺部感染是该患者护理重点。在护理过程中,考虑颅底骨折应加强脑脊液漏的护理,加强机械通气患者口腔护理和气道管理,有利于预防感染、促进疾病恢复。针对该案例需要在临床工作中加强思考,对多发伤患者应加强全面检查,尤其较为隐秘部位,同时对于无法主诉或者昏迷患者更应加强观察,分析思考病情发生变化的原因。

(沈国琴　彭琳)

参考文献

［1］ 朱园园.实施创伤性脑脊液漏患者综合护理干预的效果分析［J］.护理实践与研究,2018,15(4):61-62.

［2］ 侯维维,徐玲芬,周庆.机械通气患者预防呼吸机相关性肺炎的集束化护理［J］.解放军护理杂志,2013,30(23):45-47.

［3］ 陈杰.一例颅底骨折脑脊液漏合并大量鼻出血患者的护理［J］.中文科技期刊数据库(文摘版)医药卫生,2022(7):

0209 - 0211.

［4］詹昱新.颅底骨折致脑脊液漏的临床观察与护理［J］.中国临床神经外科杂志,2013,18(5):310 - 311.

［5］甘燕玲,周海燕.脑脊液鼻漏并发颅内感染患者的护理［J］.护士进修杂志,2014,29(10):914 - 915.

［6］万昌丽,张晓萍,盛海红.腰大池引流在脊柱肿瘤术后脑脊液漏患者中的应用与护理［J］.解放军护理杂志,2009,26(22):38 - 39.

病例 54

车祸后右股骨骨折合并感染性休克

病史资料

患者,男性,45 岁,于 13 天前发生车祸致右股骨骨折、右下肢皮肤软组织破损,遂于外院就诊。行急诊清创术后,予以抗感染治疗,效果不佳。遂转入我院就诊,急诊以"车祸致右侧大腿、髋部疼痛 13 天"收治入院,初步诊断为股骨骨折、肺部感染、感染性休克,后转入重症监护室进一步观察治疗。入院情况:体温 38.5 ℃,脉搏 92 次/分,呼吸 24 次/分,血压 85/50 mmHg,SpO_2 96%,患者意识嗜睡,双瞳等大等圆,对光反射迟钝,精神欠佳,面罩吸氧 4 L/min,生命体征尚平稳,留置导尿,呛咳能力差。全身多处擦伤,右下肢皮肤破损伴有脓液流出。既往有 2 型糖尿病。

入院诊断

①股骨骨折;②肺部感染;③感染性休克;④右侧下肢皮肤软组织感染。

救治过程

患者入院给予面罩吸氧 4 L/min,心电监护示窦性心律,维持循环相对稳定后在全麻下行股骨骨折切开复位内固定术＋右侧肢体创面清创术,术后气管插管接呼吸机机械通气,以抗感染、营养支持治疗,治疗期间患者 SpO_2 偏低逐步下降,维持在 89%～93%,听诊双肺呼吸音布满痰鸣音,给予患者侧卧位胸部物理治疗,按需给予气道内吸痰,吸出大量黄色浓稠痰液,行床旁胸部 X 线片,显示:双肺纹理增多,双下肺炎症。患者右侧肢体肿胀明显,足背动脉搏动弱,皮温凉,给予保暖。术后第 10 天,患者体温过高,最高达 39.5 ℃,血压 80/40 mmHg,查体右侧术区敷料渗出多,伴有脓性分泌物,胸片示肺部感染加重,给予物理降温,每日给予患者冲洗创面及术区换药,伤口引流液培养结果为耐碳青霉烯类肺炎克雷伯杆菌(CRE),患者血肌酐为 280～350 μmol/L,无尿,给予患者行 CRRT 治疗,调整治疗方案,调整抗生素剂量继续予以抗感染治疗。经评估患者骨折情况固定恢复尚可,每日给予患者俯卧位通气,加强物理治疗,患者 SpO_2 逐步维持在 93%～99%。术后第 15 天,患者体温、肾功能指标逐渐恢复正常,停止 CRRT 治疗,复查 X 线片示:肺部情况明显好转。术后第 16 天,经充分吸痰后拔除气管插管,给予面罩吸氧,氧流量 10 L/min,生命体征稳定,SpO_2 95%～99%。

护理体会

1. 创面护理　患者因外伤导致的右股骨骨折伴右下肢软组织感染,护理首要强调细致的伤口观察与评估,重点关注创面的颜色、渗出物的性状、量及其他感染迹象。在创面清洁方面,每日需要按医嘱使用特定消毒液进行轻柔擦洗,并采用无菌技术确保伤口敷料的更换。对于药物治疗,除了严格执行抗生素和其他抗感染药物的使用,还要警惕患者的药物反应和过敏现象。为降低感染扩散风险,护理人员需坚持高标准的手卫生,并规范病房内的消毒程序。在患者功能恢复上,指导其进行适度的床上关节活动以避免关节僵硬,并在医生建议下进行物理治疗,旨在优化血液循环和促进软组织修复。

2. **俯卧位通气治疗**　机械通气患者在常规护理中,多处于仰卧位,俯卧位通气(prone position ventilation, PPV)是将患者由仰卧位转变为俯卧位一种治疗性体位。这种体位能够促使患者背部肺泡复张,肺内血流重新分布,改善氧合,若辅以背部叩击,可增加体位引流的效果,使背部分泌物易于排出,能促进分泌物量,并减少心脏纵隔对下垂肺区的压迫。PPV适用于严重氧合指数功能障碍的患者。诸多研究结果显示,PPV能在某种程度上降低患者病死率。因其具有操作简便、无创、无须特殊设备、经济等优点,在临床上应用越来越广。本例患者病程时间长,呛咳无力,X线片显示肺部感染严重,经俯卧位通气治疗效果显著,但因患者股骨骨折,在俯卧位同时,对患者做好患肢固定及保护,护理难度有所增加。

3. **有效清除呼吸道分泌物**　该患者治疗期间并发重症肺炎,为避免患者使用呼吸机发生呼吸道分泌物滞留,给予按需吸痰、胸部物理治疗并联合俯卧位通气治疗,采取个性化的护理措施:①使用胸部物理疗法促进患者痰液引流:俯卧位通气辅以胸部叩击,促进滞留于背侧的分泌物排除,给予患者间断交替使用手法叩背和 G5 振动排痰机促进痰液排出,使用空心手掌,以手腕为支点,有节奏地叩拍患者背部,叩击手掌离胸壁高度 10 cm 左右为宜,叩拍频率 120～300 次/分。使用 G5 振动排痰机调节 25 Hz,每部位停留 30～60 秒,从一侧到另一侧,从肺底到肺尖,从肺外侧到肺内侧,沿支气管走向进行。用一次性叩击罩保护叩击头,预防交叉感染,每次 10～15 分钟,治疗后给予充分吸痰。②持续气道湿化:使用呼吸机湿化及雾化稀释痰液,其湿化作用均匀、柔和、持久、刺激性小、舒适度高,呼吸机雾化每日 3次,以促进排痰。③分泌物吸引,俯卧位通气后,有利于痰液引流,患者气道内痰液及口鼻腔分泌物由于重力因素也相应增多,给予患者及时有效的吸痰,保持呼吸道通畅。为减小气道黏膜损伤,使用负压＜−150 mmHg,成人选择 10～12F 吸痰管(吸痰管外径≤1/2 气管套管内经),吸痰时间小于 15 秒。吸痰前充分氧合 30～60 秒。吸痰时观察痰液的颜色、性状及痰量,吸痰前后进行肺部听诊评估吸痰效果。

◎ 知识链接

1. **俯卧位通气的适应证**
（1）ARDS 顽固性低氧血症对常规机械通气不能纠正者。
（2）重症 ARDS $PaO_2/FiO_2 \leqslant 100$ mmHg。
（3）当 PEEP≥5 cmH$_2$O, $FiO_2 \geqslant 0.6$ 时,$PaO_2/FiO_2 < 150$ mmHg。

2. **俯卧位通气绝对禁忌证**
（1）未缓解的颅内压增高、脑水肿患者。
（2）尚未稳定的脊髓损伤、骨折(锁骨骨折、面部骨折)、重度烧伤患者等。

3. **俯卧位通气相对禁忌证**　腹腔高压、血流动力学不稳定、孕妇、腹部手术后、较肥胖患者。

主编述评

　　该患者发生股骨骨折后并发症,若未能及时进行有效处置,将危及患者生命。患者发生肺部感染不但需要使用药物,更需要多手段的物理疗法,俯卧位通气治疗技术在顽固性低氧血症患者中效果显著,但针对俯卧位通气患者,往往病情危重,生命体征不平稳,护理重点主要在患者病情的观察和配合医生治疗上,可能在压力性损伤预防与管理、各管道的管理等方面存在经验不足,所以通过对此患者的全程管理,护士应要掌握对不同重症患者风险因素的评估,开展难度较大治疗时的个性化护理管理方案的建立等,是提高救治成功率的重要保障。

(张莉　张霞)

参考文献

［1］王静,张莹,李黎明,等.11 例 ECMO 联合俯卧位通气治疗坠落伤并发重度 ARDS 病人的护理[J].循证护理,2021,7(15):2127-2130.

［2］朱秀梅.安全吸痰护理在 ICU 机械通气患者中的应用效果[J].中国民康医学,2020,9,(32):166-167.

［3］吴利萍.优质护理在股骨干骨折护理中的临床应用[J].中国医药指南,2019,7(17):187.

［4］钟友娣,伍玉娟,李燕云,等.俯卧位通气患者实施规范化护理流程管理的效果评价[J].中国当代医药,2022,7(29):182-184.

［5］赵艳.俯卧位通气在低氧血症中的临床应用及护理现状[J].继续医学教育,2018,32(7):92-94.

［6］李尊柱,杨慧,苏龙翔,等.综合护理干预在 ICU 俯卧位通气患者压疮预防中的应用效果[J].中国医刊,2017,52(9):99-102.

［7］廖浩,宋景春.重症加强治疗病房危重患者俯卧位通气垫的研制与使用[J].中国呼吸与危重监护杂志,2020,19(01):78-80.

［8］彭操,陈秀文,任华.俯卧位通气患者压力性损伤预防的最佳证据总结[J].中华护理教育,2021,18(10):935-941.

［9］郑瑞强,张艺芬,荣子琪,等.1 例 ECMO 联合俯卧位通气治疗坠落伤并发重度 ARDS 病人的护理[J].中华危重病急救医学,2021,33(10):1159-1164.

病例 55

电击伤合并浓硫酸烧伤

病史资料

患者，男性，27岁，因双手接触220 V电流致伤，倒地后打翻98％硫酸瓶，致硫酸泼洒至头面颈、前躯干及双上肢。伤后患者意识不清，数分钟恢复，工友即刻送至当地医院救治，予气管切开、补液、清创、换药、手术等处置。为进一步治疗，于伤后第7天转入我院，急诊拟"烧伤（电击伤、浓硫酸）25％Ⅲ～Ⅳ度全身多处"收治入科。入科时，患者意识清，生命体征尚稳定，精神、饮食情况较差。气管切开处接氧气3 L/min持续吸入，自主呼吸力、排痰力较好。无既往病史。

入院诊断

①烧伤（电击伤、浓硫酸）25％Ⅲ～Ⅳ度全身多处；②双眼化学烧伤；③左耳Ⅳ度烧伤；④左上肢截肢术后。

救治过程

患者入院时查体：头面颈部多处烧伤后残余创面，双眼睑挛缩，左耳烧伤创面大部分结痂，部分耳郭缺失；左上肢截肢术后，部分创面已封闭，锁骨远端外露直径约4 cm，骨质部分坏死，肌瓣近端靠近颈部处多个窦道形成，具体深度不能完全探及，内有大量渗液，黏稠脓性。实验室检查，结果示：白细胞计数13.59×10⁹/L；中性粒细胞85.4％；红细胞计数2.83×10¹²/L；血小板534×10⁹/L；血红蛋白84 g/L；白蛋白31 g/L；肌红蛋白12.4 ng/mL。影像学检查：右肺下叶炎性病灶，左侧锁骨骨折，左侧颈部及腋窝淋巴结肿大，左侧颈肩部软组织肿胀。予报病重，持续心电监护，床旁备呼吸机、简易呼吸器等。因左侧肩部及锁骨区严重毁损，锁骨下动静脉及臂丛神经等重要组织坏死，虽已行预防性结扎血管，但因周围组织进行性坏死，仍需密切观察局部活动性出血情况。

入科第3天，15时，患者左肩部有少量出血，量约100 mL，护士发现立即给予压迫止血后出血停止。21时，患者左肩部再次出血，量约300 mL，立即予压迫止血并换药，出血停止。22时，患者左侧肩部第三次出血，量约300 mL，立即予压迫止血、加压包扎、换药、遵医嘱使用止血药物（维生素K 10 mg肌内注射＋尖稳蝮蛇血凝酶2单位静推），出血停止后予急查血常规、血气分析并遵医嘱予悬浮红细胞400 mL静脉输注。

入科第4天，患者左侧肩部再次发生活动性出血，汇报医生立即予局部压迫、结扎、缝合、电凝止血，出血暂时控制，预估出量约500 mL，出现心率增快，最高达148次/分，血压降至88/37 mmHg等失血性休克症状，遵医嘱予快速补液，完善实验室检查并予输血治疗（悬浮红细胞800 mL、病毒灭火血浆400 mL、冷沉淀20 U）。考虑到短时间内患者左侧肩部频发动静脉活动性出血，严重威胁患者生命安全，完善相关检验检查后，在全麻下行颈肩部血管探查、DSA 栓塞＋左锁骨下静脉缝扎术。术中累积出血量约 400 mL，累积输注悬浮红细胞 1 200 mL、血浆 800 mL、冷沉淀 10 U。术区予缝扎、止血材料填充、局部加压止血、无菌敷料覆盖，密切观察出血情况。手术后未再出现明显活动性出血的情况。

入科第 10 天起，为尽早封闭创面，依照治疗策略，患者先后经历数次清创、换药、取植皮手术。由于患者双眼因电击伤合并浓硫酸烧伤，眼结膜部分缺损，角膜外漏，球结膜及角膜处出现黄色斑块，并伴有分泌物，眼睑瘢痕挛缩导致外翻畸形、闭眼困难，且患者主诉视力下降明显。经专科会诊后，于入科后第 46 天，在局麻下行腹部取皮、左眼睑瘢痕松解植皮眼睑闭合＋右眼睑外翻瘢痕矫正＋局部皮瓣转移术。术后遵医嘱予抗生素眼药水左氧氟沙星滴眼液滴双眼、小牛血去蛋白提取物眼用凝胶外用，透明眼罩保护。入科后第 75 天，患者大部分创面基本愈合，病情平稳，遵医嘱转至普通病区继续行康复治疗。

◎ 护理体会

1. 护士应全面掌握病情　分析该患者左侧肩部频发活动性出血的原因，主要为电击伤合并浓硫酸烧伤这一特殊致病机制，致使患者左侧肩部及锁骨区严重毁损，锁骨下动静脉及臂丛神经等重要组织坏死。另外，电击导致出入口处形成深度的烧伤创面，周围组织、肌肉、血管、神经损伤严重，甚至发生血管栓塞性坏死，极易引起血管破裂而致大出血的发生。护士详细了解病史，明确出入口位置并重点观察。患者入科后多次发生活动性出血，护士均在第一时间发现并及时采取应急处置措施，是保证患者成功救治的重要前提。

2. 继发性出血的识别与处置　继发性大出血是电击伤常见且危急的并发症之一，临床上需密切观察并备好急救设备。准确识别大出血容易发生的部位，如出入口处，局部予暴露，杜绝使用棉垫、被褥等覆盖，以免影响出血情况的观察。床旁备止血急救设备，如止血带、立灯、无菌纱布包、手术止血包、灭菌手套、电凝装置、缝合针线、消毒液等。加强宣教，告知患者尽量放松情绪，避免紧张，勿用力咳嗽、哭叫、屏气等，保持大便通畅。适当限制电击伤肢体活动，搬动时注意动作轻柔，避免因外力引起出血。加强巡视，重视夜间患者入睡后出血情况的观察。加强护士培训，发现活动性出血时立即汇报医生并及时干预，如表浅动静脉出血可予压迫止血；交界部位出血可予纱布、止血敷料填塞，加压包扎止血；四肢出血时可予止血带捆扎近心端（避开肘关节、膝关节）。暂时性止血措施无效时，立即打开包扎创面，清除血块，予电凝、血管结扎、手术等方法彻底止血。遵医嘱使用止血药物并完善实验室检查，必要时输注血制品。

3. 重视眼部化学烧伤后的早期处理　眼部发生化学烧伤后，常有异物感、疼痛、多泪等不适主诉。查体可发现眼睑和结膜有明显的充血、水肿和（或）坏死情况，角膜混浊、水肿，严重时甚至出现角膜穿孔。大多数烧伤患者早期即并发继发性青光眼和（或）白内障，后期可并发眼睑挛缩畸形、眼球萎缩、视力下降等。因此，眼部发生化学烧伤后，应立即就地取材，寻找流动清水，如河水、井水、自来水或矿泉水等，彻底冲洗眼部。冲洗时需转动眼球，翻转眼睑，将眼表化学物质彻底冲出，持续冲洗至少 30 分钟，切忌用毛巾捂住伤眼，尽快送医。

4. 落实电击伤后并发症的观察与护理　胸腹腔脏器损伤、消化道穿孔、心搏骤停、血管、神经、肌肉损伤、气性坏疽等是电击伤后常见的并发症。详细了解病史并迅速确认电击伤出入口，重视无明确出口患者的监护，密切观察患者有无腹部膨隆、腹痛、腹肌紧张等异常情况；予持续心电监护，密切监测心电图、心肌酶谱等检验指标；加强患者意识的判断与评估,对存在昏迷史的患者,除观察生命体征外,还需重点观察有无脑水肿、脑出血及脑膨出等征象;观察有无周围神经(正中神经、桡神经、尺神经)的损伤;监测患者尿量、尿色情况,重点观察患者有无肌红蛋白尿,必要时遵医嘱碱化尿液,防止急性肾衰竭。高压电击伤常导致深部组织损伤,易并发厌氧菌,如破伤风芽孢梭菌的感染,应尽早注射破伤风抗毒素和类毒素并予对症抗感染治疗。

5. 加强心理护理 严重电击伤治疗周期漫长且极易致残,患者容易产生抵触情绪及悲观绝望心理,应充分理解患者,做一位有耐心的倾听者,给予患者精神上的安慰和鼓励。多向患者分享成功救治并有良好转归结局的案例,鼓励患者树立战胜疾病及重返社会的信心。

◎ 知识链接

1. 继发性大出血的特点 出血多发生在伤后 1～3 周,有时亦可延长至伤后 4 周以上。出血多好发于电击伤出入口处或局部组织呈现焦黑坏死部位。伤口内的血管壁通畅已严重损坏,易破裂,且缺乏收缩能力,出血后一般难以自然止血。出血时患者一般无疼痛感,无先兆,容易被忽视。

2. 电击伤伤口特点 一般有出入口,常呈椭圆形,入口处较出口处重,容易炭化形成裂口或洞穴,烧伤常深达肌肉、肌腱、骨周等。外观局部黄褐或焦黄,严重者组织完全炭化、凝固,边缘整齐,干燥,早期疼痛较轻,水肿不明显但在 24～48 小时后,周围组织出现炎症反应和明显水肿。电流穿过皮肤后,迅速沿体液及血管运动(血液含电解质,易于导电),使邻近组织和血管壁损伤,发生变性及血栓形成;电流通过肘、腋或膝、股等屈面可出现"跳跃式"伤口。伤后 1 周左右开始出现进行性组织坏死,伤口扩大加深,严重者往往有成群肌肉坏疽或因血管破裂发生大出血。

3. 化学烧伤的特点 化学烧伤是常见的职业性损伤,具有进行性组织毁损的特性,创面易继发加深导致深度烧伤。化学烧伤可同时对机体造成多种形式的损害,致使蛋白质变性、脂肪溶解,损伤进行性加重使组织再生极为困难。职业性化学烧伤多发生在上肢、头面部,且由于多数化学物质具有较强的挥发性、刺激性,甚至具有毒性等特殊的理化性质,致使化学烧伤的患者更容易并发吸入性损伤、肺部感染、机体免疫功能紊乱,甚至继发脓毒症等。

4. 化学烧伤后早期创面处理 早期处理方式包括:冲洗、中和、清创及全身解毒、排毒。冲洗时应以大量流动水冲洗创面,且冲洗开始越早越好。冲洗时宜选用冷水,不仅可加速散热、减少损害,亦可促使局部血管收缩,减少毒物吸收。一般要求持续冲洗 15～30 分钟,后遵医嘱应用中和剂,以避免应用过早产热而加重组织损伤。对于某些遇水生热的化学物质,如生石灰,则需先拭除沾在创面上的化学物后,方可予清水冲洗。早期创面处理后,需尽快后送。

主编述评

电击伤合并浓硫酸烧伤案例临床罕见,继发性大出血是电击伤患者常见的并发症之一,合并浓硫酸烧伤时,出血风险则进一步增加。详细了解病史并准确识别电击伤出入口是继发性大出血得以及时发现的前提,在此基础上,床旁提前备好相

应的止血设备、药物,加强护士对出血情况的观察及各项止血技术的熟练运用等,
是保证此类患者成功救治的关键技术环节。

（王园　龙悦）

参考文献

［1］Başaran A, Gürbüz K,Özlü Ö, et al. Electrical burns and complications:Data of a tertiary burn center intensive care unit［J］. Ulus Travma Acil Cerrahi Derg, 2020,26(2):222 - 226.

［2］徐清妍,郑玛丽,朱晓燕,等. 眼化学烧伤患者并发症原因分析及急救处理［J］.中华灾害救援医学,2020,8(2):61 - 64.

［3］李丽晖,翟红军,班耀林,等. 高压电击伤并发白内障与青光眼一罕见病例［J］.中华损伤与修复杂志(电子版),2019, 14(6):477 - 478.

［4］施叶雯,郑波,姜媛. 高压电击伤致黄斑神经感觉层损伤一例［J］.中华眼外伤职业眼病杂志,2017,39(6):473 - 474.

［5］韩飞,张月,胡大海.严重烧伤患者脓毒症并发情况及其影响因素分析［J］.解放军医药杂志,2017,29(3):87 - 90.

［6］古兰,王玲,李梦凡,等.电击伤截肢患者综合治疗60例临床观察［J］.陕西医学杂志,2020,49(9):1114 - 1120.

［7］刘丽芸,王淑君,鲁虹言,等.1例100％体表面积深度化学烧烫伤患者的康复护理［J］.中华烧伤杂志,2020,55(5): 762 - 765.

［8］Jonathan Friedstat, David A. Brown, Benjamin Levi. Chemical, electrical, and radiation injuries［J］. Clin Plast Surg, 2017,44(3):657 - 669.

病例 56

腹部外伤合并艰难梭菌感染

病史资料

患者,男性,75 岁,因 3 小时前发生车祸入急诊,急诊 X 线示:膈下游离气体,腹部 CT 示:脾破裂、肠道破裂。入院后,患者意识清,生命体征尚稳定,主诉腹部疼痛,伴左肩疼痛,呼吸时疼痛明显。查体:腹部压痛、反跳痛伴腹肌紧张。既往有高血压病史,口服苯磺酸氨氯地平 5 mg qd,血压控制在 130/80 mmHg。

入院诊断

①脾破裂;②肠破裂;③高血压。

救治过程

患者入院后完善各项术前准备,在急诊全麻下行脾切除＋肠道修补术,术中出血 300 mL,输少浆血 2U,血浆 200 mL。术后转入 ICU,经口插管接呼吸机辅助通气,选用 SIMV 呼吸机模式,潮气量 460 mL,呼吸频率 16 次/分,氧浓度 50％。患者生命体征稳定,体温 36 ℃,心率 72 次/分,呼吸 18 次/分,血压 92/60 mmHg,SpO$_2$ 99％。予抗感染、镇静镇痛、营养支持治疗。

术后第 2 天,患者上午拔管前试机时,呼吸频率增快至 30 次/分,SpO$_2$ 92％。重新予机械通气。下午停呼吸机予吸氧,20 分钟后患者呼吸频率增至 32 次/分,SpO$_2$ 92％,查血气分析氧分压 70 mmHg。医生再次予呼吸机辅助通气。

术后第 3 天,呼吸情况仍未改善,停呼吸机失败,医生予床旁气管切开,呼吸机接气切导管辅助通气。患者肛门排气,留置胃管,予胃管内滴入葡萄糖氯化钠溶液 250 mL。

术后第 4 天,遵医嘱予百普力 500 mL 肠内营养支持治疗。术后第 6 天加至 1 000 mL。

术后第 8 天,患者体温 37.8 ℃,解 4 次水样便,遵医嘱予蒙脱石散剂胃管注入。

术后第 9 天,患者体温高至 38.8 ℃,腹泻加重,次数频繁,为水样便并伴有黏液。

术后第 11 天,粪常规结果示:艰难梭菌感染。

将该患者转至单人间隔离,停肠内营养治疗。遵医嘱予万古霉素 0.125 g 每 6 小时胃管注入。根据药敏试验,将原有的抗生素头孢哌酮改为美罗培南。持续用药 10 天后,患者体温恢复正常,腹泻症状好转。

术后第 20 天,呼吸机停机成功,腹泻未复发,粪检阴性。于术后 26 天转回病房继续治疗。

护理体会

1. **早期肠内营养的必要性及护理** 早期肠内营养的目的不仅是提供营养,更是维持肠黏膜屏障功能。危重患者早期肠内营养开始时间建议为入 ICU 后,各项情况平稳的情况下

24～48 小时内开始。肠腔内的营养物质具有局部的营养作用,可刺激肠黏膜上皮细胞的生长,促进胃肠激素的分泌,从而保持肠道黏膜结构和功能的完整性。对于肠破裂修补术后患者,早期肠内营养可改善术后营养水平及细胞免疫功能,促进肠道康复。该患者在术后第 3 天,肛门排气后开始肠内营养。对于有机械通气的危重患者,肠内营养的护理需要注意营养液输注的温度、速度、胃残余量的监测、床头抬高预防吸入性肺炎、肠内营养并发症的观察与处理等。

2. **早期识别病情变化**　患者脾切除＋肠道修补术后应注意观察有无出血征象,要加强生命体征,尤其是血压的监测,注意患者伤口引流液的色、质、量。一旦发生术后出血的表现要及时向医生报告。另外,术后应监测患者凝血功能情况及血小板情况,必要时遵医嘱使用抗凝药物。观察有无血栓形成。可行腹部 CT 检查有无肠系膜血栓、脾血管血栓等。

该患者由于肠道破裂修补术后,行肠内营养支持治疗,腹泻容易被认为是肠内营养不耐受表现。根据患者病情,初期腹泻时体温稍微升高,粪便呈水样,伴黏液,加上该患者已使用头孢哌酮数日,护士观察到此类情况可向医生报告考虑感染。该患者体温上升较快,第二日达到 38.8 ℃,加上腹泻加重,便立即送粪检,确定病因。

3. **艰难梭菌消毒隔离**　艰难梭菌在医院内主要通过粪-口途径传播,感染患者常见症状为腹泻,患者解稀便、水样便,伴有黏液。粪便中能检出艰难梭菌。患者应置于单人间隔离,门口挂接触隔离警示牌。医生护士在对患者进行诊疗护理活动前后注意手卫生。含醇消毒液对该细菌无效,需选择含氯消毒液或者过氧化氢进行消毒。另外,快速手消毒液不能有效杀灭艰难梭菌,应选择流动水洗手。医生护士进入病房接触患者需戴口罩、帽子、手套,穿隔离衣。患者换下的布类应单独送洗消毒。患者使用的便盆应在 1 000 mg/L 的含氯消毒液中浸泡 30 分钟后清洗。患者的生活废弃物应置于双层医疗废弃物黄色垃圾袋处理。病室环境可用 500 mg/L 的含氯消毒液擦拭,每日 2 次。

4. **维持水电解质平衡**　对于严重腹泻维持水电解质平衡十分重要,该患者由于严重腹泻,解水样便,容易出现容量不足及电解质紊乱的情况。护士应严密监测患者血压、中心静脉压变化。遵医嘱补充容量,定期复查电解质水平,防止诱发低钾血症,应密切监测血钾浓度,注意心电图变化,一旦出现 T 波低平、倒置,ST 段压低,U 波等需及时汇报医生。

◎ 知识链接

1. **抗生素相关性肠炎**　抗生素相关性结肠炎(antibiotic associated colitis,AAC)指应用抗生素或其他抗菌药物引起肠道菌群失调或二重感染所致腹泻性肠道疾病的总称,多发生在应用抗生素治疗的 3～14 天。艰难梭菌感染就是其中之一。艰难梭菌所致的肠炎也是住院患者发生获得性腹泻中最常见的病因。

2. **艰难梭菌实验室检测**

(1) tcdB 基因 PCR 检测。

(2) tcdB 基因 real-time PCR 检测。

(3) 酶联免疫法。

(4) 酶联免疫层析法。

(5) 环丝氨酸-头孢西丁-果糖琼脂(CCFA)常规培养法。

3. **艰难梭菌感染诊断与治疗**

(1) 诊断

1）如果患者出现急性腹泻（24 小时内≥3 次稀便）且无明显的其他解释，尤其是有相关危险因素时（包括近期用过抗生素、住院和高龄），则应疑诊艰难梭菌感染。

2）该疾病实验室诊断需要检出艰难梭菌毒素或检出产毒性艰难梭菌的病原体。室温下，艰难梭菌毒素会降解，在样本收集后 2 小时内可能就无法检出，如果预计实验室检测会延迟，用于检测毒素的样本应在 4 ℃保存。

3）内镜下或组织病理检查显示伪膜性肠炎。

（2）治疗

1）建议口服万古霉素 125 mg，每天 4 次，共 10 天，治疗初次非重度 CDI 感染（强烈推荐，证据质量低）。

2）建议口服非达霉素 200 mg，每天 2 次，共 10 天，治疗初次非重度 CDI 感染（强烈推荐，证据质量中等）。

3）可以考虑口服甲硝唑 500 mg，每天 3 次，共 10 天，治疗低风险患者的初次非重度CDI 感染（强烈推荐，证据质量中等）。

4）推荐万古霉素 125 mg，每天 4 次，共 10 天，治疗初次重度 CDI 感染（强烈推荐，证据质量低）。

5）推荐非达霉素 200 mg，每天 2 次，共 10 天，治疗初次重度 CDI 感染（有条件推荐，证据质量很低）。

6）暴发性 CDI 感染患者应接受药物治疗，包括充分液体复苏，并在 48～72 小时内每 6小时口服万古霉素 500 mg（强烈建议，证据质量很低）。同时，可以考虑每 8 小时注射500 mg 甲硝唑作为联合治疗（有条件推荐，证据质量很低）。

7）对于肠梗阻患者，使用万古霉素灌肠（500 mg 每 6 小时）可能是有益的（有条件推荐，证据质量很低）。

8）建议对抗生素治疗的重度和暴发性 CDI 感染复发患者，应考虑行粪菌移植（FMT），特别是当患者被认为是较差的手术候选人时（强烈推荐，证据质量低）。

9）建议非达霉素、万古霉素或甲硝唑初次治疗后首次复发患者，采取逐渐减量/脉冲式给予万古霉素（强烈建议，证据质量很低）。

10）建议初次服用万古霉素或甲硝唑后首次复发感染的患者使用非达霉素（有条件推荐，证据质量中等）。

主编述评

　　艰难梭菌肠道感染为常见临床抗生素相关性肠炎，起病初期不容易与普通腹泻鉴别。化验结果需要一定的时间。危重症患者由于免疫力低下，长期使用抗生素，更易发生艰难梭菌相关性肠炎。一旦发生，除了早期识别，尽早送检标本确诊，还应及时做好院感防控，避免传染其他危重患者。护士应具备相关感控知识，加强相关培训，掌握全面的消毒隔离技术，护士长在安排护理人员时也应注意与其他患者护理人员区分开。

（刘霄）

参考文献

［1］金彦. 1例DCD肾移植受者术后艰难梭菌感染相关性腹泻的护理［J］. 实用器官移植电子杂志,2018,6(01):54-56.

［2］刘晓一,刘畅,凌云映,等. 艰难梭菌感染与相关危险因素分析［J］. 中国研究型医院,2020,7(05):52-56.

［3］范回生,束振华. 针对性护理措施在预防院内艰难梭菌相关腹泻中的作用［J］. 护理实践与研究,2016,13(20):42-43.

［4］Kelly C R, Fischer M, Allegretti J R, et al. ACG clinical guidelines: prevention, diagnosis, and treatment of clostridioides difficile infections ［J］. Am J Gastroenterol, 2021,116(6):1124-1147.

［5］刘笑舒,廖凤,李文革,等. 艰难梭菌五种实验室检测方法的评价［J］. 疾病监测,2017,32(04):351-354.

······ **病例 57** ······

坏死性筋膜炎合并脓毒性休克

◎ 病史资料

患者，男性，77岁，1周前无明显诱因下出现臀部肿痛，当时未重视、未治疗。3天前，患者症状加重，出现食欲减退、腹泻，并因摔倒就诊于我院骨科，超声提示：臀部皮下脂肪散在强回声，骨化肌炎可能，建议保守治疗。就诊当日下午患者出现双下肢乏力，在家中摔倒后无法站立行走，当时意识清，能应答。半小时后120送至我院急诊，意识模糊，查体发现患者肛周及会阴可见大面积红肿，部分皮肤发黑伴恶臭。急诊予以抗感染、补液、升压、面罩吸氧等对症治疗后患者未见明显好转，出现血压持续降低，呼吸、心率加快，双下肢花斑，遂予以紧急气管插管，加大补液及血管活性药物剂量，待患者生命体征稳定后行"会阴脓肿切开引流"术，为进一步治疗术后转入ICU。患者既往有高血压、糖尿病。

◎ 入院诊断

①坏死性筋膜炎；②脓毒症休克；③多器官功能衰竭。

◎ 救治过程

患者术后予以经口气管插管接呼吸机辅助通气（模式：AC—VC，VT 0.45 L，f 16次/分，FiO_2 90%，PEEP：8 cmH_2O），双肺呼吸音粗，未及明显干湿啰音，腹软，无隆起，无肌紧张，双下肢无水肿，远端可见轻度花斑。阴囊肿胀、恶臭、皮肤发黑，皮下捻发感明显，睾丸、附睾无明显肿胀，会阴部切开、纱布填塞引流中。入院第2天医生予床边留置鼻胃管接胃肠减压，因患者肾功能不全、无尿，留置左颈血透管行CRRT，右桡ABP及左下肢PICCO持续监测。积极补液、胰岛素控糖、抗炎、抗感染、维持电解质平衡、予营养支持治疗后未达到预期疗效，创面仍大量渗血渗液，脓液及分泌物NGS可见多种G^-、G^+及厌氧菌，PCT 28.36 ng/mL。请骨科、泌尿科、普外科、麻醉科全院大会诊协助治疗并行"阴囊切开引流＋阴囊坏死组织切除术＋后腹腔引流术"。术中切开后可见皮下灰黑样坏死组织，伴恶臭，给予清除皮肤及皮肤下，睾丸肉膜等部位的坏死组织，前列腺两侧疏松组织间隙，可见大量坏死组织和脓液流出，腹直肌近耻骨侧部分坏死，膀胱前脂肪层内大量坏死伴大量脓液，予双氧水和生理盐水反复清洗创面。左侧睾丸及精索已发黑坏死，结扎精索后予切除。予下腹部放置4根负压引流管，予耻骨上膀胱直视下造瘘并留置膀胱造瘘管。术后患者持续镇静，双侧瞳孔2 mm，对光反射迟钝，球结膜水肿，全身多处瘀斑（为双上肢末梢、双下肢及双下肢末梢，且面积较前增加，腹部软，可见瘀斑），会阴部臀部手术敷料覆盖，渗出大量臭味脓性分泌物。予以血浆、蛋白红悬等治疗，但患者大剂量血管活性药物维持下血流动力学无法稳定，持续CRRT无法纠正酸中毒，于入院第3天17：11患者出现突发心率下降至0次/分，血压及血氧饱和度测不出，即刻予以阿托品静脉推注兴奋窦房结并同时予以肾上腺素反复静推强心(家属已签字放弃电除颤及胸外按压等有创抢救)、调整去甲肾上腺素等泵注速度等抢救无效。于 18:11 患者呼吸心跳停止,大动脉搏动消失,双侧瞳孔散大固定,心电图呈一直线,医生宣告临床死亡。

护理体会

1. 创面护理

(1) 一般处理:坏死性筋膜炎伤口大、创面深、渗出多,要及时更换敷料、衣裤,保持床单位清洁、干燥;每日温水擦拭周围皮肤;用软垫将伤口周围皮肤垫起并定时更换位置。

(2) 创面观察:正常情况下创面应呈新鲜红润状态,说明血运良好;如创面苍白,说明营养血管栓塞;如创面灰黑色,说明创面有坏死,应进一步清创。观察分泌物的性质、颜色、气味、量;观察手术创面周围皮肤,包括皮色、温度、弹性、触痛觉、血运及肢体活动情况,以判断溃烂是否向周围蔓延。该患者伤口创面较大,渗液多,血运差,术后第 2 天即开始换药,每日 1 次,坏死组织及分泌物多时要随时换药,彻底清除脓性分泌物及坏死组织是换药的重点。

2. 消毒隔离

患者病情较为严重,抵抗力相对较差(WBC 13.55×10^9/L,PCT 28.36 ng/mL),坏死组织散发出特殊的臭味,留取伤口分泌物培养:脓液及坏死物 NGS 可见多种革兰阳性、革兰阴性及厌氧菌,给予床边接触隔离。室内定时每天 2 次使用空气消毒机对病室进行消毒,消毒时关闭门窗,减少人员走动,各个位置每天用消毒剂进行多次擦拭。换药时严格遵循无菌操作,先换清洁伤口,再换感染伤口。换药后敷料及一次性物品生活垃圾进行密闭分类处理。提升病室的管理绩效,严格探视管理;医务人员严格执行无菌操作及手卫生。

3. 高热护理

监测体温变化,休克恢复前避免测量耳温。患者肛温 38.9 ℃,遵医嘱予物理降温,冰毯使用中需妥善固定测温探头,应用棉垫做好肾区保护,冰毯使用前全面检查,确保正常运行。冰袋物理降温时保持冰袋冷却,防止滑脱,保障降温有效性。

4. 休克管理

观察患者甲床、面色及四肢湿冷好转情况,观察足背动脉搏动情况。遵医嘱监测 CVP,保障 PICCO 管路通畅;观察记录每小时尿量,注意电解质指标。

5. PICCO 护理

(1) 保持导管通畅:保证 PICCO 导管的连接通畅,避免打折、扭曲,并予妥善固定。导管内无血液反流,保证加压袋的压力维持在 300 mmHg 以上,并每 30~60 分钟冲管 1 次,如导管内有凝血而发生部分堵塞而导致波形异常,应及时抽出血块加以疏通。冲洗管道严防空气进入。

(2) 防止导管感染:严格遵守无菌操作。患者动脉导管置入处每两天更换敷贴,如有污染、渗血及时更换,三通管及换能器接头保持无菌。观察穿刺处有无红肿、渗血。做好相关导管护理及患者排泄管理。遵医嘱予抗生素抗感染。一般 PICCO 导管留置时间可达 10 天,若患者出现高热、寒战,应立即拔除导管,并留导管尖端做细菌培养。

6. 并发症观察

密切观察患者术肢足背动脉搏动,每 1~2 小时观察患者的患肢感觉、肿胀情况,肢体远端的皮肤颜色、温度等情况。如肢体局部张力大,影响远端血运,要及时报告医生,切开减压,及时引流。测量腿围,观察有无肢体肿胀和静脉回流受阻,以尽早发现下肢有无缺血情况。一旦发现患者术肢足背动脉搏动较弱、皮肤温度明显低于另一侧,立即采取保温、被动活动肢体等措施。

知识链接

1. **坏死性筋膜炎的概念**　坏死性筋膜炎是一种临床上少见的、由多种细菌感染引起的软组织大范围、快速坏死性的危重病症。常为多种细菌的混合感染，包括革兰阳性的溶血性链球菌、金黄葡萄球菌、革兰阴性菌和厌氧菌。

2. **坏死性筋膜炎的发病机制**　细菌感染沿着筋膜组织迅速广泛地潜行蔓延，引起感染组织广泛性地炎症充血、水肿，继而皮肤和皮下的小血管网发生炎性栓塞，组织营养障碍，导致皮肤缺血性坑道样坏死，甚至发生环行坏死。镜检可见血管壁有明显的炎性表现，真皮层深部和筋膜中有中性粒细胞浸润，受累筋膜内血管有纤维性栓塞，动、静脉壁出现纤维素性坏死，革兰染色可在破坏的筋膜和真皮中发现病原菌，肌肉无损害的表现。

3. **坏死性筋膜炎的临床表现**

（1）片状红肿、疼痛：早期皮肤红肿，呈紫红色片状，边界不清，疼痛。此时皮下组织已经坏死，因淋巴通路已被迅速破坏，故少有淋巴管炎和淋巴结炎。感染 24 小时内可波及整个肢体。个别病例可起病缓慢、早期处于潜伏状态。受累皮肤发红或发白、水肿，触痛明显，病灶边界不清，呈弥漫性蜂窝织炎状。

（2）疼痛缓解，患部麻木：由于炎性物质的刺激和病菌的侵袭，早期感染局部有剧烈疼痛。当病灶部位的感觉神经被破坏后，则剧烈疼痛可被麻木或麻痹所替代，这是本病的特征之一。

（3）血性水疱：由于营养血管被破坏和血管栓塞，皮肤的颜色逐渐发紫、发黑，出现含血性液体的水疱或大疱。

（4）奇臭的血性渗液：皮下脂肪和筋膜水肿、渗液发黏、混浊、发黑，最终液化坏死。渗出液为血性浆液性液体，有奇臭。坏死广泛扩散，呈潜行状，有时产生皮下气体，检查可发现捻发音。

（5）全身中毒症状：疾病早期，局部感染症状尚轻，患者即有畏寒、高热、厌食、脱水、意识障碍、低血压、贫血、黄疸等严重的全身性中毒症状。若未及时救治，可出现弥散性血管内凝血和中毒性休克等。

5. **治疗**　治疗原则是早期诊断，及时彻底清创，应用大量有效抗生素和全身支持治疗是提高治愈率的关键。

（1）联合应用抗生素。

（2）彻底清创引流：是治疗成功的关键，手术应彻底清除坏死筋膜和皮下组织。

（3）支持治疗：纠正水、电解质紊乱，贫血和低蛋白血症者，可输注血制品，鼻饲或静脉高营养等保证足够的热量摄入。

（4）并发症的观察：在治疗全程中应密切观察患者血压、心率、尿量、血常规、血气分析值等，及时治疗心肾衰竭，预防感染性休克、DIC 的发生。

（5）高压氧治疗：近年来，外科感染中合并厌氧菌的混合性感染日益增多，而高压氧对专性厌氧菌有效。

主编述评

　　肛周坏死性筋膜炎是一种由多种细菌协同作用导致的严重、少见、快速进展的以肛周和会阴三角区筋膜坏死为特征的暴发性感染性疾病。患者入院时已出现多脏器功能衰竭、脓毒性休克,考虑患者臀部及阴囊组织坏死严重伴感染,受累范围大,病情进展急速,虽已积极行生命体征及脏器功能支持,并行感染灶控制,但多脏器功能衰竭仍未好转,严重酸中毒无法纠正,并渐出现血管张力和对血管活性药物反应力持续下降,既往糖尿病、高血压等基础疾病,感染难以控制,死亡结局不可避免。尽管抗生素的使用让感染性疾病得以有效控制,但是本病病情发展迅速,不及时处理,死亡率高,尽早处理,尤其是手术干预彻底清创仍然是降低死亡率的有效措施。

(周田　张琦)

参考文献

[1] 曹永丽,王文航,杨维维,等.五例急性肛周坏死性筋膜炎患者的手术治疗效果及护理体会[J].中华结直肠疾病电子杂志,2015,4(06):669-672.

[2] 陈芳.一例会阴部皮肤感染并发腰腹壁急性坏死性筋膜炎患者的护理[J].天津护理,2018,26(01):96-97.

[3] 金绍兰.肛周坏死性筋膜炎的创面护理思路与经验[J].云南医药,2021,42(06):597-599.

[4] 谢肖霞,吴丽萍.7例大面积急性坏死性筋膜炎的围手术期护理[J].中国临床护理,2021,13(05):330-332.

[5] 刘士英.坏死性筋膜炎1例[J].中国肛肠病杂志,2021,41(09):30.

第 9 章 其他危重症

···· 病例 58 ····

腹膜后肿瘤联合脏器切除

病史资料

患者,女性,43 岁,2014 年于院外行腹膜后肿瘤切除术,2023 年 10 月外院复查 CT 示 "腹膜后肿瘤复发,累及右髂动脉"现为进一步治疗来我院就诊,2021 年 11 月 15 日步行入科,生活能自立,全身皮肤完整。心脏超声示:心脏各房室大小正常、左心室肌顺应下降、左心室收缩功能正常。心电图示:窦性心律、ST 段压低,逆时针转位。

入院诊断

①腹膜后占位;②腹腔积液;③右输尿管双 J 管植入术后。

救治过程

2021 年 11 月 22 日在全麻下行腹膜后肿瘤联合脏器切除术＋右侧髂动静脉人工血管置换术,术中出血约 12 000 mL,输注红细胞悬液 4 800 mL,血浆 2 400 mL,冷沉淀 40 U,血小板 10 U。因病情需要转至 ICU, 11 月 25 日由 ICU 转回泌尿外科,留置胃管 1 根在 50 cm 处,颈内静脉置管一根在 13 cm,留置腹腔引流管一根,盆腔引流管一根,导尿管一根。遵医嘱给予消炎、保胃、止痛、营养支持治疗,11 月 28 日遵医嘱停心电监护、拔除导尿管、腹腔引流管及胃管各一根。胃管拔除后第 2 天患者出现剧烈呕吐,呕出约为 400 mL 的草绿色胃内容物,遂遵医嘱留置胃管 1 根,在 50 cm 处,24 小时引流量为 1 500 mL。遵医嘱禁食,给予腹部理疗、促进胃动力治疗,以及胃液回输。12 月 3 日起患者胃管引流量持续减少,12 月 10 日遵医嘱拔除胃管,患者顺利出院。

护理体会

1. 胃排空障碍护理

(1) 饮食护理:严格禁食,并为患者及家属讲解禁食的目的与重要性。

（2）体位护理:鼓励患者卧床期间经常改变体位,病情许可的情况下尽早下床活动,以增强胃肠道功能恢复。

（3）胃肠减压护理:胃肠减压留置成功后要将其妥善固定,做好口腔、鼻腔及呼吸道的护理,密切观察并做好交接记录。该患者意识清,指导患者咀嚼口香糖,以减少咽喉疼痛、口腔干渴等不适,减少剧烈活动,避免胃管打折、扭曲等意外发生,避免牵拉胃管造成胃管滑脱等护理不良事件的发生。

（4）营养支持:行胃肠减压的患者很容易出现水、电解质紊乱,造成营养不良,需要根据医嘱静脉补充热量与电解质,纠正水、电解质紊乱和酸碱失衡,根据每日出入量进行补液,保证患者营养物质的供应和水、电解质平衡。

（5）红外线等微波治疗:患者取仰卧位或者侧卧位,暴露腹部,每天可照射 2～3 次,每次照射时间 20～30 分钟,以疼痛缓解为宜。观察照射部位皮肤及腹胀缓解情况。

（6）药物护理:遵医嘱用新斯的明 1 mg 双侧足三里穴位注射,注意用药禁忌,用药后密切注意患者脸色、心率的变化,腹部体征、症状。

2. 胃液回输的护理　胃液回输是将回收的胃液进行过滤,并将过滤后胃液混合肠内营养液输入,最终进入肠内。由于胃液中的胃酸含有大量的电解质和消化酶,能够促进肠内营养剂的吸收和利用,提高肠内营养效果,降低肠功能障碍,保护肠黏膜,避免肠源性感染的发生。

（1）胃液收集与过滤:每 4 小时收集 1 次胃肠减压器内胃液,利用双层无菌纱布过滤收集的胃液。

（2）胃液回输:采用肠内营养液输入器,将回收的胃液,以 20～100 mL/h 速度通过鼻空肠管回输入患者消化道,温度应保持在 36 ℃左右,输注过程中应密切观察患者意识并监测患者生化指标。

知识链接

胃排空障碍　是指各种原因导致的胃排空延迟,是腹部手术常见的并发症之一,发生率概率很小。胃排空障碍常继发于胃大部切除术及胰十二指肠切除术等,少数继发于腹腔其他手术,也可能继发于某些疾病,主要是手术激活了抑制性交感神经反射系统,使胃交感神经活动增强,胃肠动力受抑,残胃弛张无力,不能通过蠕动将食物排入空肠内。胃排空障碍的治疗首先要加强基础疾病的治疗、调节饮食和静脉营养,进一步的治疗可通过药物、针灸、胃电起搏等措施改善症状,促进胃排空。部分严重胃排空障碍患者甚至需行全胃切除术以缓解症状。常用药物有甲氧氯普胺(胃复安)、红霉素、西沙必利、多潘立酮等。

主编述评

　　腹膜后肿瘤联合脏器切除后患者病情危重,出血、感染等并发症的发生率较高,护士必须要学会评估风险、做出预判、采取相应预防措施,一旦发生能够准确处置,是提高救治救治成功率的重要保障。

（孟宪丽）

参考文献

［1］ Mcdermott M. Inflammatory myofibroblastic tumour［J］. Semin Diagn Pathol, 2016,33(6):358 - 366.

［2］ 赵曦瞳,岳松伟,程强,等.不同病理分型炎性肌纤维母细胞瘤 CT 表现分析［J］.中华医学杂志,2017,89(1):43 - 46.

［3］ 张鑫,王宝胜.胰十二指肠切除术后胃排空障碍的危险因素分析及治疗［J］.中国医科大学学,48(6):538 - 541.

［4］ 方小萍,许勤.胰十二指肠切除术后胃排空障碍患者的流程管理［J］.护理学杂志,2014,14(20):20 - 22.

［5］ 刘祥,侯建根,王城.加速康复外科对胰十二指肠切除术后胃排空障碍影响的 Meta 分析［J］.中国现代医药杂志,
2020,22(2):20 - 26.

［6］ 晁霞.胃液回输对促进腹部手术患者术后胃肠道功能恢复的效果及护理［J］.临床合理用药,2015,8(6C):154 - 155.

［7］ 谢文勇,刘以俊,张大方,等.老年患者胰十二指肠切除术后并发症及危险因素分析［J］.中华普通外科杂志,2018,33
(10):842 - 844.

［8］ 李广华,叶锦宁.术后胃瘫的治疗进展［J］.消化肿瘤杂志,2018,10(3):134 - 139.

［9］ 李华驰,熊治国,王子豪.右半结肠切除术后胃瘫的高危因素分析及治疗［J］.中华实验外科杂志,2021,38(7):1345 - 1348.

病例 59

药物性溶血

病史资料

患者,女性,37 岁,因"双侧听力下降 20 年,发现右侧小脑角占位 1 周"入院治疗,完善术前检查,在全麻下行"经迷路入路右侧听神经瘤切除＋腹部脂肪填充术＋双侧人工耳蜗植入术",术后患者恢复良好,意识清、可进食,下床活动自如。术后第 8 天,患者突发意识不清,呼之不应,面色苍白,肢体无自主活动,心率 90 次/分,指脉氧 90％,血压 95/58mmHg,指尖血糖 12.5 mmol/L,瞳孔等大等圆 2.5 mm,对光反射迟钝。经多学科会诊后,行颅脑 CT、胸部 CT 排除脑出血、脑梗死及肺栓塞后,转入 ICU 行进一步治疗。

入院诊断

①右侧脑桥良性肿瘤;②双侧感音神经性聋;③经迷路入路右侧听神经瘤切除、双侧人工耳蜗植入术后;④急性溶血性贫血。

救治过程

患者入 ICU 时气促,呼吸波动在 35～45 次/分,SpO$_2$ 90％,心率 140 次/分,脉压＜30 mmHg,皮肤湿冷,末梢循环差,无法触及外周血管。予 8 L/min 高流量面罩吸氧,颈外静脉平衡液快速补液扩容,并留置测温导尿管,未见尿液引出。随后,患者突然血压、血氧饱和度测不出,心率降至 80 次/分,膀胱温度 36 ℃,皮肤、双下肢可见花斑(图 59 - 1),立即行紧急气管插管,呼吸机辅助呼吸,去甲肾上腺素 0.8 μg/(kg·min)泵推支持循环。留置右锁骨下静脉置管,行抗休克治疗;留置右股动脉置管行经肺热稀释技术和脉搏波型轮廓分析(PICCO)血流动力学监测;留置左股静脉行床旁血浆置换术(PE)＋连续肾脏替代治疗(CRRT)。患者循环暂稳后,留取血标本时管壁可见明显"血碎片"(图 59 - 2),导尿管中见酱油色液,考虑急性溶血,予地塞米松 5 mg 肌内注射,输液扩容,碱化尿液等对症治疗,查直接抗人球蛋白试验(Coomb 试验)结果抗 C3 阳性,凝血酶原时间 19.2 秒(↑),快速 C 反应蛋白 55.06 mg/L(↑),白细胞 32.2×10^9/L(↑),血红蛋白 38 g/L(↓),血小板 41×10^9/L(↓)。核查患者各项药物医嘱,术后连续 8 天予头孢曲松钠 1 g qd 进行抗感染治疗,经输血科、药剂科、肾内科、重症医学科多学科联合会诊。予 3 次 PE＋CVVH 治疗,改隔天行 CRRT 治疗。

入 ICU 第 3 天,遵医嘱停用去甲肾上腺素微泵;第 6 天,患者直接 Coomb 试验转阴性,尿色转黄(图 59 - 3);第 8 天拔除气管插管恢复自主呼吸;第 10 天恢复正常饮食;第 12 天凝血功能改善;第 38 天转回普通病房。

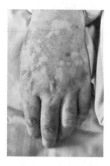

图 59-1 皮肤花斑

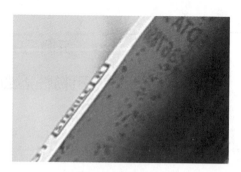

图 59-2 "血碎片"

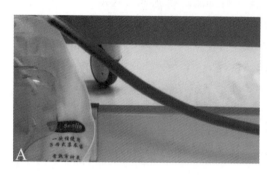

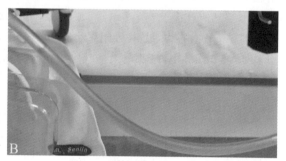

图 59-3 A. 酱油色尿(入室当天);B. 正常色尿(入室第 6 天)

护理体会

1. **观察与识别药物性溶血** 据报道口服或使用抗菌药物均可诱发溶血性贫血(antibiotics-induced hemolysis anemia,AIHA),用药后最短 5 分钟即出现溶贫症状,最长至 21 天,大部分患者发生在用药后 1 周内,而发生溶血性贫血的症状非常不特异,可表现为发热、寒战、疲劳、腰背疼痛、皮疹等,易误认为由原感染疾病所致。酱油尿为相对特异性症状,但仅约 1/3 出现酱油尿,且 40% 有酱油尿的患者并非在早期出现,而是在已经出现了溶血性贫血的其他症状后出现,存在滞后性。本例患者术后开始使用头孢曲松钠进行抗感染治疗,于用药第 6 天出现腰痛主诉,第 7 天发生昏迷、低血压休克、手脚冰冷、四肢末端皮肤苍白、酱油色尿等溶血反应,重度贫血,直接 Coomb 试验阳性。结合患者术前及术后用药情况,常见引起 AIHA 的抗菌药物,考虑为头孢曲松钠引起的溶血性贫血,临床及时停药并进行相关对症治疗。因此,在药物使用中,临床护士需要掌握常用药的药物作用及不良反应,加强观察。

2. **纠正低体温状态** 对于危重创伤患者而言,低体温状态会造成患者预后较差。该患者入室时呈四肢湿冷,皮肤花斑逐渐严重的休克状态,加上患者在 PE 及 CRRT 治疗中的温度丧失,患者核心体温不易维持于 36 ℃,因此给予患者复温、保温措施。由于患者早期呈无尿状况,而尿流率是影响测温导尿管测量膀胱温度的因素之一,患者双耳手术无法进行耳温测量,因而同时持续测量了患者的鼻咽温度,以此严密监测患者的体温,每小时记录。并在输血、输液时采用加温输液装置,间断性使用复温毯将患者核心体温维持在 36～37 ℃。

3. 床旁血液净化的护理　对于严重 AIHA 患者,必要时需进行床旁血液净化治疗。本例患者于入室第 1 天起在肝素钠全身抗凝下进行 PE 2 小时＋CVVH 12 小时治疗,PE 治疗前予地塞米松 5 mg 静脉推注以降低透析中过敏概率。3 次 PE＋CVVH 后,改 CVVH 治疗。因患者肝素相关基因检测提示肝素相关血小板减少概率为正常 20 倍,第 6 天起改予枸橼酸钠局部抗凝下行 CVVH 治疗。治疗过程中,做到专人护理,严密监测患者的容量及血压变化,实时记录患者的生命体征情况。根据抗凝方式严密监测血滤中的各参数、ACT、血钙情况。观察滤器及管路内血液颜色,保持患者体外血管通路通畅、抗凝有效。

4. 皮下血肿的护理　由药物性溶血引起的红细胞破坏、血小板下降,患者入科时,患者右侧胸部、右侧手臂有 10 cm×20 cm 大面积的皮下血肿,表现为疼痛、肿胀、皮肤硬结、皮下瘀斑。早期患者凝血功能异常,予 25％硫酸镁于血肿处每 2 小时间断湿敷(湿敷程度以纱布不滴水为宜),最上端覆盖清洁保鲜袋,以减缓湿敷液的蒸发结晶。并利用梯形枕,将整个右手臂、右侧胸部呈梯形抬高,协同一起作用于消除血肿。入室 1 周患者凝血功能改善后,采用如意金黄散于血肿处外敷,将如意金黄散调成糊状,均匀涂于患处,涂抹面积以超过血肿患处 3 cm 为宜,涂抹厚度为 1～2 mm,涂抹的同时对血肿处进行轻抚,约 2～3 分钟,随后使用保鲜膜包裹,每 4 小时更换。患者出科时,VAS 疼痛评分降至 1 分,皮肤变软,皮下肿胀、皮下瘀斑得到显著改善。

5. 语言沟通障碍情况的对策　因患者本身存在听力障碍,术后又遭遇 AIHA 的打击转入重症监护病房,使患者与家属出现需分离状况,因此及时、有效做好患者与家属的解释沟通工作,取得患者家属的支持与配合十分重要。患者在重症监护病房治疗期间,护理人员制作了护患沟通板,针对患者的特殊性,将语言转化为文字的形式,以与患者进行实时交流,同时医生也及时将患者的疾病进展告知家属。患者病情的稳定后,增加了家属陪伴的时间,取得患者的积极配合,使得各项治疗措施得以顺利实施。

▶▶ 知识链接

1. 相关定义

(1) 溶血性贫血:是由红细胞过早破坏、破坏过多引起的贫血,可发生在许多疾病中,如血红蛋白病、自身免疫性疾病、感染或对药物或输血反应后。

(2) 药物性溶血(drug-induced hemolytic anemia, DHA):由特定药物引起的红细胞损伤后溶血,可分为药物氧化性溶血、药物免疫性溶血、非免疫性溶血三类。

(3) 药物诱导的免疫性溶血性贫血:药物诱导的免疫性溶血性贫血(drug-induced immune hemolytic anemia, DIHA)是患者使用某种药物后,机体产生了药物抗体导致红细胞被破坏而引起的溶血性贫血。严重的药物性免疫性溶血性贫血以氧化损伤红细胞的形式引起血栓性微血管病变,从而导致血管内溶血,危及患者生命。DIH 可以分为急性血管内溶血或血管外溶血。发生时间从使用药物 1 小时内到 2 周不等,主要集中在使用药物 1～2 周。患者主要表现为 Hb 下降、LDH 升高、乏力,严重者还会引起肾衰竭、DIC 甚至死亡。其中致命性的损害占 19％。主要常见药物为抗菌药物、非甾体抗炎药物及化疗药物。最重要的治疗方法为及时停药。

(4) 抗菌药物诱发溶血性贫血:引起 AIHA 的抗菌药物种类相当广泛,病例报道多为 β内酰胺类抗菌药物,涉及头孢菌素、青霉素、喹诺酮及大环内酯类抗菌药物。最常见为二代及三代头孢菌素,其中最常见为头孢曲松、头孢替坦及头孢唑肟。

2. 诺氏评估量表 诺氏(Naranjo)评估量表(表 59-1)是由加拿大药物学家 Naranjo 等首先提出,是药物不良反应研究的有效工具,对评估和确定药物使用与药物不良反应之间的因果关系具有重要作用。诺氏量表由事先设置既定分值的 10 个医学相关问题构成,主要用于评价和确定药物使用与药物不良反应之间的相关性。根据诺氏评估量表可明确将药物不良反应划分为"确定的(definite)""很可能的(probable)""可能的(possible)""可疑的(doubtful)"4 类,并附各项下具体分值及医学意义的独立问题。

表 59-1 诺氏评估量表

相 关 问 题	问题分值			得分
	是	否	未知	
(1) 该 ADR 以前有类似的报道吗?	+1	0	0	
(2) 该 ADR 是否在使用可疑药物后发生?	+2	−1	0	
(3) 该 ADR 是否在停药或应用拮抗剂后得到缓解?	+1	0	0	
(4) 该 ADR 是否在再次使用可疑药物后重复出现?	+2	−1	0	
(5) 是否存在其他原因能引起该 ADR?	−1	+2	0	
(6) 该 ADR 是否在应用安慰剂后重复出现?	−1	+1	0	
(7) 药物在血液或其他体液中是否达到毒性浓度?	+1	0	0	
(8) 随着剂量增加(或减少)ADR 是否加重(或减轻)?	+1	0	0	
(9) 患者是否曾暴露于该药或同类药出现类似反应?	+1	0	0	
(10) 是否存在任何客观证据证实该反应?	+1	0	0	

注:判定标准为总分≥9 分,肯定;5～8 分,很可能;1～4 分,可能;≤0 分,可疑。

3. 血浆置换

(1) 定义:血浆置换(plasma exchange, PE)是一种清除血液中大分子物质的血液净化疗法。是将血液引出至体外循环,通过膜式或离心式血浆分离方法,从全血中分离并弃除血浆,再补充等量新鲜冰冻血浆或白蛋白溶液,以非选择性或选择性地清除血液中的致病因子(如自身抗体、免疫复合物、冷球蛋白、轻链蛋白、毒素等),并调节免疫系统、恢复细胞免疫及网状内皮细胞吞噬功能,从而达到治疗疾病的目的。

(2) 分类:膜式血浆分离置换技术根据治疗模式的不同,分为单重血浆置换和双重血浆置换(double filtration plasma pheresis, DFPP)。单重血浆置换是将分离出来的血浆全部弃除,同时补充等量的新鲜冰冻血浆或一定比例的新鲜冰冻血浆和白蛋白溶液;DFPP 是将分离出来的血浆再通过更小孔径的膜式血浆成分分离器,弃除含有较大分子致病因子的血浆,同时补充等量的新鲜冰冻血浆、白蛋白溶液或一定比例的两者混合溶液。

(3) 相关并发症及处理

1) 过敏和变态反应:大量输入异体血浆或白蛋白所致,通常表现为皮疹、皮肤瘙痒、畏寒、寒战、发热,严重者出现过敏性休克。可在血浆或白蛋白输入前适量预防应用肾上腺糖皮质激素和(或)抗组胺药物。出现上述症状时减慢或停止血泵,停止输入可疑血浆或白蛋白,予以抗过敏治疗,出现过敏性休克的按休克处理。

2）低血压：与原发病、血管活性药物清除或过敏反应等有关，根据不同的原因进行相应处理。对于治疗前已经有严重低蛋白血症患者，根据患者情况可酌情增加人血白蛋白或血浆的使用剂量，以提高血浆胶体渗透压，增加有效血容量并在治疗开始时，减慢血泵速度，阶梯式增加，逐渐至目标血流量；考虑血管活性药物清除所致者，必要时适量使用血管活性药物；考虑过敏反应引起的低血压者按过敏性休克处理。

3）溶血：查明原因，予以纠正，特别注意所输注血浆的血型，停止输注可疑血浆；同时应严密监测血钾，避免发生高血钾等。

4）血源性传染疾病感染：主要与输入血浆有关，患者有感染肝炎病毒和人类免疫缺陷病毒等的潜在危险。

5）出血倾向：主要与大量使用白蛋白溶液导致凝血因子缺乏、抗凝药物过量等原因有关。对于凝血因子缺乏患者可适量补充新鲜冰冻血浆；抗凝药物过量者应减少抗凝药物剂量，肝素过量可用鱼精蛋白对抗，并适当应用止血药物。

6）低钙血症：以白蛋白为置换液的患者易出现低钙血症，可在治疗时静脉输注钙剂防治低钙血症的发生。

7）脑水肿：由于新鲜冰冻血浆的胶体渗透压（20 mmHg）低于体内血浆胶体渗透压（25～30 mmHg），血浆置换治疗后水钠潴留可导致脑水肿发生。发生脑水肿患者给予提高血浆胶体渗透压等对症处置。

主编述评

抗菌药物诱发溶血性贫血是一种非常罕见但足以致命的不良反应，一旦不能及时识别，患者病情发展迅猛，可以很快发展为急性肾衰竭、弥散性血管内凝血等，严重的甚至导致死亡。目前已报道的发生 AIHA 的抗菌药物病例中，最多为头孢曲松，停药是救治成功的关键措施。本病例是在使用头孢曲松后发生的严重 AIHA，因此护士掌握常用药的作用及不良反应、一旦发生能够准确识别，是提高救治成功率的重要保障。

（唐雯琦　冯笑）

参考文献

［1］何彦侠,薛兵.抗菌药物诱发急性溶血性贫血临床特点分析［J］.中国医院药学杂志,2020,40(19):2055-2058.

［2］Zhong H, Yazdanbakhsh K. Hemolysis and immune regulation［J］. Curr Opin Hematol, 2018,25(3):177-182.

［3］Linnik Y A, Tsui E W, Martin I W, et al. The first reported case of concurrent trimethoprim-sulfamethoxazole-induced immune hemolytic anemia and thrombocytopenia［J］. Transfusion, 2017,57(12):2937-2941.

［4］Humar R, Schaer D J, Vallelian F. Erythrophagocytes in hemolytic anemia, wound healing, and cancer［J］. Trends Mol Med, 2022,28(11):906-915.

［5］李翠莹,范秀.药物性抗体引起免疫性溶血反应的探讨［J］.临床输血与检验,2018,20(01):4-7.

［6］Renard D, Rosselet A. Drug-induced hemolytic anemia: pharmacological aspects［J］. Transfus Clin Biol, 2017,24(3):110-114.

［7］杨海波,李萌,孙文杰.头孢类药物致免疫性溶血的临床分析［J］.南京医科大学学报(自然科学版),2017,37(12):1705-1706.

［8］杨启修,赵俸涌,李勤,等.β-内酰胺类抗生素药物促进红细胞的老化清除可能会恶化药物诱发的免疫溶血性贫血

[J]. 中国输血杂志,2022,35(9):904-907.

［9］戚健美.如意金黄散与食醋外敷治疗冠脉造影桡动脉穿刺皮下血肿的护理[J].实用临床护理学电子杂志,2018,3(49):87,92.

［10］国家卫生健康委办公厅.《血液净化标准操作规程(2021 版)》[Z].2021-11-08.

病例 60

骨折术后肺栓塞并发纵隔气肿

病史资料

患者,男性,84 岁。右侧膝关节间歇性疼痛伴膝关节活动受限 1 年,疼痛于活动行走时症状加重,休息卧床时症状减轻。近来因患者膝关节持续性疼痛,来院门诊,X 线提示膝关节间隙狭窄、膝关节骨赘形成。经药物等保守治疗无效,为进一步诊治,收治入院。查体:患侧膝关节存在明显压痛,局部皮肤无窦道、分泌物,膝关节压痛点位于膝关节内外侧。膝关节活动范围下降,KSS 临床评分 30 分,功能评分 25 分,Caprini 风险为高危。围手术期以抗生素预防感染,低分子肝素预防深静脉栓塞,奥美拉唑预防应激性溃疡发生,昂丹司琼缓解呕吐,骨化三醇促进人工关节骨长入,盐酸曲马多缓释片、瑞昔布钠止痛,以及对症支持治疗,并指导患肢功能锻炼。完善检查后,于全麻下行"右膝关节置换术"。术毕安返病房。术后第 2 天下午,患者出现小便失禁,呼之不应,查血气分析 pH 7.12(↓),氧分压 41.00 mmHg (↓),二氧化碳分压 84.0 mmHg(↑),D-二聚体 9.54 mg/L FEU(↑),纤维蛋白(原)降解产物 26.7 mg/L(↑)。请呼吸内科、麻醉科、重症医学科急会诊,向患者家属告病危,紧急床旁气管插管接呼吸机维持通气,后转入 ICU 进一步治疗。

入院诊断

①右原发性单侧膝关节病;②肺栓塞;③Ⅱ型呼吸衰竭;④气胸(自发性)、纵隔气肿。

救治过程

患者入科时(术后第 2 天)心率 134 次/分,呼吸 33 次/分,血压 86/52 mmHg,SpO$_2$ 89%,头面、颈部和胸部皮下充气,可触及捻发音。予丙泊酚镇静,去甲肾上腺素 0.5 μg/ (kg·min)泵入支持循环。同日患者呼吸循环稳定后急行 CT 及 CTPA 检查,示两侧液气胸,纵隔气肿,颈根部及双侧胸壁皮下积气发现左侧气胸、纵隔气肿、右肺分支动脉栓塞。即在超声引导下行左侧胸腔穿刺引流置管术治疗,留置鼻胃管,继续予抗炎、抑酸、抗凝治疗。术后第 4 天起给予肠内营养,术后第 8 天达足量喂养。术后第 7 天行气管切开术。术后第 11 天胸片显示液气胸明显吸收,纵隔气肿、颈根部及双侧胸壁皮下积气基本吸收,协助拔除胸管。术后 14 天停止镇静,予气切处间断应用呼吸机 CPAP 及高流量氧疗支持,氧浓度 50%。术后 15~ 17 天主诉有腹胀,予甘油灌肠剂促排便、口服酪酸梭菌活菌片调整肠道菌群、肠内营养减速后皆未能缓解,暂停肠内营养。术后 19 天改置鼻肠管,并鼓励经口进食,腹胀情况自诉好转。术后 21 天自主呼吸良好,予氧气射流。术后 26 天肺部功能明显改善,恢复良好,予以出院。

护理体会

1. 创伤骨科患者深静脉血栓(deep vein thrombosis,DVT)的预防与护理　对于

DVT 中、高危的骨科大手术患者,《创伤骨科患者围术期下肢静脉血栓形成诊断及防治专家共识》(下称《共识》)建议物理预防联合药物预防,除了低危的患者,不建议单独选用物理预防;对于其他出血风险高的患者,可以单独选择物理预防;对于患侧肢体不能应用物理预防的,可以在健侧实施物理预防措施;物理预防时间建议持续到患者达到其预期或正常时的活动能力。并指出临床应按体重给予低分子肝素,每次 100 U/kg,每 12 小时 1 次皮下注射,在术前 12 小时停用。《共识》也指出接受关节镜膝关节手术的患者通常不需要 DVT 预防,当总麻醉时间≥90 分钟或该患者发生 DVT 的风险超过其出血风险,在手术后 6～12 小时考虑使用 LMWH 持续 14 天。对于接受其他膝关节手术(如截骨或骨折手术)的患者,如果 DVT 风险大于出血风险,可以考虑 DVT 预防。该患者为老年男性,有吸烟史,入院 Caprini 风险为高危,按《共识》要求在入院后每天 2 次予依诺肝素钠注射液 0.4 mL 皮下注射,术前 12 小时停用,术后 12 小时恢复应用至病情稳定后,术后第 22 天改为利伐沙班 20 mg/d。其间术后抬高患肢,促进深静脉回流,禁止在腘窝及小腿下单独垫枕且需监测出入量,每班检查右侧术肢有无肿胀、疼痛、皮温变化,并测量髌骨上缘以上 15 cm、髌骨下缘以下 10 cm 的周径。动态观察 D-二聚体情况,如果 D-二聚体逐渐升高或持续在高水平,可能为急性期;如果逐渐下降转为慢性期稳定血栓。患者卧床阶段协助其加强肌肉锻炼,患者自主意识恢复后,指导患者进行足踝部肌肉的等张等长收缩。

2. 皮下气肿的观察与护理 该患者出现的皮下气肿可能因紧急气管插管时损伤咽喉部声门处黏膜或气道破裂导致,以手按压皮下气肿的皮肤,可引起气体在皮下组织内移动,可出现捻发感或握雪感。而纵隔内大量积气时可压迫大静脉和神经,引起呼吸困难和心率加快;严重者可导致血压下降和休克,需积极对症处理,给予胸腔闭式引流排气。护理中应密切观察患者生命体征变化、颈胸部皮下组织状况,及时去除引起气肿的原因,控制气体的来源,包括避免胸腔引流后可能引起的气胸并发症。一般皮下气肿往往可以在几天之内自行吸收。若发现患者呼吸困难症状和颈部静脉淤血表现,应及时通知医生,备纵隔切开引流术。

3. 胸腔引流排气的护理

(1) 配合留置胸腔引流管后患者通常取半卧位,严格无菌操作,保持胸腔引流口处的敷料清洁干燥,敷料渗出液较多时,及时通知医生更换。

(2) 妥善固定引流管,防止滑脱和移位。

(3) 观察水封瓶水柱波动及有无气体排出,一般波动在 4～6 cm,若过高可能存在肺不张,若无波动则是引流不通畅或肺已完全扩张,必要时定期以离心方向挤捏胸腔引流管,保持引流管通畅,防止扭曲、受压、堵塞。维持胸腔引流系统的密闭,水封瓶应置于患者胸部水平下 60 cm。

(4) 在床边备两把无齿血管钳夹,以备急用。在搬运患者时,先用两把止血钳双重夹住胸腔引流管,再把引流瓶置于床上,搬运后先把引流瓶放置低于胸腔的位置,再松开止血钳。

(5) 如果引流管连接处脱落应立即使用两把无齿血管钳夹闭胸壁引流导管,并更换引流装置。若引流管从胸腔滑脱,立即用手捏闭伤口处皮肤,消毒处理后用凡士林纱布封闭伤口,并协助医生做进一步处理。

(6) 准备拔管前夹管 24 小时观察,如病情不再加重,配合拔管。拔除胸腔引流管后用无菌纱布覆盖伤口,要观察患者有无呼吸困难、气胸和皮下气肿,检查引流口覆盖情况,是否继续渗液。

◎ 知识链接

1. 肺栓塞（pulmonary embolism，PE）　肺栓塞是静脉系统的栓子堵塞肺动脉从而引起的以肺循环障碍为基础的临床病理生理综合征，是创伤骨折患者住院期间急性死亡的主要原因之一。一方面，34.09%～77.76%的肺栓塞患者伴 DVT；另一方面，从疾病的发展角度来看，肺栓塞主要是由 DVT 的迁移引起的。一般以术后第 1 周内发病最多。最常见症状为胸闷或呼吸困难。典型肺梗死三联征为同时出现胸痛、咯血、呼吸困难。螺旋 CT 肺动脉造影（computed tomographic pulmonary angiography，CTPA）是确诊 PE 的首选检查方法和"金标准"。

2. 纵隔气肿　纵隔气肿是指因各种原因空气进入纵隔胸膜内结缔组织间隙之间，可以是自发性，也可是胸部创伤、食管穿孔、医源性因素等。少量纵隔积气可无症状，一般可有胸闷、气短、胸骨后疼痛。如突然发生纵隔中至大量积气并发有张力性气胸者胸痛剧烈、呼吸困难、心悸、心率增快，合并感染时高热、寒战、休克。严重纵隔气肿压迫胸内大血管，影响回心血量和循环障碍。查体时，如颈部、胸骨上窝或胸腋、腹部皮下气肿时，有皮下握雪感，捻发音；胸骨后过清音，心浊音界缩小或消失，心前区可听到与心搏一致的特殊摩擦音（咔嗒声）。严重者胸、颈部静脉回流障碍，静脉迂曲，低血压。合并气胸者病侧叩诊呈鼓音，呼吸音消失。

3. 膝关节评分法（knee society score，KSS）　KSS 是通过评测者面谈和体格检查根据关节置换手术本身的特殊性，分别对患者的膝关节及其功能进行两大方面的评估，既获得关节解剖、生物力学等方面的信息，又了解患者的功能恢复情况。膝关节评估是针对手术对关节的影响，以及手术后关节的恢复等进行评定的，如关节疼痛、关节活动范围、韧带稳定性、肌肉力量、骨对线、挛缩畸形；功能评估包含了日常生活活动能力、行走能力、上下楼梯、是否需要辅助用具等。评估采用数字定量化，分别获得膝关节评分数和功能评分数。得分85～100 分评为优；70～84 分评为良；60～69 分评为可；小于 60 分评为差。

主编述评

　　术后 PE 患者临床表现缺乏特异性，常见的胸闷或呼吸困难症状易与术后严重肺部感染、心力衰竭的表现混淆。而男性、骨折、恶性肿瘤、慢性肺部疾病、长期卧床/制动的患者为术后发生 PE 的独立危险因素。护士在临床工作中需正确落实VTE 的筛查评估与预防措施，降低 PE 的发生。同时在应用呼气末正压设备支持呼吸时，应注意所用的压力，避免引起肺脏气压伤，导致自发性气胸和（或）纵隔气肿的发生。

（唐雯琦　邵小平）

⊟ 参考文献

［1］周武,曹发奇,曾睿寅,等.创伤骨科患者围术期下肢静脉血栓形成诊断及防治专家共识（2022 年）[J].中华创伤杂志,2022,38(1):23-31.

［2］ National Guideline Centre(UK). Venous thromboembolism in over 16s: reducing the risk of hospital-acquired deep vein throm-bosis or pulmonary embolism ［M］. London: National Institute for Health and Care Excellence(NICE), 2019:6 - 27.

［3］ Essien E O, Rali P, Mathai S C. Pulmonary embolism ［J］. Med Clin North Am, 2019,103(3):549 - 564.

［4］ Wang X H, Cui L B, Liu Y, et al. Association between risk stratification for pulmonary embolism and deep vein thrombosis of lower extremities ［J］. Clin Respir J, 2020,14(7):631 - 637.

［5］ Major Extremity Trauma Research Consortium (METRC), O'Toole R V, Stein D M, et al. Aspirin or low-molecular-weight heparin for thromboprophylaxis after a fracture ［J］. N Engl J Med, 2023,388(3):203 - 213.

［6］ Alshaqaq H M, Al-Sharydah A M, Alshahrani M S, et al. Prophylactic inferior vena cava filters for venous thromboembolism in adults with trauma: an updated systematic review and meta-analysis ［J］. J Intensive Care Med, 2023,38(6):491 - 510.

病例 61

线粒体脑肌病

病史资料

患者,女性,33 岁。于 2 月 9 日凌晨 4 时在无明显诱因下出现发热、头痛头晕及鼻塞咳嗽,当时未予以重视,后患者症状加重伴意识改变,呼之不应及二便失禁,遂由家属送至当地医院,查体:体温 41℃,脉搏 122 次/分,呼吸 20 次/分,血压 89/55 mmHg,SpO₂ 95%,在救治过程中患者突发心跳呼吸骤停,经心肺复苏、气管插管后恢复窦性心律,为进一步治疗转入我院。现病史:线粒体肌病伴发癫痫,肺部感染。既往史:生长迟缓伴智力低下。入院后意识昏迷,双侧瞳孔直径 0.25 cm,对光反射弱阳,刺痛睁眼及肢体屈曲,GCS:7 分。细菌学检查:入院检查发现带入泛耐药鲍曼不动杆菌(外院痰培养),院内痰、尿培养示肺炎克雷伯菌。影像学检查:头颅 MRI 增强示 DWI 序列见双侧苍白球区域可疑信号稍高,附见双侧额窦、筛窦、右侧上颌窦及蝶窦黏膜增厚伴炎症。诊治方案:口插管接呼吸机辅助通气,丙泊酚＋咪达唑仑＋芬太尼镇静镇痛,并予以抗感染治疗耐药菌;入院后多次癫痫发作,表现为面部及四肢的间断抽搐,予以安定＋咪达唑仑＋丙戊酸钠对症治疗;予肠外营养支持,保证循环灌注,同时提供线粒体代谢底物以减少自身代谢,密切监测 24 小时出入量及电解质变化。现阶段治疗效果:患者精氨酸治疗下症状改善不明显,镇静状态下仍有癫痫发作,以减少镇静用量再评估发作频率;考虑短期内脱机困难,行气管切开;生命体征平稳,予加强患者机体需要量给予肠内营养,后病情进入不可逆阶段,需要进一步评估,拟查脑电图及腰穿。遵医嘱继续观察病情。

入院诊断

①线粒体脑肌病;②癫痫;③肺部感染。

异常检查、检验指标

(1) 带入泛耐药鲍曼不动杆菌(外院痰培养)。

(2) 痰、尿培养:肺炎克雷伯菌。

(3) 头颅 MRI 增强:DWI 序列见双侧苍白球区域可疑信号稍高,附见双侧额窦、筛窦、右侧上颌窦及蝶窦黏膜增厚伴炎症。

救治过程

患者入院后意识呈昏迷状态,GCS 评分为 7 分。遵医嘱予患者口插管接呼吸机辅助通气,丙泊酚＋咪达唑仑＋芬太尼镇静镇痛,患者入院时带入泛耐药鲍曼不动杆菌,住院期间痰、尿培养示肺炎克雷伯菌感染,为此遵医嘱予以抗感染治疗。患者入院后多次癫痫发作,表现为面部及四肢的间断抽搐,予以安定＋咪达唑仑＋丙戊酸钠对症治疗。入院后第 2 天予行腰穿检查,结果示脑脊液未见明显异常,行头颅 MRI 增强;DWI 序列见双侧苍白球区域可疑信号稍高,附见双侧额窦、筛窦、右侧上颌窦及蝶窦黏膜增厚伴炎症;头颅 MRV 增强血管成像:右侧横窦、乙状窦较对侧纤细,未见确切血栓形成征象。为进一步治疗予请华山医院神经内科医生会诊,考虑线粒体脑肌病可能性大,同时进行基因检测,确诊为"线粒体脑肌病,癫痫,肺部感染"。经明确诊断后,予停用丙戊酸钠、安定,并予营养神经、补充维生素、清除自由基、脱水,改用左乙拉西坦、卡马西平控制抽搐,治疗效果不佳。后改用精氨酸每日 0.5 g/kg 治疗;辅以镇静镇痛以减少自身代谢,密切注意意识变化;并于肠外营养及补液支持,保证循环灌注,同时提供线粒体代谢底物以减少自身代谢,密切监测 24 小时出入量及电解质变化;加强气道管理及口腔护理,以免增加气道阻力及呼吸做功。经积极治疗后,患者精氨酸治疗下症状改善不明显,镇静状态下仍有癫痫发作,以减少镇静用量再评估发作频率;考虑短期内脱机困难,予床旁下行气管切开;术后生命体征平稳,并遵医嘱予加强湿化,按需吸痰;保持气切处伤口的干燥、清洁,目前患者生命体征平稳,为保证患者的机体需要并予肠内营养支持,病情进入不可逆阶段,为进一步评估,拟查脑电图及腰穿,并采取持续监测与护理患者的抽搐情况。经过为期 60 天的治疗,目前患者已经转入当地医院继续治疗。

护理体会

1. **循环功能监测及护理**　患者入院后予 24 小时持续监护,严密监测患者的意识、瞳孔、生命体征及神经功能情况,患者生命体征稳定;建立静脉通路,给予充足的补液,维持有效血容量,纠正酸碱平衡紊乱;患者体位取中凹卧位,抬高头胸部 10°～20°,抬高下肢 20°～30°,有利于呼吸和静脉血回流;患者血压偏低,遵医嘱给予患者去甲肾上腺素控制血压,单通路静脉给药,并用微量泵控制速度,并严密监测血压变化;由于患者昏迷,咳嗽反射消失,护理中着重加强对于患者呼吸节律的观察,加强对于癫痫抽搐持续时间观察;保持呼吸道通畅,癫痫或呕吐时将头部偏向一侧,及时清理口鼻分泌物,防止舌后坠与窒息,做好口腔清洁护理;患者入院检查时带入痰鲍曼不动杆菌感染,入院后痰、尿培养示肺炎克雷伯菌感染,感染后表现出持续高热症状,遵医嘱予常规抗感染治疗,予冰袋、冰帽、乙醇擦浴进行降温,密切监测患者体温变化,监测皮肤及四肢末梢循环变化;记录患者的病情变化,做好护理记录与抢救准备。

2. **癫痫持续状态的紧急处理**　线粒体脑肌病常常累及多个器官和系统,其中累及神经系统病变主要表现为卒中、癫痫反复发作、偏头痛、共济失调等症状,在现有的部分临床报道中显示线粒体脑肌病易合并癫痫,但癫痫的具体机制尚不明确。本例患者入院后出现持续癫痫发作,遵医嘱予以安定＋咪达唑仑＋丙戊酸钠缓释片对症治疗,但治疗效果不理想,患者镇静状态下仍有持续性癫痫发作;患者癫痫期间,反复出现四肢强直、面部及四肢间断抽搐、牙关紧闭,护理过程中持续观察患者的抽搐持续时间、次数,同时做好记录;抽搐是癫痫发作时的主要症状,同时也是脑组织细胞缺氧、缺血、脑水肿的重要危险标志,患者出现抽搐症状后密切监测患者的生命体征变化,取侧卧位,清理口腔和鼻腔分泌物,保障呼吸道通畅;床旁备用牙垫和压舌板,本患者未发生咬舌;经患者家属签署同意书,在患者癫痫持续状态期间间断使用肢体约束带,约束时控制松紧适宜,约束后未发生皮肤损伤;为患者加床挡,防止坠床意外发生;使用癫痫药物时严格控制药物输注速度,抗癫痫药物对中枢有一定抑制作用,因此用药后监测患者的呼吸频率、呼吸节律变化,做好记录;关注尿量变化,准确记录24小时及每小时尿量变化。患者住院期间未发生舌咬伤、坠床等严重不安全事故。

3. 营养支持与护理 由于线粒体脑肌病会导致甲状腺激素缺乏,机体能量代谢下降,患者存在营养不良风险,因此需加强营养支持护理,加强饮食干预的目的是减少内源性毒性代谢产物产生,通过应用高糖、高蛋白质饮食来代偿受损的糖异生和减少脂肪分解。由于患者处于昏迷状态,先予肠外营养支持,保证循环灌注,同时提供线粒体代谢底物以减少自身代谢,后予患者高蛋白质、高维生素、高热量、易消化的流质饮食鼻饲喂养,鼻饲前回抽胃液,确定胃管通畅,鼻饲液温度控制在38~41℃,频率为4次/日,每次不超过200 mL,每次间隔不能少于2小时;鼻饲喂养期间严格控制输注速度,防止输注过快刺激胃黏膜引起消化性溃疡;在每次鼻饲前,均使用20 mL左右的温水冲洗胃管,避免食物残渣残留于管道,定时更换胃管;在对患者进行营养支持治疗期间,同时严密监测患者的血糖水平,遵医嘱使用胰岛素,控制血糖水平平稳。

4. 呼吸系统监测与护理 考虑患者短期内脱机困难,行气管切开术。气管切开术后强化室内空气质量管理,定期通风,保持室内空气清新,室内温度控制在22~25℃,湿度控制在60%~70%,使用酸性氧化电位水或含氯制剂清洁地板和桌面,每日早晚各一次,以降低空气中细菌浓度;护理操作时保持操作轻柔,避免套管脱出;监测动脉氧分压、血氧饱和度等循环指标;定时观察患者颈部及胸部,注意有无皮下气肿、肺部等并发症;气管切口处予覆盖无菌纱布,管内必要时予0.9%生理盐水气道湿化,并观察患者气管中痰液的颜色、状态、量及黏稠度并按需吸痰;保持伤口处干燥、清洁,每隔2小时用聚维酮碘消毒棉球擦拭创面周围皮肤,预防伤口处感染。患者住院期间未见切口局部感染,未见严重并发症,目前持续使用呼吸机辅助通气,血气指标相对平稳。

5. 气管切开术后预防肺部感染的规范化管理

(1) 口腔护理:在实行口腔护理过程中需使用口腔护理液,不同的口腔护理液对VAP的预防效果也存在差异,使用金口馨溶液为患者行口腔护理,应每8小时一次行口腔护理,从而降低口腔内微生物的产生减少VAP的发生。

(2) 有效清除呼吸道分泌物:患者入院后考虑短期内脱机困难,予气管切开,造成气道清除功能受损,易造成分泌物堵塞气道,为此应在无禁忌证的情况下予床头抬高30°~45°并协助患者进行翻身拍背及震动排痰,每次吸痰尽量做到彻底,并做好患者声门下分泌物的吸引防止VAP的发生;吸痰时观察患者的意识、面色、口唇周围循环,未发现呼吸窘迫;吸出痰液以后,观察痰液的颜色、黏稠度、痰量,定期进行细菌培养,了解肺感染情况,并选用敏感抗生素。

(3) 无菌操作:做任何操作前都要严格实施无菌操作,要对各项操作进行规范,以及要以积极的态度预防患者的肺部感染等。同时做好病房管理工作,保持病房的干净整洁,控制室内的温度、湿度在适宜的范围内,及时清理病房的垃圾,室内的地面、桌面、患者的物品、使用的仪器设备都要及时用消毒液消毒。

6. 镇静镇痛评估与观察 头痛是线粒体脑肌病的常见临床表现。研究发现,线粒体脑肌病患者中约1/3出现了头痛症状。线粒体脑肌病患者由于线粒体DNA突变,可造成三叉神经核等脑神经核团氧化代谢受损,容易引起头痛。本例患者住院期间处于持续昏迷状态,伴疼痛和躁动,遵医嘱予镇静镇痛治疗和护理。用药期间定时使用CPOT评分表及RASS

评分表评估患者的镇静镇痛效果,患者 CPOT 评分为 2 分,遵医嘱予丙泊酚＋咪达唑仑＋芬太尼镇静镇痛,根据动态 CPOT 评分表及 RASS 评分表结果调整药物用量,防止镇静过深。镇静镇痛治疗过程中,严密监测患者生命体征,尤其是呼吸、血压及意识的变化,防止出现血压下降、呼吸抑制、心动过缓、心搏骤停等情况。另外,在使用药物的过程中严格控制药物的速度,使用微量泵输注,尽量单通路静脉输注。记录给药后的镇静镇痛效果与药物不良反应。经治疗后患者的疼痛、躁动情况有所改善。

7. 消毒隔离与无菌物品管理　　患者为耐药菌感染患者,因此该患者的污染品应严格落实消毒隔离:①给予患者实施单间隔离,做好家属宣教,告知隔离注意事项,患者手腕带蓝色搭扣,床尾挂接触隔离标识。②患者床旁粘贴接触隔离的标识,并注明多重耐药菌报告时间和部位。③床边备黄色垃圾箱,与患者接触的所有垃圾按医疗废弃物处理,并将污染物放入双层黄色垃圾袋并贴上标签,特殊处理。④给患者实施诊疗及护理操作都要穿隔离衣进行操作并做好手卫生,患者周围环境、地面、物品予 2 000 mg/L 有效氯浸泡消毒并做好记录。

8. 压力性损伤的预防与护理　　患者由于昏迷,长期卧床,持续癫痫发作,全身肌肉萎缩,伴营养不良,经系统评估有压力性损伤发生风险,因此予积极压力性损伤预防性护理。首先向患者家属做好压力性损伤健康宣教,帮助其了解压力性损伤发生原因及压力性损伤危害,取得患者家属配合;为患者建立翻身卡,每 2 小时为患者翻身一次,翻身时动作轻柔,避免推、拉、扯、拽等动作;保持床铺清洁干燥;患者二便失禁,及时处理大小便污染;定时放松约束带,每日温水浴擦拭和按摩受压部位,暂未发生压力性损伤及局部皮肤破溃等不良事件。

知识链接

1. 线粒体脑肌病定义　　是由线粒体基因或细胞核基因发生缺陷和功能异常,引起细胞呼吸链及能量代谢障碍,主要累及脑和横纹肌的一类疾病。

2. 线粒体脑肌病分型　　主要分为以下 4 种亚型:①线粒体脑肌病伴高乳酸血症及卒中样发作(mitochondrial encephalomyopathy with lactate acidosis and stroke-like episodes, MELAS);②肌阵挛性癫痫伴破碎红纤维(myoclonic epilepsy with ragged red fibers, MERRF);③Kearns-Sayre 综合征(Kearns-Sayre's syndrome, KSS);④线粒体神经胃肠脑肌病(mitochondrial neurogastrointestinal encephalomyopathy, MNGIE)。

3. 线粒体脑肌病的常见并发症

(1) 神经系统:癫痫(惊厥)、痉挛、发育迟缓、听力障碍、痴呆、卒中、视觉系统损害、平衡功能障碍等。

(2) 骨骼肌:肌无力、运动不能、抽筋。

(3) 眼:眼睑下垂(上睑下垂)、眼球运动障碍(眼外肌麻痹)、失明(视网膜炎、视神经萎缩)、白内障。

(4) 心脏:原发性心肌病、传导阻滞。

(5) 肝:肝衰竭。

(6) 肾:肌红蛋白尿、范可尼综合征(尿基本代谢产物丧失)。

(7) 胃肠道:反酸、呕吐、慢性腹泻、肠梗阻。

4. 线粒体脑肌病的治疗进展

（1）一般治疗

1）给予高热量、低脂肪、富含维生素的饮食，特别应限制长、中链脂肪酸的摄入。少量多餐，或在进行剧烈运动前后补充高糖，可预防横纹肌溶解。

2）丙酮酸羟化酶缺少的患者推荐高蛋白质、高糖和低脂肪饮食。

（2）代谢治疗

1）直接清除代谢产物：精氨酸及瓜氨酸可促进血乳酸代谢。另外，有研究表明精氨酸可改善线粒体能量状态及细胞活力，并通过影响谷氨酸的吸收和 γ-氨基丁酸的释放调节神经元的兴奋性。

2）间接清除代谢产物：包括核黄素（维生素 B_2）、硫胺素（B 族维生素）、叶酸、左旋肉碱和肌酸等。

（3）针对线粒体呼吸链分子修饰：肌酸、L-肉毒碱和辅酶 Q10 补充疗法通常混合为"鸡尾酒"来使用以治疗线粒体病，是人体内三种参与 ATP 合成的自然物质。

（4）基因治疗：目前，基因治疗主要是植入异源基因，减少野生突变型基因比例。方法包括：①异源基因植入；②促进肌肉再生；③种系间植入治疗；④选择性针对呼吸链的治疗等。上述疗法均处于临床前研究阶段。

> **主编述评**
>
> 　　线粒体脑肌病是一种少见的神经遗传代谢病，该病的发病率较低，但多数 MELAS 和 MERRF 患者伴有癫痫发作症状，不仅会增加患者的早期误诊率，同时也会显著增加护理难度，增加坠床、舌咬伤等发生风险。目前临床上针对线粒体脑肌病尚无有效治疗方案，大多以代谢治疗为主，而基因治疗尚处于实验阶段，患者普遍预后较差。线粒体脑肌病的病情复杂，临床护理配合直接关系到患者预后质量，因此加强对于患者的护理干预必不可少，其中癫痫症状护理、呼吸道护理、饮食护理、压力性损伤预防等均属于重点护理内容，护士需要加强对于相关护理知识的学习，积极评估护理过程中的风险，采取对症护理干预，以提高救治成功率。

（王聪　张琦）

📖 参考文献

［1］Fogle K J, Smith A R, Satterfield S L, et al. Ketogenic and anaplerotic dietary modifications ameliorate seizure activity in Drosophila models of mitochondrial encephalomyopathy and glycolytic enzymopathy［J］. Molecular Genetics and Metabolism, 2019,126(4):439-447.

［2］徐艳.1例并发癫痫持续状态线粒体脑肌病伴高乳酸血症和卒中样发作患者的护理［J］.中国保健营养,2017,27(23):44.

［3］陈世霞,张旋.线粒体脑肌病伴高乳酸血症和卒中样发作综合征1例的护理体会［J］.实用医药杂志,2017,34(2):176-178.

［4］任保童,张帅敏.1例线粒体脑肌病伴癫痫持续状态病人的护理［J］.全科护理,2017,15(16):2037-2038.

［5］张天愉,蒋紫娟,曹峰,等1例线粒体脑肌病合并高钾血症患者的护理体会［J］.中国民康医学,2018,30(16):127-128.

［6］胡倩,李青,朱品颐,等.线粒体脑肌病的临床及影像学特点分析［J］.徐州医科大学学报,2019,39(05):369-373.

［7］ Zhang Z, Zhao D H, Zhao X T, et al. Levetiracetam administration is correlated with lower mortality in patients with mitochondrial encephalomyopathy, lactic acidosis, and stroke-like episodes: a retrospective study ［J］. Chinese Medical Journal, 2019,132(3):269 - 274.

［8］ 刘颖,谢朝菊,陈安基,等.经口气管插管机械通气病人口腔护理间隔时间探讨[J].护理研究,2016,30(14):1753 - 1754.

病例 62

药物所致剥脱性皮炎

病史资料

患者,男性,71 岁,无明显诱因出现阵发性剧烈咳嗽,活动时加剧,休息可缓解,为行进一步治疗,门诊拟"肺炎"于 2021 年 6 月 27 日收入我科,入科后生命体征平稳,SpO₂95% 左右,遵医嘱予抗感染、镇咳、平喘等对症治疗,症状仍继续加重,SpO₂波动在 70%~92%,经会诊后转入 ICU 予无创呼吸机和气管插管辅助通气,其间查血 D-二聚体明显增高,考虑肺动脉栓塞可能,后行溶栓治疗。8 月 10 日开始发现胸背部皮肤为主的泛发性红斑,局部糜烂,进展明显,成片且有破溃,邀请皮肤科会诊诊断为"重型渗出型多形性红斑"后行 CRRT 治疗。8 月 18 日伤口分泌物中找到绿脓杆菌。患者目前全身多处大面积皮疹,成片且有破溃结痂,后与皮肤科会诊后诊断为"中毒性大疱性表皮松解症"。8 月 27 日以 120 急救车转运至 RICU 进一步治疗。患者既往有高血压病史 10 年,甲状腺功能减退病史。

入院诊断

①社区获得性肺炎;②中毒性大疱性表皮松解症,重型多形型红斑;③肺栓塞可能,Ⅰ型呼吸衰竭;④高血压 2 级;⑤甲状腺功能减退症。

救治过程

患者因"咳嗽、咳痰 10 天"于 2021 年 6 月 27 日入院,入院后完善相关检查,给予盐酸莫西沙星、美罗培南抗感染、复方甲氧那明胶囊、富马酸酮替芬胶囊、孟鲁司特钠、切诺止咳;喘定、吸入用布地奈德混悬液平喘;盐酸氨溴索去痰;左甲状腺素钠片补充甲状腺素;硝苯地平控释片控制血压;酪酸梭菌调节肠道菌群;甲泼尼龙免疫抑制等治疗。患者于 2021 年 6 月 30 日行支气管镜检查,于左下叶、右下叶灌洗,送结核、细菌、真菌检查,手术顺利,安返病房。后患者出现喘息、胸闷、咳嗽加重,指末 SpO₂ 77%,给予无创呼吸机辅助通气,急查血常规、电解质、心肌梗死三项、DIC 筛查等指标,检验结果回报 D-二聚体明显增高,考虑肺动脉栓塞可能。经重症监护室会诊后,转科进一步治疗。患者转科后,告知家属患者病情危重,病情随时可能进展恶化,予告病危。7 月 3 日因呼吸急促,氧合难以维持给予气管插管呼吸机辅助通气,7 月 4 日因血氧饱和度进一步下降,邀请呼吸科及血管科、心内科会诊后,考虑患者病情危重,回顾病史未发现活动性内出血及颅内出血等绝对禁忌证,故建议溶栓治疗,家属签字同意后于 7 月 4 日 11:50—13:50 行溶栓治疗。患者溶栓后 D-二聚体较前明显下降,血氧饱和度无进一步下降,但患者仍存在间质性肺病及严重的肺部感染,遂请院内呼吸科、心血管内科、血管外科、风湿免疫科大会诊,以及肺科医院肺循环科,仁济医院风湿免疫科,中山医院呼吸内科会诊协助综合制订诊疗方案。患者入院相关免疫指标提示:抗 Ro-52 抗体>400 RU/mL,抗核抗体(1:100)阳性(核仁型)阳性,考虑风湿免疫疾病相关性间质性肺病不能除外,皮肌炎可能,予以完善肌炎相关抗体全套检测,激素冲击治疗,补充丙种球蛋白,加强抗感染(先后给予亚胺培南西司他丁钠、万古霉素、醋酸卡泊芬净、替加环素、多黏菌素等),低分子肝素抗凝,以及抑酸护胃、化痰平喘、改善肠道菌群,补充白蛋白等治疗。患者外送检验中心肌炎自身抗体谱提示抗 Ro - 52 抗体 IgG+++,抗 PM - SCL75 抗体 IgG+++,余阴性,再次请风湿免疫科主任医师会诊,调整免疫治疗方案,经治疗后患者呼吸、血氧饱和度情况有改善,逐渐下调呼吸机参数,激素甲泼尼龙 40 mg 每日微量泵维持。后患者反复腹泻,粪便涂片球杆菌比例失调,除对症处理外,经感染专家建议,予停用静脉用抗生素,使用多黏菌素联合头孢他啶雾化抗感染。经治疗患者腹泻有所改善,患者一般状况较前好转,逐渐脱机训练及康复训练。但患者痰、尿培养仍有多重耐药菌,脱机仍较困难,告知家属可能需长期机械通气,并择期气管切开。8 月 10 日患者出现胸背部皮疹,经抗过敏、激素及局部对症治疗,皮疹进行性加重,出现泛发性红斑、丘疹、局部糜烂、皮损破溃,经多位院内外多位专家会诊,停用所有抗生素,使用免疫球蛋白,激素加量至 80 mg 每日微量泵维持,并行血液滤过。但患者期间有发热,痰液增多,故权衡后给予头孢他啶、阿米卡星及醋酸卡泊芬净抗感染。目前患者镇痛镇静中,气管插管机械通气(SIMV 模式,PEEP 4~5 cmH$_2$O,PS 14 cmH$_2$O,FiO$_2$ 40%~50%),血氧饱和度可,皮损仍严重,后背部、肩部伴渗液。家属自行联系呼吸重症监护室,转科治疗。2020 年 8 月 26 日下午转入我科继续治疗。

入科带入气管插管行呼吸机辅助通气,心电监护、监测出入量及中心静脉压(CVP),予头孢他啶+阿米卡星+醋酸卡泊芬净抗感染,予甲泼尼龙治疗,予芬太尼+咪达唑仑镇静镇痛,依诺肝素钠抗凝,盐酸氨溴索化痰,酪酸梭菌调节肠道菌群,丙种球蛋白、人血白蛋白调节免疫力,同时予营养支持和加强皮肤创面护理。后患者康复出院回家。

护理体会

1. **病情观察**　密切观察病情变化,监测体温,注意有无继发性感染。该患者大面积表皮糜烂,大量体液丢失,尽可能对患者出入量进行准确评估、注意水电解质平衡,遵医嘱定期复测血常规、生化水电解质及酸碱平衡,配合医生完善实验室检查的同时,密切观察患者体温、心率、呼吸、血压、尿量的变化,记录 24 小时出入量。注意观察皮肤变化,破损数量、面积、颜色。保持呼吸道通畅,当痰鸣音明显时,予电动吸痰,压力控制在 0.02~0.04 kPa,动作要轻柔,每次吸痰时间不超过 15 秒,注意观察痰的色、质、量。患者体温发热,使用冰帽、冰毯降温时,注意防止冻伤。

2. **用药护理**　患者病情危重,病程长,当药疹出现时,必须及时采取有效的治疗措施,遵医嘱停用一切可能致敏药物,用药尽量简单,防止多元性过敏;按医嘱及早、足量使用糖皮质激素,护理过程中要现配现用,正确使用输液泵,使药物匀速进入患者体内,发挥最大的药物疗效,并认真观察有无并发或加重感染,皮肤黏膜破溃处有无真菌等感染,及时监测血压、血糖的变化。使用激素同时合并使用大剂量静注高效丙种球蛋白,可以减少激素的用量,快速控制症状,减少并发症,应用高效丙种球蛋白治疗时应密切监测患者各项生命体征,注意有无血压升高、心动过速、呼吸困难、面部充血等症状,如有应及时减缓输液速度或停止输液。

3. **皮肤护理**　重症药疹病情重,变化快,要加强生命体征观察,重视消毒隔离,专人护理,给患者换床单、换药,进行各项操作时,必须戴无菌手套,严格按照无菌操作规程进行。注意换药期间疼痛的管理,可于换药前加强镇痛镇静。加强皮肤黏膜的护理,针对不同皮损的特点,采用不同的皮肤护理措施。有些皮损外貌似正常皮肤,触摸后即出现呈手套样剥脱,给治疗护理带来一定的困难,如护理操作不注意,表皮剥脱暴露糜烂面易继发感染。对于未剥离的残留皮肤,也要注意保护,应尽量保持皮肤的完整性,同时避免糜烂面长时间受压,定时翻身,动作要轻巧,预防压力性损伤的发生。及时剪修头发、指(趾)甲,防止抓破水疱。每天进行皮肤清洁、消毒、换药,换药力求彻底,操作时动作要轻巧。当患者出现烦躁,为防止抓破水疱,征得家属同意后使用约束带约束双手,松紧适宜,定时放松,密切观察局部血液循环,严格交接班。

4. 眼睛护理　患者眼角有黄色分泌物溢出,用生理盐水洗干净后予玻璃尿酸滴眼液滴眼,金霉素眼膏外涂,并用油纱布覆盖眼睛,防止角膜损伤。

5. 其他皮肤护理　外耳道及鼻黏膜用消毒棉签轻拭,当鼻腔黏膜出现糜烂、结痂时,先用生理盐水棉球清洗,再用植物油软化鼻痂,最后用无菌镊子取出,使呼吸畅通。同时观察生殖器黏膜是否有糜烂。

6. 心理护理　护士应将心理护理贯穿于整个治疗期间,密切观察患者心理状态的变化,适时给予心理疏导,多介绍成功病例鼓励患者正确面对疾病,使患者以相对放松的状态接受治疗。使患者能主动意识到皮肤护理的重要性,可积极配合医护人员治疗,理解相关知识,以积极乐观的态度面对疾病,缓解焦虑、恐惧情绪;治疗过程中,护理人员密切关注患者因病情带来的不适症状、负性情绪,积极采取治疗措施,对因皮肤瘙痒、疼痛引起的睡眠形态、自我形象紊乱,可为患者提供凉爽的病室环境,教会患者分散注意力的方法,如听轻音乐或看娱乐视频,遵医嘱使用止痒药、镇痛药物等。对患者恐惧、焦虑情绪,可经常与患者沟通,态度亲切,创造和谐友好的病室环境,鼓励患者表达内心感受,并给予支持、鼓励,减轻患者心理负担,向患者、家属解释药物性皮炎可治愈,建立治疗疾病的信心。

7. 并发症的护理

(1)继发感染:由于大剂量激素及抗生素的应用,易继发口腔霉菌或真菌感染,护理时必须观察口腔黏膜是否有霉菌感染、白色假膜的形成,以及溃疡形成,每天用3％碳酸氢钠溶液行口腔护理,3次/日。患者嘴唇干裂,有少许渗血,用无菌石蜡油涂嘴唇,减少疼痛、出血,防止粘连。

(2)消化道出血:注意观察患者有无黑便,定时回抽胃管,仔细观察胃内容物的量、性质,判断有无消化道出血情况。必要时采用止血药、胃黏膜保护剂和质子泵抑制剂等治疗。

8. 健康教育　药疹的预防更关键。牢记药物过敏史及过敏家族史,就诊时,详细告知接诊医生。避免应用曾致敏的药物及与致敏药物结构相似或有交叉过敏的药物。严格遵守药物使用的操作规程,进行皮内试验。

◎ 知识链接

1. 什么是药物性皮炎? 易引起药物性皮炎的常见药物有哪些?　药物性皮炎是指药物通过注射、内服、吸入等途径进入人体后引起的皮肤、黏膜反应,是最常见的药物反应,也是皮肤科的常见疾病。该病发展严重时可涉及全身各器官、系统,严重威胁患者生命。引起药物性皮炎的常见药物为解热镇痛药、磺胺类药物、抗生素、镇静安眠药、中草药等。

2. 药物所致剥脱性皮炎的治疗进展　一旦患者被怀疑或诊断为药疹,应立即停用可疑药物,同时避免使用结构类似的药物。对于重症药疹,立即开始支持治疗和对症治疗,建议糖皮质激素联合静脉注射免疫球蛋白治疗。必要时可给予免疫抑制剂、生物制剂或血浆置换治疗。

支持治疗：重症药疹的支持治疗非常重要，包括体液和电解质平衡、呼吸和营养支持。重症药疹需注意保护重要脏器的功能。应监测血氧饱和度，必要时行肺功能检查、高分辨率CT，注意闭塞性支气管炎发生。重症药疹可引发应激性溃疡，大剂量糖皮质激素的使用，或史-约综合征/中毒性表皮溶解坏死症（SJS/TEN）等引发的炎症反应，可引起消化道并发症，必要时采用止血药、胃黏膜保护剂和质子泵抑制剂等对症治疗。如疼痛明显可给予止痛剂和局部麻醉剂外用。如有感染迹象，建议加用低致敏性抗菌药物。

局部治疗：重症药疹应按烧伤局部治疗原则处理，包括对破裂的水疱进行清创，清除坏死的皮肤组织，保持创面干燥清洁，局部使用抑菌敷料。注意口腔部位及黏膜的护理，尤其是眼部。若有眼部受损，应使用抗生素滴眼液和糖皮质激素滴眼液，以防止感染、角膜溃疡、结膜炎，甚至睑球粘连。异体皮肤移植、皮肤替代品和生物敷料可以用来减少疼痛和脱水，促进愈合。

主编述评

药物所致剥脱性皮炎的发生率不高，但伴有严重的全身症状，病程较长。如治疗不及时，患者常因全身器官受累衰竭或继发感染而死亡。一旦发病，首先要迅速控制病情，同时要积极查找原因，对症治疗。抗菌药物的用法、用量及其减药、停药应依病情而定，使用时同时注意有无药物不良反应的发生。避免诱发因素，加强皮肤护理，预防交叉感染，加强饮食护理，提高患者免疫力等护理措施，可以减轻患者的痛苦，稳定患者情绪，促进药疹愈合，降低并发症发生，从而也降低了疾病的死亡率。剥脱性皮炎的及时发现及治疗直接影响其疗效及预后，希望护理人员高度重视抗菌药物的不良反应，一旦发生药物的不良反应，如出现皮疹及瘙痒的症状，应及时汇报，并动态地观察患者用药后的效果，做好各项护理及健康指导，促进患者康复。

（贺亚楠）

参考文献

［1］李春华,冯帆,李志连.图文沟通健康教育配合主动性皮肤护理在药物性皮炎住院患者中的应用[J].齐鲁护理杂志,2021,27(23):150-153.

［2］杨林荣.基于CHPS系统主动监测对59例重症药疹发生特点及相关因素回顾性分析[J].中国处方药,2022,20(1):55-56.

［3］罗霞,林新瑜.180例重症药疹患者的回顾性分析[J].中国中西医结合皮肤性病学杂志,2021,20(3):275-278.

［4］祁丽娟,袁小英.131例药疹病例回顾性分析[J].空军医学杂志,2021,37(5):429-431.

［5］樊娇娇,曹艳,张安平.老年住院患者重症药疹50例临床分析[J].皮肤性病诊疗学杂志,2021,28(3):202-205.

［6］Singh G K, Mitra B, Arora S, et al. A retrospective, 5-year, clinicoepidemiological study of severe cutaneous adverse reactions (SCARs) [J]. Int J Dermatol, 2021,60(5):579-588.

［7］唐鲜艳,李小青,冯媛,等.儿童重症药疹64例临床分析[J].临床皮肤科杂志,2021,50(7):408-411.

病例 63

腹膜恶性间皮瘤合并多部位血栓

病史资料

患者,女性,52 岁,心悸不适伴行走乏力 1 周,无头晕、头痛,无胸闷、气促,本次入院因自觉心率过快、右侧颈部肿胀,至急诊查颈部血管超声提示右侧颈内静脉血栓形成,增强 CT 提示肺动脉栓塞。自诉 1 个月前因右颈部肿胀、疼痛至外院就诊,诊断静脉血栓,予皮下注射抗凝药物后好转出院,规律服用利伐沙班 10 mg qd 控制,此次入院前 10 天因自服中药停用利伐沙班。为行进一步治疗,拟"肺栓塞"收入院。既往有子宫肌瘤病史、预激综合征病史。

入院诊断

①肺栓塞;②子宫肌瘤;③预激综合征。

救治过程

患者入院后完善实验室及特殊检查,心脏超声示心房占位,考虑癌性转移可能性大,上腔静脉及无名静脉腔内占位,胸骨后方实性占位,性质待定,右房增大、三尖瓣少量反流。行 PET - CT 检查示:①腹膜弥漫性增厚伴 FDG 代谢增高,腹膜来源恶性肿瘤可能大;②右心房团片状低密度影及上腔静脉、右侧头臂静脉及右颈内静脉长条状低密度影,边缘 FDG 代谢轻度增高,考虑栓塞性改变。诊断明确,有手术指征,无明显手术禁忌。入院第 4 天,在全麻下行右心房及上腔静脉内占位切除术＋上腔静脉成形术＋肺动脉栓子吸除术,术后转入监护室,予治疗。入院第 9 天,患者病情稳定转至普通病房继续治疗。入院第 11 天,患者凝血功能指标示 D-二聚体升高,查肺动脉 CTA 示:左肺动脉干及左上肺、下肺动脉内低密度充缺影,考虑血栓形成。同时术中病理报告示:右心房肿物,恶性间皮瘤。予低分子肝素抗凝;继续抗感染、化痰平喘等对症治疗。次日转至肿瘤科治疗。治疗期间查血管超声示:双侧颈内静脉及双侧锁骨下静脉附壁血栓形成伴血流梗阻,发生阵发性室上性心动过速数次予电复律后转至监护室。因患者基本情况差,病情危重,为疾病终末期,难以药物逆转,预后不良,告病危。入院第 20 天,患者及其家属强烈要求转至病房,遂转回肿瘤科病房进一步治疗。

护理体会

1. 肺栓塞的护理　给予适宜的病区环境,绝对卧床休息,防止活动致使血栓脱落。床头抬高 30°,遵医嘱给予高流量吸氧,氧流量 40 L/min,氧浓度 60％,密切观察患者生命体征,尤其是血氧饱和度和呼吸状况。备气管插管及呼吸机,根据患者情况随时配合抢救。正确应用溶栓药物及抗凝药物,并注意观察有无并发症。合理镇静镇痛,减轻患者疼痛体验。

定期复查血气及心电图情况。饮食宜清淡、易消化，保持大便通畅。做好患者健康指导及心理护理。

2. 溶栓治疗的护理 溶栓前应评估患者病史及近期用药情况，判断有无溶栓禁忌证，12小时内是否有动、静脉穿刺点出血，评估血常规、凝血时间、血小板计数等情况。开始溶栓前留置2条静脉通路，一条为溶栓专用通道，一条为抢救用药通道，备好抢救药品和各种抢救仪器。

溶栓药物应使用输液泵匀速输入，血压计袖带应避开用药肢体。过程中注意观察有无出血等并发症。溶栓后应尽量减少有创治疗。

3. 并发症的观察及护理

（1）动脉血栓：除了肺动脉栓塞导致患者发生肺栓塞，其他有可能发生的栓塞的动脉包括：脑动脉，可能会引起脑梗死，如腔隙性脑梗死或大面积脑梗死，造成偏瘫、失语、半身不遂等并发症；冠状动脉血栓，则会引起冠心病、心绞痛或心肌梗死，严重时甚至会造成猝死等严重并发症；肢体动脉血栓，会引起肢体远端部位供血不足，使其出现缺血、坏死的表现，常见的如下肢动脉硬化闭塞症，会引起足趾、足部缺血性疼痛，以及腿部破溃、下肢小腿色素沉着等并发症，严重时甚至会引起足趾、足部坏死。

（2）静脉血栓：最常见的是下肢深静脉血栓形成，会造成下肢出现突发性的急剧肿胀，肿胀通常伴有胀痛、酸痛、发热、凹陷性水肿等表现。下肢深静脉血栓除可造成肢体肿胀以外，还可导致肺动脉栓塞，下肢深静脉的血栓如果顺着血流回流到肺动脉，血栓掉进肺里就会造成肺动脉堵塞，使得患者出现心慌、胸疼、咳血、呼吸困难等并发症，严重时会导致患者猝死。

（3）血栓脱落：通常会随着血液流动发生血管堵塞，较大的血栓可能会完全堵塞重要脏器的供血血管，引起肾脏、心脏等脏器缺血、缺氧甚至坏死，严重时也会导致患者死亡。

因患者全身多处大血管内血栓形成，随时可能出现窒息、心搏骤停等严重并发症。除需密切观察患者生命体征变化外，护理人员应熟练掌握相关急救技能及处理流程。一旦发生严重并发症积极投入抢救。

4. 腹膜恶性间皮瘤对症护理 针对腹膜恶性间皮瘤常见临床表现如腹痛、腹胀、腹水、腹部肿块、胃肠道症状，开展对症护理，包括观察疼痛部位、性质，遵医嘱正确使用镇痛药物，用药后注意观察体征变化；做好胃肠减压的护理，准确记录出入量、测量腹围及体重；配合医生腹腔穿刺引流，注意引流管的固定、通畅、无菌及生命体征观察。

》 知识链接

恶性胸膜间皮瘤（malignant pleural mesothelioma，MPM）是来自胸膜或其他部位间皮细胞的罕见肿瘤，其中来源于胸膜的约占81%，其他部位包括腹膜、心包和睾丸鞘膜等。间皮细胞的作用是提供润滑，使器官与器官、器官与胸膜、腹膜之间都能得到良好的保护，所以间皮细胞主要位于胸膜、腹膜之上。间皮细胞瘤就是原发于胸膜、腹膜的肿瘤。通常认为间皮瘤的发生与接触石棉等环境因素有关，可以分为良性间皮瘤和恶性间皮瘤，根据发生部位的不同，所产生的症状也不相同。胸部的间皮瘤主要症状是胸痛、呼吸困难、消瘦等情况。腹部间皮瘤主要症状是腹痛、腹胀、腹水、腹部包块等情况。

流行病学研究发现，接触石棉是MPM的主要病因。约80%的MPM患者有石棉暴露史,其中以青石棉致病性最强,其次为铁石棉和温石棉,从接触到发病平均需 35～40 年。近年来,MPM 的报道逐渐增多,但亚洲腹膜间皮瘤患者发病情况常被低估。除石棉外,还有与石棉性质类似的合成纤维如玻璃纤维等亦可诱发间皮瘤。另外,慢性腹膜炎性反应、辐射、结核瘢痕、免疫因素、遗传易感性等亦可能是发病原因。石棉暴露风险最高的职业包括建筑工人、船厂工人、制造业工人、机修工等。

主编述评

　　腹膜恶性间皮瘤本病误诊率高,发病隐匿,其预后很差,尚无规范化治疗方案,治疗极其困难。目前首选手术治疗,尽量切除肿瘤,辅以放疗化疗。但如果合并多部位血栓,高质量的急救与尽早溶栓、并发症的观察是该患者救治成功的关键措施。护理人员需采取相应的预防措施,及时发现患者的病情变化,一旦发生,能够准确处置,是提高救治成功率的重要保障。

（高彩萍）

参考文献

［1］中国医师协会肿瘤多学科诊疗专业委员会.中国恶性胸膜间皮瘤临床诊疗指南（2021 版）［J］.中华肿瘤杂志,2021,43(4):383－394.

［2］Baratti D, Kusamura S, Deraco M. Diffuse malignant peritoneal mesothelioma: systematic review of clinical management and biological research ［J］. J Surg Oncol, 2011,103(8):822－831.

［3］Souza F F, Jagganathan J, Ramayia N, et al. Recurrentmalignant peritoneal mesothelioma: radiological manifestations ［J］. Abdom Imaging, 2010,35(3):315－321.

［4］Munkholm-Larsen S, Cao C Q, Yan T D. Malignant peritoneal mesothelioma ［J］. World J Gastrointest Surg, 2009,1(1):38－48.

［5］Kurimoto R, Kishimoto T, Nagai Y, et al. Malignant peritoneal mesothelioma: quantitative analysis of asbestos burden ［J］. Pathol Int, 2009,59(11):823－827.

［6］Haber S E, Haber J M. Malignant mesothelioma: a clinical study of 238 eases ［J］. Ind Health, 2011,49(2):166－172.

［7］Berry G, Reid A, Aboagye-Sarfo P, et al. Malignant mesotheliomas in former miners and millers of crocidolite at Wittenoom (Western Australia) after more than 50 years follow-up ［J］. Br J Cancer, 2012,106(5):1016－1020.

［8］Perrone F, Jocoll G, Pennati M, et al. Receptor tyrosinekinase and downstream signalling analysis in diffuse malignant peritoneal mesothelioma ［J］. Eur J Cancer, 2010,46(15):2837－2848.